Nathalie Schweighoffer

Ich war zwölf

Mit einem Nachwort von
Alice Miller

Aus dem Französischen von
Pia Westhoff

BASTEI
LÜBBE
STARS

BASTEI LÜBBE STARS
Band 77117

1. Auflage: August 2006

Vollständige Taschenbuchausgabe
der in Bastei Lübbe Taschenbücher unter der Nummer 61238
erschienenen Taschenbuchausgabe

Bastei Lübbe Taschenbücher in der Verlagsgruppe Lübbe

Titel der französischen Originalausgabe:
J'AVAIS DOUZE ANS …

Umschlaggestaltung: Marina Boda
Titelbild: © Raymond Landien
Satz: Textverarbeitung Garbe, Köln
Druck und Verarbeitung: Ebner & Spiegel GmbH, Ulm
Printed in Germany
ISBN-10: 3-404-77117-6
ISBN-13: 978-3-404-77117-2 (ab 01.01.2007)

Sie finden uns im Internet unter
www.luebbe.de

Der Preis dieses Bandes versteht sich einschließlich
der gesetzlichen Mehrwertsteuer.

Für meine Mutter:

Ich hatte nicht gesehen, dass du Ketten trugst,
Ich vergaß die meinigen,
Da ich dich allzu sehr vor Augen hatte.

Für Bruno:

Die Stimme eines Mannes in seinen Augen sagt ihr,
Dass es nur ein Spiel war,
Dass sie an ihrem Glück bauen werden
Und dass ein Kind ihre Herzen erwärmen wird.

Für alle Kinder, die Opfer sind:

Man hat mir gesagt, alles verschwindet,
Ich hab' gelernt, dass es viel Zeit braucht,
Doch zum Glück vergeht die Zeit.

Francis Cabrel

VORWORT DES HERAUSGEBERS

Nachdem sie einen Prozess gegen ihren Vater angestrengt hatte, erklärte sich Nathalie im März 1989 damit einverstanden, in der von François de Closets moderierten Fernsehsendung *Méditations* über ihren Fall zu berichten. Die Sendung ermutigte sie zu dem Entschluss, ihre Geschichte aufzuschreiben.

Von ihrem Willen und der Eindringlichkeit ihrer Aussagen beeindruckt, rief François de Closets mich an, um mir von Nathalie zu erzählen.

Ich habe sie dann getroffen, und sie teilte mir ihre Absicht mit. Da ich fürchtete, dieser Bericht würde sie unaufhörlich an ihre kaum erträglichen Erlebnisse erinnern, wollte ich sie zunächst von ihrem Vorhaben abbringen. Doch Nathalies Entschiedenheit überzeugte mich bald: Ihre Qualen wären nicht umsonst gewesen, wenn ihr Dokument heute vergewaltigten Mädchen – und sei es nur einem einzigen – helfen kann, das Schweigen zu brechen. Daher rührt ihr Entschluss, uns zu berichten, was für ein Leben sie fünf Jahre lang geführt hat.

Ihre Geschichte ist in ihrer Härte, ihrer zuweilen schier unerträglichen Grausamkeit exemplarisch – notwendig.

Dass ich sie heute an die Öffentlichkeit bringe, erfüllt mich mit Stolz.

Bernard Fixot

1. KAPITEL

Was geschieht mit mir? Er steht da in seinem braunen Bademantel, vor meinem Bett, mit merkwürdigem Gesichtsausdruck, einem harten kalten Blick, als hätte ich etwas Schlimmes getan. Ich habe heute nichts Schlimmes getan. Warum habe ich Angst? Ich weiche an die Wand zurück, drücke mich dagegen, ich ziehe das Betttuch über mich. Ich müsste davonlaufen, verschwinden, aber hinter mir ist die Wand und vor mir mein Vater. Warum sitzt er zu dieser Stunde auf meinem Bett? Da stimmt doch etwas nicht.

Er streichelt mein Haar, und ich fühle mich bedroht, als bekäme ich gleich eine Ohrfeige.

»Papa, was willst du? Hör auf, lass mich.«

Er beginnt von Franck zu sprechen. Ich begreife nicht.

Er will wissen, was Franck mit mir macht, ob er mich küsst, wohin er seine Hand legt. Er will, dass ich ihm alles über Franck sage. Eine Menge langer, dahingemurmelter Sätze, immer weiter spricht er von Franck. Was soll ich ihm sagen? Was hat er sich in den Kopf gesetzt? Ich bin zwölfeinhalb, ich habe nichts mit Franck gemacht. Er irrt sich, er will Dinge wissen, die nicht vorgefallen sind. Was will er denn von mir hören? Mich macht das sprachlos. Nie zuvor hat er das getan. Eine fürchterliche Leere ist in meinem Kopf. Unmöglich, eine Zeit lang auch nur ein einziges Wort herauszubringen. Noch immer stellt er Fragen. Fast möchte man meinen, er will, dass ich lüge, dass ich ihm Geschichten erzähle. Ich darf nicht schockiert aussehen. Ich muss das kleine Mädchen spielen, das die Worte, die er ausspricht, die Gebärden, die er sich ausdenkt, normal findet.

»Das ist nicht wahr, Papa. Ich mag Franck gern, er ist mein Freund. Aber warum fragst du mich das?

Ja, Franck ist mein Liebster. Wir halten uns an den Händen, das ist alles.«

Ich weiß, dass sich die Liebespaare im Fernsehen umarmen. Aber Franck und ich tun das nicht. Wir halten nur Händchen. Ich kann keinen Jungen umarmen, ich bin zu klein. An so etwas habe ich mit Franck noch nicht einmal gedacht. Wovon wir beide sprechen? Weiß ich doch nicht. Was wir machen, wenn wir allein sind? Och, wir reden halt. Und dann schauen wir uns in die Augen, aber das werd' ich ihm nicht sagen. Wir schauen uns an, als wären wir Kinder von einer anderen Welt. Es ist wunderschön, mit seiner Hand in meiner.

Das geht meinen Vater nichts an. Immer weiter streichelt er mein Haar, was er macht, ist nicht normal. Ich spür das genau. Mir ist zu heiß, ich fürchte mich zu sehr, ich möchte, dass er weggeht und mich schlafen lässt. Meine Augen brennen. Ich verstehe nicht, warum er mich mitten in der Nacht weckt, um mit mir zu plaudern. Er sagt, dass es Dinge gibt, die ich wissen muss, weil ich älter werde. Was für Dinge?

Ich bitte ihn freundlich, sich schlafen zu legen, weil ich müde bin. Er sieht enttäuscht aus. Aber er geht weg, wobei er seinen braunen Bademantel zurechtrückt. Nie ist er ohne diesen Bademantel. Das ist wie eine Uniform am Abend. Ich weiß nicht, was er im Sinn hatte, aber ich kann nicht mehr schlafen. Mein Vater ist komisch, er führt ein Nachtleben, er schuftet die ganze Zeit, er denkt an nichts anderes. Die Arbeit, immer die Arbeit. Wenn er bedeutungsvoll von seiner Arbeit spricht, hat man den Eindruck, dass er von etwas Großartigem redet. Und ich bin überzeugt, dass die Arbeit herrlich ist, wie er sagt. Es gibt nichts Besseres auf der Welt! Manchmal sehe ich ihn an seinem Schreibtisch sitzen, wie er Rechnungen an seine Kunden schreibt. Er ist schön, unbezwinglich. Und ich bin nichts daneben. Trotzdem ist er stolz auf mich. Weil ich gut in der Schule bin, ich bin immer die erste, immer fröhlich, immer freundlich, immer alles! Damit er stolz auf mich ist. Er hat mir eine mechanische Schreibmaschine gekauft, er hat mir Buchführung beigebracht, mir erklärt, wofür man sie braucht, und alles Übrige. Nachdem er am Abend seine Reparaturwerkstatt für Radios geschlossen hat, lehrt er mich die Berechnung der Mehrwertsteuer. Ich hab schon alles verstanden. Ich will ihm helfen. Denn mein Vater ist ehrgeizig, er rackert sich für seine Familie ab, er sagt, er will für seine Kinder all das, was er nicht gehabt hat. Ich habe beschlossen, dass ich ihm dabei helfen werde. Ich werde genauso ehrgeizig sein wie er, genauso groß wie er. Sein Motto ist: Man muss jung anfangen. Ich habe erstaunlich schnell begonnen. Jetzt arbeite ich drei Stunden pro Woche, und ich bin ungeheuer versiert. Ich bin kein einfaches kleines Mädchen mehr, ich bin seine kleine Sekretärin, seine rechte Hand, seine Buchhalterin. Ich hab das gern, weil es mich älter macht, ich habe den Eindruck, wichtig zu sein, wie eine Erwachsene. Wenn meine Mutter nur nicht dazwischenfunkte, wäre alles bestens. Sie sagt, es werde bei Schulbeginn schwierig werden. Was kümmert mich der Schulbeginn! Der ist in zwei Monaten. In zwei Monaten werde ich unentbehrlich sein und abends arbeiten wie er. Er hat nicht genug Geld, um einen Buchhalter zu bezahlen, damit wäre der Gewinn futsch. Ich werde ihm helfen, Gewinn zu machen. Das ist gut.

Ich kann nicht wieder einschlafen wegen dieser Geschichte mit Franck. Und wie er mir die Haare gestreichelt hat. Gewöhnlich sind Zärtlichkeiten bei ihm eher selten. Ich bitte ihn auch nie darum. Ich warte darauf, dass er mich fragt. Ich weiß nicht warum. Trotzdem bewundere ich, liebe ich meinen Vater. Ich habe es Franck gesagt. Manchmal hört man, Mädchen seien in ihren Vater verliebt, aber ich nicht. Ich finde ihn toll. Ich habe Respekt vor ihm, ich will werden wie er.

Mit Franck ist es anders, er ist meine erste Liebe, wie es heißt, aber wir haben vor allem eine Vorliebe: Tennis. Wir spielen immer zusammen, und Papa ist oft da, um uns zuzusehen. Also, was glaubt er eigentlich? Warum fragt er mich, ob Franck besondere Dinge mit mir macht?

Ich muss schlafen und vergessen. Aber ich kann nicht. Diese besonderen Dinge sind wohl schmutzig. Er denkt, ich mache schmutzige Dinge mit Franck. Wie soll ich ihn überzeugen, dass er sich irrt? Ich werde ihm doch nicht sagen, dass Franck seine Hand irgendwohin legt, eben da …, wo er sagt, dass er sie hinlegt. Auf die Brust und überall.

Ich bin aufgeregt. Nervös. Ich muss geschlafen haben, ohne es zu merken, und habe den Tag genauso verbracht wie eine Schlafwandlerin, habe Dinge getan, die man in den Ferien tut. Aber jetzt ist es wieder Nacht. Und ich habe Schiss. Ich fühle, dass er wieder kommen wird. Es ist neun Uhr abends, ich ängstige mich zu Tode. Ich schaue zum Himmel und will mit ihm sprechen. Denn ich spreche oft mit dem Himmel, er ist ein Freund, ein richtiger. Der einzige Freund, mit dem ich stundenlang reden kann, ohne dass er mir widerspricht. Das ist wichtig für ein kleines Mädchen. Wenn ich eine gute Note haben will, bitte ich ihn darum, und er macht mir eine Freude, indem er sie mir gewährt.

Aber diesmal spüre ich, dass es nicht klappen wird. Als wenn ich den Himmel um etwas bäte, das er mir nicht geben kann. Was ich will, hängt nicht vom Himmel ab. Es hängt von meinem Vater ab. Er darf nicht wiederkommen, er muss mich in Ruhe lassen. Ich verzichte liebend gern darauf, dass er mir wieder das Haar streichelt und über diese schmutzigen Dinge mit Franck spricht. Ich will nicht. Ich sage es meinem Plüschtier, aber ich glaube, das wird nichts nützen.

Er hat mich wieder geweckt, mein Vater. Er setzt sich auf mein Bett. Diesmal habe ich wirklich Angst vor seinem Gesichtsausdruck. Er hat böse Augen und zieht am Betttuch. Ich frage ihn, was er in meinem Zimmer macht, und er spricht wieder von Franck. Er ist besessen davon. Wieder streichelt er mein Haar, dann mein Gesicht, er will wissen, wo Franck mich streichelt.

Lieber Gott, Mama, habe ich Angst. Er macht Dinge, die er sonst nie macht. Er umarmt mich, küsst mich auf den Hals, legt seine Hände auf meine Arme, dann auf meinen Bauch. Das ist nicht normal, ich kann das nicht zulassen. Ich winde mich, ich weiche an die Wand zurück, ich krieche ans andere Bettende, aber er gibt nicht auf. Ich weiß, dass ich kein Recht habe, nein zu sagen. Er hasst das. Er will, dass man gehorcht, ihm Respekt zollt, sonst ist man ein Stück Dreck. Ich gehorche immer, weil ich glaube, es ist wichtig, auf das zu hören, was er sagt. Aber hier kann ich es nicht. Ich will, dass er verschwindet. Mein Gott, mach, dass er verschwindet, dass er aufhört, mich überall so zu begrapschen.

»Lass das, Papa, ich will nicht! Du siehst doch, dass ich nicht will! Ich will, dass du mich in Ruhe lässt.«

Er hört nicht oder tut so, als hörte er nicht. Ich hab genug von diesem Zirkus. Er versucht ständig, weiterzugehen, will meine Brust anfassen, ich hab fast noch keine, sie ist noch kaum entwickelt. Ich trage noch nicht einmal einen Büstenhalter. Nächstes Jahr, wenn ich in die fünfte Klasse komme, wird Mama mir sicher einen kaufen. Jetzt soll er aber wirklich verschwinden!

»Papa, hau bitte ab!«

Ihm fällt nicht einmal meine Ausdrucksweise auf. Gewöhnlich sage ich nicht »hau ab« zu meinem Vater, aber nun spreche ich nicht mit meinem Vater, auch wenn ich ihn Papa nenne, ich spreche zu jemand anderem, zu einem Kerl, der kommt, um mich zu befingern, wenn ich abends im Bett bin, der mich deswegen aufweckt.

»Mir reicht's, Papa, hau ab!«

Endlich. Ich habe so gedrängt, dass er sich in seinem braunen Bademantel fortgemacht hat. Ich bin gerettet. Aber wie lange? Wird er mich jeden Abend so aufsuchen? Werde ich diesen Kerl ertragen müssen? Dieser Mann da ist nicht mehr mein Vater. Ich begreife nichts mehr. Mir ist ganz wirr im Kopf, ich weiß nicht, was er will. Er will etwas, aber was? Ich bin sein kleines Mädchen, was kann ich tun? Ich kann ihm nicht viel geben. Meine Mutter schläft, sie ist müde. Sie ist anders als er, sie schläft nachts. Er nie. Er führt auch nachts ein Leben, aber ein anderes. Was ist geschehen? Was habe ich getan, dass es nicht mehr wie früher ist? Was fällt ihm ein, mich zu wecken, um sich angeblich mit mir zu unterhalten? Und er will sich nicht nur unterhalten. Anfangs hab ich das geglaubt. Jetzt nicht mehr. Er kommt heimlich. Er wartet, bis alle schlafen. Das ist nicht weiter schwierig, schließlich muss man zeitig schlafengehen. Verboten, nach acht Uhr abends fern zu sehen. Verboten, auf der Straße zu spielen, außer sonntags. Verboten, Schimpfworte zu benutzen, verboten, ins Kino zu gehen. Disziplin. Nur das hat er im Kopf, Disziplin und Arbeit. Gehorsam. Respekt. Für sie ist mein Vater ein Mann, der in Ordnung ist, fleißig, ein »Arbeitstier«, wie er von sich sagt, er will der Herr sein, und er duldet keine Widerrede.

Als ich zehn war, hat mir meine Großmutter Dinge erzählt, die mich an ihm zweifeln ließen. Aber ich wusste, dass sie ihn nicht mochte. Ich erinnere mich gut daran, ich aß

Trauben, ich verbrachte die Ferien mit meiner Schwester in Belgien, und Großmama hat angefangen, mir Geschichten über die Heirat meiner Eltern zu erzählen. Bevor er meine Mutter kennen lernte, war er mit einem Mädchen befreundet, in das er wahnsinnig verliebt war; eines Tages hatten sie einen Streit, und es war aus. Danach hat er meine Mutter geheiratet. Das erste Jahr ging alles gut. Und dann hat er dieses Mädchen wieder getroffen, und Großmama sagt, dass er von dieser Schlampe nie losgekommen ist. Er hat meine Mutter betrogen, sie wollte sich scheiden lassen, doch er nicht. Sie waren erst seit zwei Jahren verheiratet, und ich war da.

Ich muss über all das nachdenken, was mir Großmama in diesem Sommer erzählt hat. Ich war damals zehn, und ich gebe zu, dass es ein bisschen an mir vorbeigerauscht ist. Aber jetzt verstehe ich. Etwas Unnormales hat sich da abgespielt, mein Vater wollte mit beiden Frauen weiterleben. Nur hat sich meine Mutter geweigert. Sie wollte sich scheiden lassen und mich behalten. Das ist das gute Recht einer Mutter. Doch er wollte nichts verlieren. Weder seine Frau noch seine Geliebte, noch seine Tochter. Schon damals war er also ein Schuft.

Mein Vater ist ein Schuft. Großmama hat es mir gesagt, und ich begriff nicht wirklich, was das bedeutete: Mein Vater – ein Schuft. Weil er mein Vater war. Ich dachte, Großmama sagte das, weil sie ihn nicht mochte. Jetzt sage ich es selbst. Ich liege da, ganz in mein Bett vergraben, denn sicherlich wird er heute Abend wieder kommen. Der Schuft wird wieder kommen. Ganz gleich, ob ich mich schlafend stelle. Er kommt jetzt jeden Abend. Ihm ist es schnuppe, ob ich Angst habe. Er hört nichts von dem, was ich sage. Sobald ich ihm ausweiche, wird er augenblicklich ärgerlich. Ich habe kein Recht, die Türe mit dem Schlüssel zu verschließen oder woanders zu schlafen. Da ist kein Woanders. Es gibt das Zimmer der Eltern, wo meine Mutter schläft, das meiner Schwester und meines kleinen Bruders, in dem die beiden ruhig schlafen. Ich nicht. Kein Woanders, kein Himmel, der mir antwortet.

Jetzt verstehe ich also, was Großmama erzählte. Von Tisch und Bett getrennt und jeden zweiten Sonntag Besuche bei Papa. Er hatte eine Bar übernommen, und dieses Mädchen arbeitete mit ihm zusammen. Ich kann kaum zwei Jahre alt gewesen sein, und am ersten Sonntag ging alles gut. Punkt sechs Uhr abends hat er mich zu Großmama zurückgebracht. Aber am zweiten Sonntag – der große Krach. Er wollte mich nicht wieder abliefern. Alle waren in Aufregung, meine Mutter hat die Polizei verständigt, niemand wusste, wo er mit mir steckte. Am nächsten Tag besuchte er meine Mutter. Ich soll im Auto geweint haben, wo er mich sicherheitshalber eingeschlossen hatte. Erst jetzt verstehe ich all das, was Großmama mir erzählt hat. Er hat sie glatt erpresst, indem er sagte, er würde sich umbringen, wenn meine Mutter ihn nicht in die neue Stadt begleiten würde, in der er arbeiten wollte. Sie hat nachgegeben. Großmama sagte zu mir: »Was sollte sie tun, er hielt dich gefangen, sagte, er würde sich umbringen … Außerdem hat er sie vor der ganzen Familie geschlagen. Dieser Feigling!«

Und ich hab geglaubt, dass sie dummes Zeug redete. Dass sie etwas dazudichtete, weil sie ihn nicht ausstehen konnte.

Ein Schuft, ein Filou und ein Feigling. Als ich aus den Ferien zurückkam, habe ich von meinem Vater Erklärungen gefordert für die Geschichte mit diesem Mädchen, in das er verliebt war, und für die Scheidung. Ich wollte, dass er mir selbst erzählte, was passiert war. Mama hatte nie darüber gesprochen. Und ich hatte ihm nichts vorzuwerfen, er war immer nett, er schlug mich nie. Seinen Erklärungen entnahm ich, dass er in seiner Jugend Dummheiten gemacht hatte, aber dass damit jetzt Schluss war. Alles in Ordnung.

Jetzt weiß ich, dass es nicht stimmt. Ich bin zwölfeinhalb, und ich bin älter geworden, wie er sagt, und ich nenne ihn Schuft, Filou, Dreckskerl, Feigling.

Weil er mir auf Schritt und Tritt folgt. Jeden Abend. Und da sitze ich in meinem Bett und bete zum Himmel, es möge aufhören. Aber der Himmel hat mich sicher nicht gehört. Gott ist zu beschäftigt, um mich zu bemerken.

Am schwierigsten ist herauszufinden, wie ich ihm sagen soll, dass ich's satt habe. Ich wag es nicht. Ich frage mich die ganze Zeit, was ich tun soll. Muss ich diese Situation hinnehmen, weil es mein Vater ist, oder ihm sagen, dass ich nicht mehr will? Wirklich und wahrhaftig. Dass er aufhören soll, das jeden Abend zu machen? Mich macht das krank, ich habe einen Kloß im Hals, wenn ich nur daran denke. Angst. Den ganzen Tag spukt das in meinem Kopf herum, wenn ich die alltäglichen Dinge tue, wenn ich mit Franck Tennis spiele, wenn ich auf meiner Maschine tippe, wenn ich auf meinem elektronischen Klavier spiele. Wenn ich den Tisch decke, wenn ich Mama beim Abwasch helfe. Es geht mir nicht mehr aus dem Kopf, ich weiß, die Nacht wird kommen, und er wird diese verdammte Tür öffnen. Wie lange bin ich schon nicht mehr dieselbe? Wochen schon. Die Zeit vergeht in einem Nebel ständiger Angst. Meine Tage sind nicht so wie früher, ich lebe nicht mehr wie vorher, ich bin irgendwohin verschwunden, wohin weiß ich nicht.

Mein Zimmer ist nicht mehr mein Zimmer, meine eigene kleine Ecke, meine Welt, wo ich träumte, wo ich mir fantastische Geschichten ausdachte. Er hat alles kaputt gemacht, alles beschmutzt. Ich fühle mich nicht wie zu Hause, es ist irgendein kaltes Zimmer mit einem Bett und einer Tür. Und er öffnet die Tür, er geht auf das Bett zu und beschmutzt mich. Ich traue mich nicht einmal mehr, mich auszuziehen. Wenn ich nur in meinen Jeans und meinem T-Shirt unter die Decke kriechen könnte, wenn ich mich ins Bettlaken einnähen könnte, damit er mich nicht anrührt. Wenn ich anstelle der verdammten Tür eine Mauer aus Beton errichten könnte. Ich weiß mir keinen Rat. Ich bin schmutzig, er ist schmutzig. Das Schlimmste ist, dass ich ihm das nicht sagen kann. Mir gelingt es einfach nicht. Er kann mit seiner Tochter anstellen, was er will, seinem kleinen Liebling, wie er sagt. Wenn ich mich wehre oder wenn ich schreie … gesetzt den Fall, ich würde schreien … Er wird mich schlagen. Er hat meine Mutter geschlagen, als sie ihn nicht begleiten wollte. Er wird auch mich schlagen. Das sehe ich seinen Augen an. Ich habe kein Recht zu verraten, was er macht. Ich weiß nicht, wo es geschrieben steht, aber irgendwo steht es geschrieben. Außerdem habe ich Angst. Sicher bin ich Schuld. Wie kommt es, dass ich nicht mehr sein Spätzchen, sein kleiner Schatz bin, den man nicht anrührt. Was habe ich Böses getan? Ist es wegen Franck? Weil ich einen Liebsten habe?

Es stimmt, ich bin jetzt groß. In meinem Kopf hat sich etwas geändert. Da drin bin ich ganz allein. Ich habe andere Gedanken als die anderen. Nicht wie früher. Angstgedanken. Ich habe das Gefühl, ich könnte nie mehr mit jemandem sprechen.

Vielleicht wird mich mein großer Freund, der liebe Gott, heute Abend erhören. Es ist eine schöne Nacht. Es ist warm, und ich sehe mich auf einem Meer von Sternen segeln. Ich sehe aus dem Fenster und schaue die Nacht an. Er wird mir diese Nacht nicht vermiesen. Und auch keine andere. Schluss. Aus. Ich werde dafür sorgen, dass alles wieder seinen geregelten Gang geht, wie er sagt. Ich will mein früheres Leben wieder finden. So sauber, wie es früher war.

Er kommt herein, er ist da. Es ist mein Vater und in meinem Körper und meinem Kopf ist nichts als Angst. Ich zittere innerlich. Einmal mehr hat er mich überrumpelt. Ich wollte wach sein, damit er nicht zum Bett kommt, und jetzt steht er davor. Ich bin auf diesem Bett festgenagelt. Er legt sich neben mich, er streichelt mein Haar, er beginnt immer so, mit den Haaren. Danach lässt er seine Hand hinuntergleiten, als würde er es gar nicht bemerken, und ich muss so tun, als würde ich es auch nicht bemerken. Aber diesmal geht er weiter. Ich habe mein langes Nachthemd angezogen, das bis zu den Füßen reicht, um mich zu schützen. Aber er fummelt darunter herum, versucht, meinen Schlüpfer zu entfernen. Ich habe ihn absichtlich angelassen, und er will ihn mir ausziehen. Das darf er nicht. Wenn er das macht, könnte ich ihn nie mehr lieben. Ich muss den Mut aufbringen und etwas tun, um ihn daran zu hindern. Ich stehe blitzartig auf und flitze ans andere Ende des Zimmers. Geschafft, ich bin seinen Händen entronnen.

»Was machst du?«

»Ich will nicht.«

»Komm her.«

Er hat böse Augen. Es wird ihn zornig machen, aber sei's drum, ich wusste es, ich werde ihm sagen:

»Ich will nicht, dass du solche Sachen machst. Das ekelt mich an.«

Nie zuvor hat sich sein Gesichtsausdruck so schnell verändert. Selbst die Farbe seiner Augen. Er packt mich heftig am Arm, öffnet die Tür und zieht mich in den Flur bis zum Badezimmer. Das Haus ist totenstill, alle schlafen, und er presst meinen Arm ganz fest, damit ich keinen Lärm mache, er sieht so aufgeregt aus, dass ich nicht begreife, was los ist. Ich glaubte, er würde aufhören, wenn ich sage »nein, ich will nicht, das ekelt mich an«. Er hat mich nie zu Dingen gezwungen, die ich nicht wollte. Wenn ich bei Tisch etwas nicht essen will und sage »mag ich nicht«, muss ich's auch nicht. Aber ich habe kein Recht, ihm etwas zu verweigern. Für ihn ist »nein« wie eine Beleidigung. Nur die Erwachsenen dürfen nein sagen. Und ich bin eben in die Welt der Erwachsenen eingetreten, ich habe zum ersten Mal »nein« gesagt. Und es geht nicht. »Nein« ist verboten. Er schnauzt mich mit heiserer Stimme im Badezimmer an, ohne meinen Arm loszulassen.

»Das verstehe ich nicht. Wenn ich in den anderen Nächten zu dir gekommen bin, hast du da etwa gesagt, du liebst mich nicht? Machst du dich vielleicht über mich lustig? Weißt du, wie man Frauen nennt, die sich so benehmen? Schlampen! Hörst du? Das sind Schlampen!«

Er bringt es fertig zu schreien, ohne zu schreien, sein Mund ist so nah an meinem Ohr, dass die Beleidigungen in meinem Schädel widerhallen. Ich möchte weinen, aber ich muss mich zuerst verteidigen. Meine Stimme zittert.

»Papa, das stimmt nicht. jedes Mal, wenn du gekommen bist, hab ich dir gesagt, dass ich nicht will. Du hast mir nicht zugehört. Bitte, lass mich los. Bitte, lass mich in Ruhe.«

Das macht ihn noch zorniger. Mein Arm tut weh, meine Hand ist ganz rot – so hat er mich gepackt, als er mich schüttelte. Ich gerate in eine unvorstellbare Panik. Noch höre ich seine Beleidigungen, unverständliche Sätze, aufgeschnappte Worte. Noch einmal sagt er, dass ich eine Schlampe bin, dass ich meinen Vater nicht liebe. Alle kleinen Mädchen müssen ihren Vater lieben, und ich führe mich wie eine Schlampe auf, die ihren Vater nicht liebt …

Heißt das, seinen Papa lieben? So habe ich das nicht aufgefasst. Zuerst habe ich ihn geliebt, ich liebe ihn immer noch, meinen Papa. Gerade weil ich ihn lieben will, wehre ich mich gegen die schmutzigen Dinge, die er mit mir machen will. Zum Beispiel meinen Schlüpfer ausziehen. Ein Papa tut so was nicht mit seiner Tochter. Das weiß ich. Das ist nicht normal. Aber er sagt, dass ich ihn so lieben muss. Mir kommen die Tränen, ganz schnell, und ich habe nur eine Hand, um sie abzuwischen, damit ich keinen Schleier vor den Augen habe.

Er hat mich losgelassen. Mit einer – immer derselben – Geste rückt er seinen braunen Bademantel zurecht und geht hinaus. Ich bleibe allein. Allein. Ich bin allein im Badezimmer. Was geschieht jetzt? Hat er mich bestraft? Hat er mich hier eingeschlossen? Ich muss verstehen, warum er so zornig ist. Verstehen, verstehen, ich kann's nicht. Immer noch habe ich panische Angst. Es ist schlimmer als an dem Tag, wo ich ins Wasser gefallen bin, ins Meer, ich schluckte Wasser und war am Ersticken. Ich erinnere mich an diese panische Angst, ich glaubte, dass es das Allerschlimmste sei, wenn man ganz allein kämpfen muss. Heute Abend, im Badezimmer, ist es noch schlimmer. Ich kann nicht mehr. Ich bin allein, ganz allein.

Er ist zurückgekommen. Keine Zeit, meine Tränen hinunterzuschlucken und mich zu besinnen. Erneut beginnt er mit heiserer Stimme zu schreien, es ist entsetzlich. Er will fortgehen, wegen mir wird er fortgehen. Er wird sich ganz schnell ankleiden und seine Koffer packen, um mir mein Leben nicht mehr zu vermiesen. Wenn »Mademoiselle« Launen hat, wenn sie ihren Vater nicht mehr liebt, also gut, dann geht er eben! Alle werden wissen, dass er wegen mir gegangen ist, ich bin Schuld, es ist mein Fehler.

»Wegen dir, verstehst du das? Ich gehe fort, und du bist Schuld!«

Aber was soll ich machen? Ich will nicht, dass er das Haus verlässt, ich will nur, dass er mich nicht mehr anfasst. Dass er mich nicht mehr mitten in der Nacht aufweckt, um mit mir diese Dinge zu machen …

Er hat die Schlüssel von seinem Mercedes genommen, er schüttelt sie in seiner Hand hin und her. Er wird wirklich fortgehen, mitten in der Nacht, mich allein lassen, und morgen, was wird morgen sein? Es wird niemand mehr da sein, der mich verteidigt. Werde ich keinen Vater mehr haben? Ich muss mich beruhigen und ihn zurückhalten, ihm sagen:

»Papa, geh nicht fort, bitte, bitte. Verlass uns nicht. Bitte, bleib bei uns. Bitte, Papa … Papa, Papa, Papa …«

Das sage ich zu ihm, während ich auf den Knien liege. Ich weine, mir tut alles weh, ich habe Angst, ich flehe ihn auf Knien an, bei uns zu bleiben. Ich folge ihm bis in die Küche, um ihn anzuflehen. Er setzt sich, er zündet eine filterlose Gauloise an, die für fünf Francs das Päckchen. Er wirkt ruhiger, aber er hat keine Lust zu irgendwelchen Diskussionen.

»Geh schlafen.«

Ich gehorche. Ich gehe mit gesenktem Kopf davon, ich schäme mich. Ich habe eben etwas begriffen: Er hat mich erpresst! Und ich bin darauf eingegangen. Ich habe nachgegeben. Ich schäme mich, dass ich geweint habe, dass ich ihn angefleht habe zu bleiben. Weil ich kein VERTRAUEN mehr zu ihm habe. Dieses Wort schreibe ich in meinem Inneren mit Großbuchstaben: VERTRAUEN.

In meinem Zimmer wiederhole ich das für mich bis zum Geht-nicht-mehr. Ich weiß jetzt etwas, was ich nicht wusste, weil ich zu klein gewesen bin und mir noch nichts ganz Schlimmes passiert war. Heute ist etwas Schlimmes passiert: Zu jemandem Vertrauen haben heißt, ihn lieben. Ich weiß das jetzt. Wenn man klein ist, spricht man Worte aus, ohne sie zu verstehen. Wenn man klein ist, setzt dich Papa auf eine Schaukel, du hast Angst, und er sagt: »Hab keine Angst, du hast Vertrauen zu mir, ich werde dich ganz vorsichtig anschubsen, du wirst sehen, das ist lustig.« Und er sagt die

Wahrheit. Es ist lustig, und man hat Vertrauen zu Papa. Papa stößt die Schaukel an, und man hat seinen Spaß.

Papa hat eben gelogen. Es stimmt nicht, dass man seinen Vater lieben muss, wenn er schmutzige Dinge macht, wenn er einem den Schlüpfer ausziehen will. Stimmt nicht. Ich hab kein Vertrauen mehr zu ihm. Ich liebe ihn nicht mehr.

Ich bitte meinen großen Freund, den lieben Gott, mir das zu erklären. Niemand antwortet mir. Es herrscht eine lähmende Stille. Ich will wissen, warum ich bestraft werde. Warum der liebe Gott nicht kommt und mir sagt, was ich tun soll. Wenn er nicht kommt, wenn es schlimm ist, wenn er nicht antwortet, heißt das, er ist nicht da. Er hat mich ganz allein gelassen, auch er.

Ich schere mich einen Teufel um alle Puppen, die auf dem Bett liegen, schnuppe sind sie mir, ich will nicht mehr. Ich will schlafen. Morgen werde ich aufwachen, und es wird nicht wahr sein.

Ich schlottere unter der Decke. In meinem Nachthemd, meinem Schlüpfer. Es nützt nichts, die Augen zu schließen, ich sehe immer dieselben Bilder vor mir, dieselben scheußlichen Dinge. Und wenn er wieder kommt? Wenn er jetzt zurückkommt? Was wird mir noch passieren? Ich wage nicht auf die Tür zu schauen. Ich presse die Augen ganz fest zu.

Es ist Tag, und es ist der nächste Morgen. Ein Morgen, der nicht wie alle anderen ist. Wie ich.

Ich bin unruhig. Mich lässt die Sonne kalt, ich denk nur an das eine, meine Ängste geheim zu halten. Ich weiß nicht, was mit mir geschieht und was mir noch geschehen wird. Ich fühle mich verlassen. Ich werde mit Franck eine Partie Tennis spielen. Er findet mich unleidlich, stellt mir aber keine Fragen. So oder so, ich könnte ihm nichts sagen. Ihm wie den anderen. Ich habe mir geschworen, niemandem mehr etwas zu sagen. So ist das jetzt. Ich werde mit all diesen grässlichen Gedanken allein leben. Nichts sagen, damit Papa nicht ärgerlich wird, dass er nicht damit droht fortzugehen. Wenn ich's nicht durchhalte, wenn er fortgeht, ist es mein Fehler! Ich darf nichts verlauten lassen, nichts verlauten lassen, nichts verlauten lassen!

Ich mag Francks Augen, sie sind wie Haselnüsse. Er ist größer als ich, aber uns ist das gleich, wir sind Verliebte. Eine wirkliche Liebe. Zum Glück gibt es Franck. Er ist nett, er ist schön, er ist sportlich, er gehört mir. Wir haben unser Geheimnis. Die Eltern können nichts dagegen ausrichten, und sie mögen ihn gern. Papa mag Franck gern. Ich muss alle beide behalten. Ich bin todtraurig, aber ich sterbe nicht. Ich lebe. Fühle mich nicht wohl in meiner Haut, nicht wohl bei Tisch, nicht wohl beim Tennisspielen, nicht wohl mit den anderen, nicht wohl mit Franck.

Ich muss zusehen, dass ich nicht mehr allein mit meinem Vater bin. Ich muss schlau sein. Im Voraus die Stunden berechnen, wo ich mich nicht an diesem oder jenem Ort aufhalten darf. Er ist gerissen. Er sagt immer, gerissen wie ein Affe, dem man das Fratzenschneiden nicht beibringen kann. Es wird also schwierig sein, ihn zu überlisten.

Ich kann zum Beispiel öfter zu meiner Tante Marie gehen. Sie wohnt hundert Meter vom Haus entfernt. Wenn ich nicht mit Franck zusammen bin, werde ich schnell zu Tante Marie laufen, so gibt's keine Probleme. Ich darf nicht mehr allein bleiben. Das gilt für den Tag, aber für die Nacht … Die Nacht bleibt ein Problem. Ich habe Angst, mich in einem dunklen, lichtlosen Zimmer aufzuhalten. Ich habe sogar Angst, nachts aus dem Fenster unseres Mietshauses zu schauen. Früher freute ich mich auf die Nacht. Vom vierten Stock aus sieht man die Sterne, sieht man die Straße, die anderen Häuser, das Licht hinter manchen Gardinen. Ich mochte die Nacht. Wie mein Vater. Er ist ein Nachtschwärmer, er arbeitet und lebt in der Nacht. Mir gefiel das. Jetzt fürchte ich mich vor der Nacht und vor allem. Ich fürchte mich vor mir selber, vor ihm.

Tage und Nächte vergehen in dieser Angst. Wie viele weiß ich nicht. Heute bin ich allein mit Fred, meinem kleinen Bruder, meinem kleinen süßen Bruder. Er ist intelligent, goldig. Ich sehe ihn unten im Hof spielen. Alle sind arbeiten gegangen. Ich werde das Geschirr abspülen und Tante Marie anrufen, um ihr zu sagen, dass ich nicht zu ihr komme. Ich habe keine Lust. Ich möchte mich ausruhen. Irgendwo schlafen, ohne Angst zu haben. Nicht in meinem verflixten Zimmer. Ich kann es nicht mehr sehen. Jedes Mal, wenn ich es betrete, habe ich wieder die scheußlichen Bilder vor Augen. Ich werde mich auf das Bett in Freds Zimmer legen. Das ist sauber, nicht beklemmend. Ich will ein bisschen schlafen. Ich bin ein bisschen krank, ohne zu wissen wovon. Müde. So müde, dass ich nicht Tennis spielen kann. Franck ist eben gekommen. Ich wäre heute lieber allein geblieben mit meinem kranken Kopf.

Franck setzt sich auf den Boden, ich bleibe trotzdem liegen. Zu müde. Er findet mich komisch.

»Was hast du?«

Das ist das Schwierige, die Fragen. Man hat keine Ruhe, muss mit den anderen reden, auch wenn man keine Lust dazu hat. Armer Franck.

»Ich hab nichts. Ich hab keine Lust zu spielen.«

Da sind wir alle beide, er auf dem Boden, ich auf dem Bett. Er ist weit von mir entfernt. Ich habe keine Lust zu sprechen, vor allem nicht mit ihm. Das Lügen macht mich müde. Ich bin schon ganz erschöpft davon, die ganze Zeit wiederholen zu müssen, dass nichts los ist. Wo es mir doch so schlecht geht.

Ich fühle mich nicht sicher. Obwohl es Tag ist und mein Vater arbeitet, Mama auch, und das Haus ruhig ist. Eigentlich müsste ich mich ausruhen können, ohne Angst zu haben. Na also, ich hatte Recht. Ich hab's gespürt. Er ist gerade eben hereingekommen, die Eingangstür ist zugeschlagen, ich höre seine Stimme im Flur. Er öffnet mit einem Ruck die Tür, mit einer übertriebenen Geste wie im Theater. Er beginnt zu brüllen, Schimpfworte auszustoßen, so schnell und so heftig, dass ich nichts verstehe. Ich kann keinen klaren Gedanken mehr fassen. Eine Welle des Schreckens. Franck weiß nicht mehr, was er tun soll. Er stammelt, dass mein Vater sich täuscht, wir waren im Zimmer und haben uns unterhalten, das war alles.

»Sie wollte nicht Tennis spielen gehen, deswegen bin ich vorbeigekommen …«

Aber der andere … mein Vater, tut, als sei das fürchterlich. Als hätten sich eben zwischen Franck und mir ungeheure Dinge abgespielt. Er brüllt, er wechselt die Farbe. Er wirft meinen Liebsten kurzerhand zur Tür hinaus.

Er sagt, dass wir zusammen geschlafen haben! Das sagt er! Er weiß genau, dass es nicht stimmt. Dass wir zu jung sind, um es zu tun. Selbst Franck, der fünfzehn ist, ist zu jung. Wir haben nie darüber gesprochen. Er hat ihn hinausgeworfen, und der arme Franck hat sicherlich nichts verstanden. Jetzt wird er glauben, dass ich etwas Schlimmes getan habe. Aber was denn? Herrgott noch mal! Was? Was habe ich Schlimmes getan?

Warum schreit er so?

Schon wieder bin ich mit ihm allein. Dieses Spiel gewinnt er immer. Ich kann mir noch so viele Listen ausdenken, die Stunden genau einteilen, trickreich sein, immer gewinnt er. Diesmal habe ich solche Angst, dass ich nicht einmal verstehe, was er schreit, wobei er mich mit seinem Blick fast tötet. Er kommt auf mich zu, mir wird es ganz mulmig. Das hindert mich daran, zu denken und die Schimpftiraden zu hören, die immer weiter auf mich niederprasseln. Er stürzt zum Fenster und schließt die Vorhänge. Was hat er? All das ist blödsinnig. Wir sind im Zimmer meines kleinen Bruders, am helllichten Tage, und er schließt die Vorhänge. Das Zimmer ist ganz dunkel. Ich habe Angst vor der Dunkelheit. Ich sehe keine Gegenstände mehr, alles verschwimmt im Dunkeln, als würde ich im Meer versinken und ertrinken. Wenn ich nichts mehr um mich herum sehe, wird mir schwindlig. Nichts mehr, um mich mit den Augen daran festzuhalten, um mich aufrecht zu halten. Ich will Licht, ich brauche es, um mich zu wehren, zu verteidigen. Im Dunkeln bin ich völlig hilflos. Jetzt höre ich, was er schreit, wobei er immer näher kommt.

»Hure! Kleines Hurenstück! Schlampe!«

Glaubt er wirklich, ich hätte etwas Schlimmes mit Franck gemacht? Das ist doch nicht möglich. Was ist eine Hure? Eine Schlampe, das bin ich, das hat er mir schon gesagt, aber eine Hure?

»Ich erwürg' dich, Hurenstück!«

Fast könnte man meinen, er leidet. Dass ich ihm wehgetan habe mit dieser Geschichte mit Franck, die es noch nicht einmal gibt. Vielleicht leidet er, aber er weint nicht. Er hat eine tiefe, trockene Stimme, ich höre in der Dunkelheit:

»Zieh dich aus!«

Ein kleines Licht dringt durch die Vorhänge, ich halte mich daran fest so gut ich kann, um zu gehorchen. Er entfernt seinen Hosengürtel. Ich weine so heftig, dass ich zittere, als ich meine Kleider ablege; fast gelingt es mir nicht.

»Zieh dich aus, hab ich gesagt! Alles!«

Ich schäme mich meiner Nacktheit. Es ist furchtbar schwierig, nackt zu sein. Wenn ich nackt bin, fühle ich mich wie ein Blatt, das der Herbstwind von einem Baum reißt, man wird darauf treten. Es ist nichts mehr. Ganz nackt.

Ich bin schamhaft. Ich zeige mich nicht gern, selbst in der Turnstunde, auch nicht den Freundinnen.

Warum hört er nicht auf, so zu schreien? Er zwingt mich, niederzuknien, ich sehe, wie sich der Ledergürtel über mir hebt, dann herunterfällt. Er hat mich auf die Brust geschlagen. Er beginnt von neuem, und er sieht jetzt zufrieden aus. Er schlägt, als bereite ihm das Vergnügen. Er brüllt nicht mehr. Er schlägt ohne Unterlass, ganz gleichmäßig. Ich beiße die Zähne zusammen, ich beiße mir in die Lippen, um nicht loszuschreien; mit beiden Händen packe ich meine Haare, ich ziehe an den Flechten. Ich weiß, er will nicht, dass ich schreie. Wenn ich schreie, wird er mir noch mehr wehtun. Man darf nichts hören, nichts von dem wissen, was er mit mir im Dunkeln macht. Er ist glücklich. Ich sehe das, weil ich ihn nicht aus den Augen lasse, und die leuchten. Ich folge ihnen bei jedem Schlag mit dem Ledergürtel, er sieht wohl, dass ich weine, dass ich leise immer weiter weine, und er hört nicht auf, mich zu verprügeln. Von Zeit zu Zeit höre ich »dreckige Hure«.

Ich bin seine dreckige Hure. Diesen Blick, ich werde ihn niemals vergessen können. Er lehrt mich, dass ich die kleine Hure meines Vaters bin und dass mein Vater das mag. Er liebt es zu schlagen. Er hat es gern, dass ich seine Hure bin. Er ist widerwärtig. Ekelhaft. Abscheulich.

Ich schlage aufs Geratewohl die Arme übereinander, über irgendwelchen Körperteilen, um seinen Schlägen auszuweichen, aber es prasselt weiter Schläge. Er hat gute Augen, dieser Schuft von Vater. Dieser Schuft. Ich will, dass man mir nie mehr sagt, es ist mein Vater.

Er ist glücklich, und er schert sich einen Dreck drum, dass es mich schmerzt, dass ich weine. Schert sich einen Dreck um meine Qual. Er denkt nicht an mich, sondern nur an sich.

Er sagt, er will mich säubern, dieser Schuft. Er will mich sozusagen vom Übel reinwaschen. Aber wer ist der Üble von uns beiden? Er oder ich? Ich möchte weinen, so wehtut es. So sehr ekelt mich vor ihm. Und dann möchte ich, dass er krepiert. Dass er auf der Stelle krepiert, einfach so, mit einem Schlag. Damit er mich in Frieden lässt. Weil ich nichts getan habe. Scheiße. Ich habe gar nichts tun wollen! Ich habe nicht mit Franck geschlafen! Diese Behauptung ist ein ungeheuerlicher Unsinn.

»Du hast mit diesem Dreckskerl geschlafen. Du bist eine kleine Hure! Eine richtige kleine Hure, das bist du, mein Mädchen! Eine Nutte. du hast mit diesem Kerl geschlafen, du hast mit ihm geschlafen!«

»Hör auf, Papa, hör auf, bitte, bitte. Ich hab nicht mit Franck geschlafen, du musst mir glauben, das ist die Wahrheit.«

»Du lügst. Auf alle Fälle bist du eine Lügnerin. Ab jetzt werde ich dir nie mehr glauben, Schluss, aus! Kleine Hure!«

Und er schlägt immer weiter, ich kann noch so sehr versuchen, den Schlägen auszuweichen, er trifft mich pausenlos. Dieser Schuft ist ein Teufel.

»Papa, ich hab's nicht getan, es ist die Wahrheit. Bring mich zum Arzt! Er wird dir sagen, dass es stimmt. Er wird's dir beweisen! Ich weiß, dass man das beweisen kann … Papa …«

Es dreht mir das Herz im Leibe herum, und ich kann das Wort »Papa« nur mit Mühe herausbringen, aber er muss aufhören zu schlagen, mein Gott, ich ertrag's nicht mehr.

Es hat ihn überrascht, dass ich vom Hausarzt gesprochen habe. Wir kennen ihn schon seit ewigen Zeiten, seit ich ein Baby war.

»Wir brauchen keinen Arzt. Ich kann das auch selbst sehen.«

Er hat aufgehört zu schlagen. Aber ich verstehe nicht, was er da sagt. Er ist vollständig übergeschnappt. Er wird doch nicht Doktor spielen? Ich spiele nicht. Mir tut alles weh. Begreift er das nicht? Mir einreden wollen, dass er mich verarzten kann. Ich bin ein Kind, aber immerhin …

Er wirft mich auf das Bett des kleinen Bruders. Ich mache mich ganz klein, wie ein Häufchen, wie eine Kugel, damit er mich nicht anfasst. Ich will nicht, dass er mich überall anfasst. ÜBERALL. Ich weiß, was ÜBERALL heißt.

»Halt still. Ich bin alt genug, um zu wissen, ob du mit ihm geschlafen hast. Leg dich hin und lass mich nur machen!«

Das ist ein Fremder. Ich weiß nicht mehr, wer das ist und was er mit mir tun wird. Ich kann nicht mehr versuchen zu verstehen, was geschieht. Ich habe keine Kraft mehr.

Er schaut mich lange an. Dann setzt er sich neben mich, er macht langsame Bewegungen, um meine Beine nach oben anzuwinkeln. Er guckt. Ich weiß nicht, was er anschaut. Ich schäme mich für all das, für mich, für ihn, für die Stellung, die er mir aufgezwungen hat. Ich weine immer noch, hoffe, ihn zu erweichen, vielleicht wird er ablassen. Aber nein. Kein Mitlied, nur Gemeinheit. Auch als er mich weinen sieht, lässt er sich nicht beirren. Auch als er sagt, ich solle zu weinen aufhören, macht er mit seinem Zeug weiter. Er streichelt meine Beine, sie sind ganz mager, zittern. Neben meinen schmalen Beinen hat er riesige Hände. Er murmelt Worte, doch meine Ohren sind ganz zu von dem vielen Weinen, ich verstehe nichts. Ich fühle, wie sein Arm meinen Oberkörper abblockt. Er will mich daran hindern, mich aufzusetzen, zu sehen, was er macht.

Ich habe immer Angst vor unbekannten Dingen gehabt. Vor allem Unbekannten. Und der Unbekannte, das ist im Augenblick mein Vater! Obwohl ich ihn kenne. Jetzt nicht mehr. Mein ganzer Körper verkrampft sich. In mir zieht sich alles zusammen. Sogar das Übel, das er mir antut, zieht sich zusammen. Ich habe einen trockenen Mund, und immer noch ist mir speiübel.

Irgendetwas ist eben in mich reingefahren. Irgendetwas Widerliches, Schmutziges.

»Was ist das?«

»Sei still.«

Ich habe einen komischen Gedanken. Ich fühle, wie sich mein Herz in meiner Brust zusammenzieht. Ich bin sicher, man sähe mein kleines, ganz kleines, immer kleineres Herz verschwinden, könnte man es sehen.

Ich möchte wissen, was er in mich reingesteckt hat. Ich frage ein paar Mal, was es ist, aber er will nicht antworten. Ich habe keine Recht, es zu wissen. Ich fühle, dass dieses Etwas mich kratzt, sich in meinem Bauch bewegt und mir wehtut. Ich habe Bauchweh, und ich weiß nicht einmal, was mir wehtut. Ich kann ihn anflehen so viel ich will, er antwortet nicht mehr. Es ist, als spräche ich zu einer Wand. Ich habe genug. Ich weine, mir tut es weh, und niemand schert sich darum. Keiner kommt, um diesem Horror ein Ende zu machen. Niemand. Leer das dunkle Zimmer, leer die dunkle Wohnung, leer die Welt.

Ich kann nicht so liegen bleiben und nichts tun. Ich versuche, meine Beine loszumachen, mich mit den Ellenbogen auf das Bett zu stützen, um zu sehen, was geschieht, warum es mir wehtut. Keine Zeit. Mein Vater verabreicht mir eine saftige Ohrfeige, ich falle nach hinten zurück. Ich wage nicht mehr, mich zu rühren. Auf dem Boden liegt der Gürtel. Wenn ich mich rühre, wird er wieder damit anfangen. Da ziehe ich noch die Schläge mit der flachen Hand vor.

Ich versuche, seine Hand zurückzuziehen, die auf meinem Geschlecht liegt. Es tut immer stärker weh. Ich muss aufstehen können. Unmöglich. Ich bin festgenagelt.

Jetzt, als er mir so richtig wehgetan hat, als er mich schlimmer als je zuvor erniedrigt hat, zieht er seine Hand zurück. Mein Bauch entspannt sich: Fast augenblicklich tut es mir weniger weh. Aber der Ekel lässt nicht nach. Er hebt mich auf, aber nur mein Körper erhebt sich. Nicht mein Kopf. Er bleibt gesenkt. Ich kann ihn nicht mehr anschauen, so sehr schäme ich mich. Das ist die wahre Scham. Noch ein Wort gelernt. SCHAM.

Er reicht mir meine Sachen, zwingt mich, mich schnell anzukleiden. Ich will mich waschen. Ich muss mich waschen.

Keine Zeit. Ich muss mit ihm weggehen, mit ihm arbeiten.

»Ich habe beschlossen, dass du mit mir arbeiten wirst. Ich will nicht mehr, dass du allein zu Hause bleibst. Das kommt nicht in Frage.«

Ich ziehe mich an. »Habe ich mit Franck geschlafen oder nicht?« Er antwortet nicht auf meine Frage. Noch nicht einmal dazu lässt er sich herab. Ich möchte kotzen. Krepieren. Wenn ich daran denke, was er mir angetan hat. Sterben. Nicht mehr da sein. Ein unsichtbarer Schatten sein, damit mich niemand mehr sieht und er noch weniger. Weil ich jetzt weiß, wie man das nennt. Inzest. Auch wenn ich nichts gesehen habe. Auch wenn ich nicht gewollt habe. Auch wenn ich geweint, gebrüllt habe, ist es passiert. Das hat dieser abscheuliche Kerl mir angetan. Und dazu muss ich mich noch ankleiden und mit ihm arbeiten gehen, damit er mich überwachen kann. Welche Dummheit ich begangen habe? Die einzige besteht darin, einen Vater wie ihn zu haben. Mit Franck im Zimmer hat er mich in eine Falle gelockt. Das war nicht weiter schwierig. Ich auf dem Bett, er auf dem Boden sitzend, das Haus leer. Fazit: Ich bin eine Hure. Eine Schlampe. Schuldig. Bestraft. Beschmutzt. Erniedrigt.

Er zieht mich zu seinem Mercedes. Dieser verdammte weiße Mercedes. Noch eine Laune von ihm, von diesem widerwärtigen Scheißvater. Und zu dem muss ich einsteigen. Und dazu sammeln wir auch noch den kleinen Bruder ein, der unten spielte, der nichts weiß, nichts versteht, außer dass sich das Programm geändert hat, er wird nicht bei seinen Spielkameraden im Hof bleiben. Er wird mit zur Arbeit kommen, auch er ist zu meiner Überwachung da.

Jetzt habe ich weniger Angst. All diese Beleidigungen in meinem Kopf haben mich leer gemacht, beinahe ruhig bin ich. Im Auto stelle ich die Frage noch einmal, in aller Ruhe. Was kann er machen, im Auto, und mein kleiner Bruder dabei? Nichts. Also frage ich:

»Habe ich mit Franck geschlafen oder nicht?«

»Nein. Bist du zufrieden?«

Ich wusste es. Ich wusste es. Ich habe mir nichts vorzuwerfen. Nicht das Geringste. Warum nimmt er mich mit? Ich werde heulen wie ein Schlosshund, wenn er wieder anfängt. Nichts ist zu Ende, alles fängt wieder an. Aber was fängt an? Ich will das wissen. Und dann will ich allein sein. Ich will in meiner Ecke still vor mich hin weinen. Ich will meine Qual loswerden können, indem ich ein Weile wie verrückt weine. Den lieben Gott bitten, dass er mich von hier fortnimmt. Gibt es keinen Himmel mehr? Keinen Freund mehr, keinen Gott, keinen Vater? Niemand verdient mein Vertrauen. Ich will an niemanden mehr glauben. Ich will nichts mehr vom lieben Gott wissen. Er ist so mächtig, und er hat nichts getan, um das zu verhindern? Habe ich ihn nicht hundertmal darum gebeten? Habe ich nicht geschrien?

Wenn du jung bist, stopft man dir den Schädel voll mit Geschichten, die es nicht gibt. Man erzählt dir von einem angeblich existierenden Kerl mit angeblichen Kräften, die es gar nicht gibt. Ein mächtiger Bursche, der es nicht einmal fertig bringt, einen Vater daran zu hindern, mit seiner Tochter »das« zu machen. Euer Gott ist ein Haufen Scheiße.

Scheiße. Ich bin da, ich hab das nicht gewollt, ich kann nichts dafür. Kann man mit mir machen, was man will, nur weil ich gerade zwölfeinhalb bin? Alles, wozu man gerade Lust hat?

Ich habe den lieben Gott fallen gelassen, wie er mich auch. Ich lag auf dem Bett, habe die Zähne zusammengebissen, das Herz zog sich zusammen und hab versucht, nicht solche Schmerzen zu haben. Ohne ihn.

Ich hatte ihn geliebt. Ich betete zu ihm. Ich glaubte an ihn. Sie können sonntags zur Messe gehen und sich niederknien, so oft Sie wollen. Mir wird man nicht mehr sagen, dass er da ist und über mich wacht. Das ist Blödsinn. Nichts als der allergrößte Blödsinn.

2. KAPITEL

Ich habe Ferien, ein Tag im Juli. Ich bin bestraft worden. Ich musste in der großen Garage Platz nehmen, wo er auf einem Drehhocker sitzend Autoradios repariert. Also baumle ich mit den Beinen, nach rechts, nach links. Die Musik von einer Kassette dröhnt mir in den Ohren. Ich darf mich von hier nicht wegbewegen, aber ich habe ohnehin keine Lust dazu. Keine Lust zu laufen, zu essen, zu trinken oder zu reden. Keine Lust, gesehen zu werden. Er wird es heute Abend Mama sagen, wenn sie von ihrer Rundfahrt nach Hause kommt. Mama verkauft Eis in einem Lastauto. »Vanille und Himbeere … sind die Balken des Schicksals … la .. la.«

Wird er ihr sagen, ich hätte mit Franck geschlafen?

Die Großen aus der Dritten sprechen manchmal vom Schlafen. Die da hat geschlafen … Die Jungen sagen: »Machst du's schon?« und lachen dabei wie die Idioten. Es machen, das heißt mit jemandem schlafen und Liebe machen. An der Wand des Zeitungskiosks habe ich neulich ein großes Plakat einer Zeitschrift, *Union,* gesehen, dem Magazin für menschliche Beziehungen. Meine Freundin Arlette hat mir gesagt, das sei eine Zeitschrift, in der alles erklärt wird. Auf dem Plakat war ein Mädchen im Badeanzug, mit dem Hintern in der Luft. Und darunter die Schlagzeile »Liebe in Missionarsstellung«. Das haben wir nicht verstanden. Arlette wollte die Zeitschrift kaufen, aber sie traute sich nicht. Der Kerl vom Kiosk hat ein widerliches Gesicht.

Ich habe es nicht getan. Was wird er Mama sagen? Ich hasse ihn. Ich bringe es nicht fertig, ihn anzuschauen, aber ich sehe wohl, dass er mich von seiner Ecke aus anstarrt, obwohl er so tut, als arbeite er an einem Radio. Er unterhält sich mit einem Kunden, er hält die Lautsprecher in den Händen. Und er überwacht mich. Mein kleiner Bruder spielt mit altem Werkstoff, er zieht an einem Tonband, macht Kügelchen daraus.

»Guck, Nathalie, das bleibt an den Fingern kleben.«

»Lass mich in Ruhe.«

»Was haste?«

Ich zucke mit den Schultern. Ich weiß nicht, was ich mit meinen Händen tun soll. Mama ist Sizilianerin. Sie hat eine bestimmte Vorstellung von Mädchen. Insbesondere davon, was sie nicht tun dürfen. Erstens, man darf nicht mit einem Jungen gehen, bevor man groß und es wirklich ernst ist. Ich bin nicht groß. Nur ein bisschen. Seit dem Frühjahr, als ich meine Regel bekam. Wenn sie einsetzt, ist man eine kleine Frau, und man muss aufpassen, denn das bedeutet, man kann Kinder bekommen, wenn man mit Jungen geht.

Mama ist komisch. Eines Tages hat sie mir das alles erklärt, als wir bei Tisch saßen und zu Mittag aßen. Vor Papa. Ich war entsetzlich verlegen. Ich genierte mich, weil sie davon sprach, während wir alle aßen. Ich wäre lieber ungestört mit ihr allein gewesen. Aber nein, sie sprach von dem Tag, an dem ich meine Regel haben würde, während wir Steaks und Pommes frites aßen.

Papa sagte nichts. Meine kleine Schwester hörte sehr interessiert zu. Sie wollte wissen, wann sie das bekommen würde. Danach haben wir noch einmal mit Mama darüber geredet. Das war prima.

»Du wirst sehen, du wirst glücklich sein. Wenn man eine Frau wird, ändert sich der ganze Körper, es ist schön, eine Frau zu sein.«

An dem Tag, als es dann anfing, stürzte ich aus dem Badezimmer und erzählte überall lautstark, dass ich es bekommen hätte. So froh war ich. Es stimmt. Ich fühlte mich ganz neu. Ich trat in die Welt der Erwachsenen ein, ich war ungeheuer stolz.

Die Welt der Erwachsenen ist eine Scheiße. Mein Vater ist ein Blödmann, und ich hasse ihn. Ich kann ihn nicht mehr sehen. Wenn die Erwachsenen so sind, will ich nichts mit ihnen zu schaffen haben.

Was schaut mich der Kerl so an? Ich bin ungekämmt, meine Haare hängen auf meinen Rücken herunter. Er sagt zu mir:

»Na, Zigeunerin?«

Ich bin kein Zirkustier. Er soll doch verschwinden.

Ich mag Mama so sehr. Sie ist schön, sanft. Wenn er ihr all das erzählt, wird sie mich verabscheuen. Sie hat kein Recht dazu. Ich habe keinen Vater mehr. Mein Vater ist tot. Er ist heute krepiert. Sie hat kein Recht, mich im Stich zu lassen.

Ich habe das Gefühl, dass er mich wieder schlagen wird. Dass er noch Schlimmeres als vorhin machen wird.

Ich bleibe den ganzen Nachmittag auf dem Hocker sitzen und all diese Gedanken kreisen in meinem Kopf. Unmöglich, an etwas anderes zu denken. Ich versuch's, aber es gelingt mir nicht. Mein ganzer Kopf ist voll davon. Es gibt nichts anderes mehr.

»Komm da runter, wir holen deine Mutter ab.«

Ich senke den Kopf, um ihn nicht anschauen zu müssen. Vielleicht werde ich ihn nie mehr anschauen können, diesen Kerl. »Papa«, dass ich nicht lache …

Sogar als ich neben ihm auf dem Sitz des Mercedes Platz nehme, zittere ich vor Angst. Sobald ich seine Hand auf dem Schaltknüppel sehe, krampft sich mir der Magen zusammen.

Diese Hand ist Ekel erregend, weil sie so etwas getan hat. Ich möchte dieses Bild vergessen, aber es erscheint ständig vor meinen Augen, auch wenn ich sie schließe.

Sowie wir ankommen, springe ich aus dem Wagen, um mich in Mamas Auto zu setzen. Sie weiß es. Er muss sie im Laufe des Tages angerufen haben, ich sehe es ihrem Gesicht an. Aber was weiß sie?

»Papa hat mir gesagt, dass er dich heute Nachmittag mit Franck zu Hause vorgefunden hat. Was hast du gemacht?«

»Wir haben nichts Böses getan. Haben uns unterhalten.«

»Hör zu, Nathalie. Lüg nicht. Du kannst es mir erzählen.«

»Nichts, sag ich doch! Ich hatte bloß keine Lust, zu Tante Marie zu gehen. Ich hab sie angerufen, und dann ist Franck gekommen, er wollte, dass wir Tennis spielen, aber ich war müde. Ich hatte keine Lust.«

»Warum seid ihr im Zimmer geblieben?«

»Weil ich müde war.«

»Lag er mit dir auf dem Bett?«

»Nein. Wir haben uns unterhalten.«

»Worüber?«

»Ich weiß nicht. Wir haben halt geredet.«

»Dein Vater hat sich aufgeregt. Das ist normal. Du darfst das nicht wieder tun, Nathalie.«

Was wieder tun? In Wirklichkeit weiß sie nicht viel. Er hat ihr nicht erzählt, dass er Doktor gespielt hat. Das dachte ich mir. Diese Schweinerei kann er ihr nicht erzählt haben. Und ich kann es ihr auch nicht sagen. Das ist zu widerlich. Ich schäme mich zu sehr. Sie schaut mich anders an als sonst. Er hat ihr wohl erzählt, ich wäre eine Hure. Wahrscheinlich hat er's allen erzählt. Deshalb schauen sie mich so seltsam an. Ich bin Schuld. Warum hat er mir das angetan? Warum? Schließlich stimmt es, ich habe nichts Schlechtes getan. Er will, dass die anderen mich verachten.

Vielleicht ist er nicht mein wirklicher Vater. Vielleicht hat man mich irgendwo gefunden, und meine Eltern haben mich adoptiert. Ich sehe Mama sehr ähnlich, das ist möglich. Ich bin ihre Tochter. Ich habe dieselben schwarzen Augen, dieselben schwarzen Haare.

»Hast du mir nichts anderes zu erzählen?«

»Was? Was soll ich dir erzählen?«

»Nathalie, nicht dieser Ton! Wenn man Dummheiten gemacht hat, hält man den Mund!«

Das ist der Gipfel! Erzähle oder erzähle nicht? Halt den Mund … du hast Dummheiten gemacht.

»Und dann könntest du dich ein bisschen kämmen.«

Ich bin die Erste im Aufzug. Ich fahre mit den anderen hoch. Ich will nicht mit ihm darin eingeschlossen sein.

Auch Veronique schaut mich merkwürdig an.

»Was schaust du mich so an?«

»Du bist ganz rot!«

»Was geht dich das an?«

Ich laufe ins Badezimmer, um mich zu waschen. Das Gesicht, die Hände, alles. Ich gehe unter die Dusche. Ich möchte mich immer noch übergeben. Ich bin nicht rot, ich bin ganz weiß.

»Nathalie, deck den Tisch! Jetzt ist nicht die Zeit, sich die Haare zu waschen! Bist du verrückt? Willst du mit feuchten Haaren schlafen?«

»Es ist heiß.«

Ich habe mich gewaschen, aber ich fühle mich noch genauso wie vorher. Wir sitzen bei Tisch. Wie immer spricht er von seinem Job, das ist sein Lieblingsthema. Er arbeitet für einen Unternehmer, aber er hat das Recht auf eine eigene Werkstatt. Er wird eine Firma gründen.

»Man muss im Leben sein eigener Herr sein. Sonst bringt man's zu nichts. Reich mir das Brot, Nathalie.«

Man möchte meinen, nichts sei geschehen. Aber seine Stimme kommt mir jetzt anders vor. Er befiehlt, wie ein Chef. Heute Abend muss ich auf der Hut sein. Nicht schlafen. Das vor allem nicht. Ich muss wachsam sein, damit er nicht in mein Zimmer kommt.

Mama wird sich früh schlafen legen, wie üblich. Sie schläft immer vor allen anderen. Sie ist überhaupt nicht wie er. Ich bin sicher, sie verstehen sich nicht. Manchmal möchte man meinen, dass sie ihm böse ist. Vielleicht hat sie auch Angst vor ihm. Er hat sie geschlagen, als er in diese andere Frau verliebt war. Trotzdem sagt sie uns ständig, man müsse gehorchen. Papa hat immer Recht. Er sagt: »Schminke ist ordinär. Ich will nicht, dass meine Töchter sich schminken. Das tun Mädchen, die unsittlich sind und keine Erziehung haben. Ich habe es gern, wenn eine Frau natürliche Schönheit besitzt. Wenn ich eine von euch eines Tages mit schwarzumrandeten Augen oder Lippenstift erwische, gibt's eine Tracht Prügel!«

Erziehung, dass ich nicht lache! Ich hasse ihn, und wie ich ihn hasse!

Ich räume in aller Eile den Tisch ab, weil Mama sich schon schlafen gelegt hat. Sie nimmt ein Schlafmittel. Sie ist sehr nervös und hundemüde. Keine Mama mehr ab neun Uhr abends. Kein Fernsehen mehr nach den Nachrichten. Ich gehe schnell auf mein Zimmer. Ich werde mich in den Kleidern schlafen legen. Und ich werde auf der Hut sein. Falls er kommt, werde ich sagen, ich sei krank. Er kann mich nicht belästigen, wenn ich krank bin.

Und wenn ich abhaue? Ich könnte ausreißen, mit einem Koffer und meinen Sachen. Aber ich weiß nicht, wo ich hingehen soll. Ich habe Angst, nachts ganz allein herumzulaufen. Wo schlafen? Wenn ich mich bei Tante Marie in Sicherheit bringe, wird man mich dort holen. Wohin geht man, wenn man ausreißt? In jedem Fall setzt man dein Foto in die Zeitungen, und die Polizei findet dich. Ich werde auf der Hut sein. Ich bin auf der Hut. Ich höre ihn in der Wohnung hin- und hergehen. Er holt sich aus dem Kühlschrank etwas zu trinken. Er wird sich irgendetwas im Fernsehen anschauen. Nein, er geht ins Badezimmer, um sich auszukleiden. Er wird seinen braunen Bademantel anziehen. Den haben wir ihm zum Vatertag geschenkt, meine Schwester, mein Bruder und Mama. Er trägt ihn ständig. Wir haben uns über das schöne Geschenk gefreut. Er geht ins Wohnzimmer zurück. Ich höre nichts mehr. Wahrscheinlich raucht er vor dem Fernseher Gauloises.

Es ist spät. Der Mickymaus-Wecker ertönt im Zimmer. Kein Lärm mehr. Lieber Gott, mach, dass er schlafen geht! Wieder flehe ich den lieben Gott an. Ich kann nicht umhin, ihn um Dinge zu bitten. Lass den lieben Gott fallen. Ich werde ganz fest denken: »Geh schlafen und lass mich in Ruhe.« Wenn ich das die ganze Zeit über denke, wird es gehen.

Ich bin eingeschlafen, ohne es zu merken. Er ist da. Er zieht mich aus dem Bett, ich verstehe nicht, was er sagt. Wir sind im Badezimmer und er spricht immer weiter, er wirkt ärgerlich. Ich muss erst ganz aufwachen, aber ich kann kaum die Augen offen halten. Was machen wir im Badezimmer? Wie viel Uhr ist es? Ich habe nicht gut genug aufgepasst.

Er ist verrückt. Er steht ganz nackt vor mir. Ein Vater darf sich nicht nackt vor seiner Tochter zeigen.

»Zieh das aus!«

»Ich möchte schlafen, Papa. Was ist los? Was willst du?«

»Zieh die Kleider aus, hab ich dir gesagt! Willst du wohl gehorchen, ja oder nein?«

Es geht wieder los. Er hasst mich. Er ist böse. Er ist wieder sauer auf mich.

»Ich habe nichts Böses getan, Papa .,.. lass mich schlafen gehen.«

Nichts zu machen. Ich muss meine Kleider ausziehen. Mein Nachthemd und die Hose, die ich darunter anbehalten hatte. Er ist verrückt geworden, mein Vater, er steht ganz nackt vor mir. Wir sind hier drin eingeschlossen, er hat die Tür verriegelt. Man erstickt fast. Ich schaue in seine Augen. Unablässig. Ich weine so sehr, dass er mich in Ruhe lässt.

»Hör auf zu heulen.«

Er hat seine Hand auf meine Schulter gelegt. Und ich möchte ganz viele Hände haben, um mich zu verstecken. Ich fühle seine auf meiner Schulter wie ein Stück Eis. Er ist merkwürdig ruhig. Furchtbar ruhig. Dieser Kerl ist ein Ungeheuer.

Nur mit Mühe gelingt es mir, diese Szene zu beschreiben. Mit Mühe, weil ich sie zu deutlich vor mir sehe. Es kommt mir vor, als läge alles weit zurück und ist gleichzeitig ganz nah. Als wäre es gestern. Ich weiß warum. Man hat mir oft gesagt, dass ich noch nicht genug Abstand habe, um es aufzuschreiben. Ich bin zu jung, erst neunzehn. Und ich erzähle Ihnen, was mir geschehen ist, als ich zwölfeinhalb war. Noch keine dreizehn. Ich war ein kleines Mädchen, das nichts von all dem begriff, was ihm geschah. Es ist wahr, ich begriff nichts. Aber ich hatte Zeit genug, um zu verstehen. Und vor allem hatte ich Zeit genug, um zu sehen und eine gehörige Portion mitzubekommen. Deshalb schreib ich's auf, versuche ich aufzuschreiben, was ich mit zwölfeinhalb gesehen habe, was sich im Einzelnen abgespielt hat. Wie ein Film. Weil ich will, dass SIE es sehen, wie ich's gesehen habe. Was mir in diesem Badezimmer zustoßen wird, ist der Horror. Jede Bewegung, jede Geste habe ich auf ewig in mein Gedächtnis eingeprägt. So ist das. Es wird nie mehr daraus verschwinden, es ist unauslöschlich. Was ich Ihnen erzähle, wird Ihnen den Atem nehmen, wird Ihnen Schauer über den Rücken laufen lassen. Es wird sie anekeln. Aber ich verbiete Ihnen, das Buch zur Seite zu legen. Sie haben kein Recht wegzuschauen. Das wäre zu einfach. Sollte ich diesen ganzen Horror erlebt haben, ohne dass Sie es zumindest erfahren?

Das Tabu. Inzest. Sie wissen schon, die Sache, von der niemand zu sprechen wagt. Die unter Ausschluss der Öffentlichkeit abgeurteilt wird, wenn überhaupt, und dann in absolut unangemessener Form. Ich will Ihnen nichts ersparen. Und Sie werden es nie in Ihrem Leben vergessen können, genauso wie ich. Wie all die anderen zerstörten, kaputten Kinder.

Ich spüre die Kraft, die Wut, das Feuer und die Härte in mir, um es aufzuschreiben.

Während ich das schreibe, kommt mir der Gedanke, irgendein Vater könnte vielleicht lesen, was ich schreibe. Ein Dreckskerl, der in diesem Moment mit seiner Tochter dasselbe macht. Ich will ihn in dieser Minute, in der er es liest, beleidigen. Ich will ihm in die Fresse spucken. Er soll wissen, dass seine Göre ihn umbringen würde, wenn sie könnte. Dass sie immer Lust haben wird, ihn umzubringen, ihn, den Schuft.

Deswegen versuche ich, meine Erinnerungen zusammenzutragen, und das ist schwer. Weil einem mit zwölfeinhalb vor einem Schuft von Vater, der das tut, alles vor den Augen verschwimmt. Man ist auf eine ekelhafte, schmierige, widerwärtige Art benommen. Man bringt es nicht fertig zu reden, sich zu verteidigen. Der Dreckskerl sperrt einen in eine Lautlosigkeit, in ein Gefängnis ohne Gitterstäbe. Unsichtbar. Hier drin, in seinem Kopf, muss man sich ganz allein zur Wehr setzen, ohne etwas sagen zu können. Ohne um Hilfe rufen zu können. Weil sich niemand darum schert. Die Welt schaut unterdessen fern. Die Welt geht tanzen, essen, Feste feiern. Schaut, wie Krieg geführt wird, diskutiert über Politik, regt sich über Albernheiten auf. Und während dieser Zeit vergewaltigt ein Vater seine Tochter im Badezimmer, in aller Ruhe. Ganz ungestört.

Also lies gut, was ich schreibe, du Schuft von einem widerwärtigen Vater, der du deiner kleinen Tochter das antust – deinem Baby, dem kleinen Schatz, den du in den Armen wiegtest, den du im Kinderwagen spazieren fuhrst, den du auf dein Knie nahmst, um ihn zu küssen. Der dich anbetete. Der es wundervoll fand, sich an dich zu schmiegen, seine Nase in deinen Hals zu stecken. Deine Hand auf seinem Haar zu spüren. Das war väterliche Liebe, die wahre. Schau dir gut an, was du daraus gemacht hast, du Dreckskerl. Heute spreche ich wieder mit der Stimme meiner zwölfeinhalb Jahre, um dir zu erzählen, was dieser Vater in jener Nacht, im Juli 1982, mit mir gemacht hat. Während meine Mutter schlief, meine kleine Schwester ruhig in ihren Kissen träumte. Ich will, dass du die Gesten siehst, wie ich sie gesehen habe. Und dass jede dir in den Bauch fährt wie ein Messer. Das dich millionenfach ersticht.

3. KAPITEL

Er hat die Hand auf meine Schulter gelegt, und jetzt schiebt er sie auf meine Brüste. Da liegt sie riesig groß, breit, größer als ich. Die Tränen stürzen hervor, sobald ich sie gefühlt habe. In meinem Inneren ist Qual und gleichzeitig Schrecken. Ich muss überlegen, damit ich weiß, wie ich mich wehren soll. Aber die Panik gewinnt die Oberhand. Ich fühle mich wie über einem Abgrund, eine Hand wird mir einen Stoß in den Rücken geben, ich werde keinen Widerstand leisten können.

Eine gute Weile bekomme ich kein Wort heraus. Kein einziges kleines Wort, keine Barriere zwischen dem Ungeheuer und mir. Ich muss Luft holen. Ich ringe nach Atem, ringe nach Atem. Dann gelingt es mir:

»Was machst du? ...«

Keine Antwort. Die Lautlosigkeit erstickt den winzigen Raum. Hier gibt es nur eine Waschmaschine, ein Waschbecken und eine Badewanne. Und dann eine Tür, die er verschlossen hat und der das egal ist. Ihre Aufgabe ist es, sich zu öffnen und zu schließen, sie kümmert sich nicht um die Leute.

Es nützt nichts, auf die Tür zu starren, wie ich es tue, wobei ich wiederhole:

»Was machst du? ...«

Wenn er nur eine Antwort gäbe. Wenn ich nur im Bett läge wie die anderen kleinen Mädchen. Ich bin schläfrig, ich bin müde.

Er legt seine Kleider auf die Waschmaschine, nimmt seinen Gürtel. Wieder der Gürtel. Auch noch ein Geschenk vom Vatertag. Zu allem Überfluss habe ich es ausgewählt.

Er faltet ihn in zwei Teile, lässt die äußeren Enden aufeinander schlagen. Das Geräusch dröhnt in meinen Ohren, hypnotisiert mich. Er schaut über mich hinweg, als sei ich gar nicht da. Und das Geräusch wird stärker, so stark, dass ich beide Hände auf meine Ohren lege, um es nicht mehr hören zu müssen. Von Zeit zu Zeit wische ich mir über die Augen, um klar zu sehen.

Plötzlich lässt er den Gürtel mit einer Hand los und das Leder fährt mit einer ungeheuren Wucht auf mich hernieder. Ich öffne den Mund, er knurrt sofort:

»Schrei nicht!«

Ich weiß nicht, ob ich brüllen wollte oder nicht, aber ich halte augenblicklich inne. Meine Hände ... wohin damit? Auf meinem Kopf schützen sie meine Brust nicht mehr, und er wird wieder schlagen. Ich lasse sie langsam sinken, er knurrt wieder:

»Rühr dich nur ja nicht!«

Ich habe die beiden Drohungen wohl verstanden. Schrei nicht, und rühr dich nur ja nicht! Aber es ist merkwürdig, man möchte meinen, er hat den Mund nicht geöffnet, um zu sprechen. Hat er es gesagt oder nicht? Hab ich's mir nur eingebildet?

Jedenfalls fühle ich, ohne zu wissen warum, dass ich mich weder bewegen noch schreien darf. Wenn jetzt jemand käme und uns so sähe, mich nackt vor der Waschmaschine und ihn nackt mit diesem Gürtel, wäre das eine Katastrophe.

»Ich werde dir deine Verdorbenheit austreiben.«

Ich habe das letzte Wort gut verstanden. Abgesehen von der allgemeinen Wortbedeutung hält er mich für dreckig oder irgendetwas in der Art. Wenn er das glaubt, dann weil er verrückt ist. Vielleicht kann ich ihm zu verstehen geben, dass er verrückt ist, wenn ich es ein wenig aushalte. Denn das hat er nie zuvor gemacht. Mich schlagen, das tut er erst seit heute. Sich nackt hinstellen, erst jetzt. Er hat einen Anfall. Er ist wahnsinnig. Er schlägt regelmäßig, er schert sich nicht darum, ob ich mich nach allen Seiten winde, ob es mir wehtut. Er schlägt. Das hört nie mehr auf. Ich sehe sein Gesicht durch meine Tränen hindurch, unmöglich, er sieht zufrieden aus. Richtig froh. Froh, mit einem komischen Zug. Es macht ihm Spaß, mit seinem Gürtel auf mich einzuprügeln. Ich erkenne ihn nicht wieder, das ist nicht mein Vater, der mich schlägt, das ist ein Unbekannter.

Mit einem Mal hält er inne. Ich sage mir, er ist müde vom Prügeln, und es ist zu Ende, ich werde in mein Zimmer zurückkönnen, mit meinen Kleidern.

»Steig auf die Waschmaschine!«

Ich bin perplex. Ich stehe mit dem Rücken gegen das kalte und weiße Metall und habe nicht verstanden, was er verlangte. Was soll ich auf dieser Waschmaschine tun?

»Steig drauf, hab ich gesagt!«

Er redet, als redete er mit einem Hund. Schroff, ein Befehl – das ist alles.

Ich drehe mich also zur Waschmaschine um, nehme dabei meine Hände zu Hilfe und schniefe. Ich möchte mir die Nase putzen, aber es ist nichts Geeignetes in der Nähe. Ich muss da hinaufsteigen, es ist vollkommen bescheuert. Ein Gürtelhieb in den Rücken verleitet mich zum Gehorsam. Ich bring es nicht fertig. Weil ich mich im Türspiegel sehe. Ich sehe mich in voller Größe, die Maschine und mich. Warum sollte ich das tun? Ich bin kein Hund. Normalerweise habe ich keine Angst vor Ungehorsam. Das im Spiegel bin ich, und man könnte meinen, es ist das Foto von jemand anderem. Meine Haare in Unordnung, dieser nackte Körper, nie habe ich ihn wirklich gesehen. Das bin ich. Alles verschwimmt vor meinen Augen. Dreht sich. Wieder ist mir speiübel.

Er kommt heran und umfasst meine Taille, er hebt mich hoch und setzt mich auf die Waschmaschine.

»Was wirst du mit mir machen?«

»Keine Angst. Alles in Ordnung. Du wirst sehen, du magst es.«

Was soll ich mögen, verdammt noch mal? Das Einzige, was ich möchte, ist, mich schlafen legen und dass er nicht verrückt ist.

»Aber was denn? Sag mir, was? Ich will weggehen, Papa. Ich will ins Bett. Ich werd' das bestimmt nicht mögen, was du gesagt hast. Lass mich ins Bett gehen.«

Er antwortet nicht. Er sieht natürlich, dass ich Angst habe, dass es mir wehtut, und er schert sich einen Dreck drum. Er hat irgendetwas im Sinn, und ich beginne, es zu ahnen. Vage, aber ich komme wieder zur Besinnung, weil ich verstehe. Er wird etwas Schlimmes tun, er starrt mich so merkwürdig an, ohne sich zu rühren. Man möchte meinen, er wird hochschnellen und wartet auf den richtigen Augenblick. Er ist groß. Nie ist er mir so groß erschienen, mit breiten Schultern, er nimmt in diesem kleinen Zimmer den ganzen Raum ein. Ich weine nicht mehr, ich lauere, ich sehe alles sehr deutlich. Die Brille mit dem Stahlgestell, die Augen schwarz, wie die Haare, der harte, böse Gesichtsausdruck. Die Tätowierungen auf seinen Schultern. Ein Degen auf der einen, ein Tier auf der anderen Seite. Das hat er sich vor langer Zeit im Gefängnis angebracht, als er jung war; er ist stolz darauf. Er hatte ein Leben vordem, das ich kenne, ein mysteriöses Leben.

»Bestraf mich nicht! Ich hab' nichts getan. Verzeih mir bitte, Papa. Willst du, dass ich dich um Verzeihung bitte? Sag …«

Ich erinnere mich nicht mehr sehr gut daran, was ich in diesem Augenblick stammelte. Ich bat um Verzeihung für etwas, was ich nicht begangen hatte. Ich flehte ihn an, mich nicht zu bestrafen. Mich ins Bett gehen zu lassen. Ich muss zehnmal wiederholt haben, dass ich ins Bett gehen wollte.

Meine Brust war ganz rot von den Schlägen und mein Magen verkrampft von einem ungeheuer starken Brechreiz, den ich die ganze Zeit hatte. Aber ich erinnere mich an seine glückliche Miene. Daran ja. Weil er wusste, was er mir antun würde. Er dachte schon daran. Ich natürlich nicht. Alles, was ich verstand, war das Irreparable der Sache, ohne das Wort irreparabel beim Namen nennen zu können. Wenn man Kind ist, vermischen sich die Gefühle, überstürzen sich die Emotionen mit solcher Schnelligkeit, dass man meint zu taumeln.

Man hat mich seither oft gefragt, warum ich nicht geschrien habe, warum ich nicht versuchte, mich in Sicherheit zu bringen, mich zu wehren, ihn zu schlagen. Leute, die solche Fragen stellen, tun das, weil sie so etwas nicht erlebt haben.

Als ich einen Vater hatte, noch am Tag vor jener Nacht, war er streng. So streng, dass sogar meine Freundinnen es oft bemerkten. Man stellte nicht in Zweifel, was er sagte, was er befahl. Was er wollte, wurde von meiner Mutter wie von uns drei Kindern nicht infrage gestellt. Ich wusste undeutlich, dass er in seiner Jugend im Knast gesessen hatte, aber das machte ihn für mich nur noch stärker. Die Geschichte eines Abenteurers. Ich wusste auch, dass er arm und ohne Geld gewesen war und dass er es ganz allein zuwege gebracht hatte, welches zu verdienen. Auch das bewies seine Stärke. Er war eben stark. Er hatte sämtliche Rechte über uns. Außerdem liebte ich ihn wirklich sehr, ich bewunderte ihn, diesen Schuft. Ich konnte nicht wissen, dass er ein Sadist war, vollkommen gestört auf sexuellem Gebiet. Dass er sein Geschlecht für das Mächtigste auf der Welt hielt. Ich las damals Mickymaus. Ich zeichnete Prinzessinnen in goldenen Kleidern, ich fragte mich, ob ich eines Tages schön sein würde, ich begann nur, meine Brust zu verstecken. Ich war ganz stolz, als man mir sagte, ich wäre schon eine kleine Frau. Ich wusste nicht, was das hieß, eine Frau in Kleinformat, eine Puppe zu sein, die von ihrem Vater eines Nachts in aller Seelenruhe auf eine Waschmaschine gesetzt und vergewaltigt wurde. Selbst das Wort Vergewaltigung bedeutete nichts. Merken Sie sich das gut. Werden Sie noch einmal zwölf Jahre alt. Da ist nichts als Angst. Das Schmutzige, das Verderbte, das ahnt man. Und wenn es Sie überschwemmt, sind Sie völlig baff, denn niemand hat Ihnen beigebracht, dagegen zu kämpfen, sich dagegen zu wehren. Also steht man da, gelähmt, lässt es über sich ergehen, fleht, weint, das ist alles, was man tun kann. Was sollte man mit zwölf Jahren schon anderes tun, als den lieben Gott oder seinen Vater um Hilfe zu rufen? Und der liebe Gott verschwindet zur selben Zeit wie der Vater. Was bleibt, ist die Lautlosigkeit des Grauens, das über den Körper kommt, mit den unbekannten Händen, die einen beschmutzen.

Das Schlimmste ist die Scham. Kennen Sie die Scham? Die wahre Erniedrigung? Die man empfindet, wenn man gegen den eigenen Willen gezwungen wird, bei etwas mitzumachen, bei einer so widerwärtigen Sache, dass man nie wagen wird, zu wem auch immer davon zu sprechen? Weil nicht nur der andere allein widerwärtig ist. Er macht Sie widerwärtig. Deswegen schreit man nicht, brüllt nicht, nimmt nicht irgendeinen Gegenstand, um auf ihn einzuschlagen. Hätte ein Unbekannter versucht, mir das auf der Straße oder sonst wo anzutun, ich hätte Radau gemacht. Aber es war mein VATER! Ich hasste ihn. Ich hasste diese Waschmaschine wie eine eigenständige Person. Ich hasste mich, wie ich darauf saß, ihm ausgeliefert, und nichts tun konnte, um ihn abzuwehren. Nichts.

Ich wurde verrückt auf dieser verdammten Waschmaschine.

Wie automatisch streichelt er die Haut meines Körpers, er betrachtet gerührt meine Brust. Und mir tut die Haut weh.

Jetzt streichelt er ganz sanft sein Glied. Er lächelt. Dann reibt er es immer schneller, wobei er dieses grässliche Ding bewegt, das ich nie zuvor gesehen habe. Ich sehe ein Bild darauf. Es hat eine Tätowierung, ein komisches Bild, so etwas wie ein Spieß, schwarz oder blau.

Die Stille, das Geräusch dieser Handbewegung. Meine Augen darauf geheftet.

»Leg dich hin!«

Ich lege mich wortlos hin. Ich habe noch mehr Ekel vor ihm, als wenn er mich schlagen würde. Ich zittere, ich fühle es, mein ganzer Körper zittert auf dem Metall. Ich müsste ihm ins Gesicht spucken. Aber ich schäme mich. Schäme mich ganz entsetzlich. Er kommt heran, beugt sich vor und führt dieses schmutzige Etwas in meinen Bauch ein.

Ich schwöre, dass das Wort Liebe in dieser Sekunde aus meinem Leben verschwunden ist. Als er mir das antat, bin ich in tausend Stücke zersprungen. Am liebsten hätte ich alle Teile meines Körpers, die er berührt hatte, heraus gerissen. Er ist eben in sein zwölfeinhalbjähriges Kind eingedrungen. Er hat ein Verbrechen begangen, hat gleichzeitig gegen alle Gesetze verstoßen. Ich sehe mich wieder, auf die Ellenbogen gestützt, in Qualen, mit Brechreiz, halb tot vor Angst mit einem einzigen Gedanken im Kopf. Dieser Gedanke war so stark, dass er dann einer der wenigen Gründe wurde, die mich am Leben hielten. »Eines Tages wirst du krepieren. Eines Tages wirst du krepieren …«

Es war Blut auf dieser verfluchten Maschine. Auch das Blut war dreckig. Dreckig wie er, dreckig wie ich. Er ging weg und ließ mich da, mit dem roten Blut auf der Waschmaschine.

Nie werde ich dieses Bild auslöschen können. Manchmal versuche ich mir einzureden, dass es ein Alptraum war. Ich habe das oft getan, wenn es mir schlecht ging. Ich sagte mir, du hattest einen Alptraum, vergiss ihn. Aussichtslos.

Er hatte gewonnen. Ich hatte verloren. Was hatte er gewonnen? Selbst heute weiß ich es nicht. Ein Rätsel, das ich nicht zu lösen vermag. Aber er hatte gewonnen, und ich wollte, dass er daran krepiert. Er hatte mich getötet, das rote Blut zeugte davon.

Er hat die Tür offen gelassen, als wäre ihm alles egal, selbst ich. Auch diese offene Tür macht mir Angst. Ich steige von der Waschmaschine runter und wasche. Ich schrubbe. Ich wasche. Meinen Mund, meine Hände, meinen Körper, meine ekelhaft klebrigen Beine. Ich klammere mich an dieses Waschbecken und bitte den lieben Gott, etwas für mich zu tun.

Ich bemerke, dass ich den Waschlappen fleckig gemacht habe, ich spüle ihn aus, schrubbe wieder. Ich wage nicht, ein Handtuch zu benutzen, um es nicht auch noch zu besudeln. Ich sammle meine Kleider zusammen. Ich wische meine Beine mit meinem Nachthemd ab. Ich schleiche auf Zehenspitzen in mein Zimmer, ohne Lärm zu machen.

Er ist in der Küche, er macht sich einen Kaffee.

Er ist in dieser Nacht nicht wiedergekommen. Heute sage ich mir, es ist wahnsinnig, er ist in die Küche gegangen und hat sich einen Kaffee gemacht, als wäre nichts geschehen. Und ich war einer Ohnmacht nahe. Ich habe wieder angefangen zu beten. Obwohl ich mir geschworen hatte, mich an diesen treulosen Gott nicht mehr zu wenden. Aber mit gefalteten Händen fuhr ich fort, ihn um Hilfe zu bitten. Wer sonst hätte mir helfen können?

Anscheinend bin ich fast sofort eingeschlafen. Jedenfalls versank ich im Nebel. In diesem Badezimmer sah ich alle Einzelheiten, hörte ich alle Geräusche mit einer fürchterlichen Genauigkeit, dann nichts mehr. Nur die Erinnerung, dass ich gewaschen und geschrubbt, meine Kleider zusammengesucht und mich verzogen habe, während er Kaffee machte. Im Zimmer hatten wir Etagenbetten. Meine Schwester schlief oben und ich unten. Ich habe mich am Kopfende des Bettes zusammengerollt und gebetet, danach weiß ich nichts mehr. Es war Morgen.

Ich muss am oberen Ende des Bettes geschlafen haben, fast auf dem Kopfkissen, als hätte ich mich in der Mauer verkriechen wollen. Und das Erwachen war wieder ein Alptraum.

Ein düsterer Morgen mit düsteren Gedanken. Keine Kindheit mehr. Die Einsamkeit eines Hundes, den man im Wald ausgesetzt hat. Mit dem Abstand der Jahre kann ich heute sagen, dass Nathalie an jenem Tag gestorben ist. Zum damaligen Zeitpunkt war mir das nicht klar. Das war nicht möglich. Ich sagte mir, er muss bestraft werden, er muss krepieren. Wie, wusste ich nicht. Aber diese Waschmaschine wird unauslöschlich in meiner Erinnerung verhaftet sein. Ich kann heute keine mehr sehen, sogar in der blöden Werbung, wo man Ihnen erzählt, dass dies oder jenes weißer wäscht, wo einem wer weiß etwas garantiert wird. Ich kann es nicht mehr. Zu Hause ist das Badezimmer ein verfluchter Ort geworden. Gott weiß, wie oft ich diesen verfluchten Ort trotzdem aufgesucht habe. Ich verbrachte meine Zeit damit, mich zu waschen. Als könnten mir Wasser und Seife helfen. Es war wie der liebe Gott: eine Täuschung. Von nun an musste ich mit der Lüge leben. Ich musste alle anlügen. Musste mich innerlich schämen und äußerlich lügen. Der Krieg war erklärt worden, zwischen mir und den anderen.

Ich stehe auf, ich gehe langsam zur Küche, wo ich die vertrauten Geräusche des Frühstücks höre. Er ist zur Arbeit gegangen. Meine Mutter schaut mich sonderbar an.

»Nathalie, wie hast du so etwas tun können? Dieser Junge ist doch viel älter als du, du bist noch ein Kind … Er ist fünfzehn … hat er dich gezwungen?«

Ich verstehe sehr schnell, was er erzählt hat. Sie müssen heute Morgen davon gesprochen haben. Mama ist entsetzt, sie versteht nicht, dass ihr Baby das machen konnte. Mit jemandem schlafen.

»Wir haben nichts Böses getan, Mama.«

»Du weißt nicht, wovon du sprichst. Du bist noch keine dreizehn … ein Baby … Dein Vater und ich sind uns in diesem Punkt einig. Du darfst ihn nicht mehr wiedersehen. Du bist verdorben. In deinem Alter tut man das nicht.«

Sie glaubt alles, was er ihr sagt. Das ist normal. Und sie hat danach beschlossen, nicht mehr mit mir zu reden. Ich bin ganz allein in der Küche mit meiner Teeschale. Mama geht hin und her, schweigend. Ich hätte gerne, dass sie mir Fragen stellt. Dass sie versucht zu verstehen. Aber für sie bin ich nicht mehr dieselbe. Ich habe etwas Schlimmes getan: Ich habe mit einem Jungen geschlafen. Ich bin verdorben. Wenn ich sage: »Es war dein Mann, der mit mir geschlafen hat«, wird sie mir nicht glauben, weil sich das wie eine faustdicke Lüge anhört. Franck nicht mehr sehen, ein Verbot unter Androhung harter Strafen. Es fällt mir nicht schwer zu gehorchen. Ich könnte Franck nicht mehr in die Augen sehen. Er kann nicht verstanden haben, was passiert ist. Warum mein Vater ihn hinausgeworfen hat. Und ich, was kann ich ihm sagen? Nichts. Es ist wie bei Mama. Für sie wäre die Wahrheit eine glatte Lüge. Vor allem schäme ich mich. Schäme mich vor Mama. Mama ist die Frau meines Vaters. Mit ihr hat er gemacht, was er mir angetan hat. Also möchte ich sie auch nicht mehr anschauen.

Ich lungere im Hof vor dem Mietshaus herum. Franck wohnt im Haus nebenan. Was werde ich den Freundinnen erzählen? Dass ich mich nicht mehr mit ihm verstehe. Wir haben »Schluss gemacht«. Wenn ich mit ihm spreche, und mein Vater kommt dazu, werde ich Schläge mit dem Ledergürtel bekommen. Er hat gesagt, er wäre ein »Waschlappen«. Franck ist kein Waschlappen. Er ist ein prima Kerl. Ich mag ihn gern.

Meine Schwester schaut mich an, als sei ich krank.

»Kommst du nicht spielen?«

»Ich habe Kopfweh.«

»Gehst du nicht mit Franck Tennis spielen?«

»Ich hab dir gesagt, dass ich Kopfweh habe, lass mich in Ruh'!«

Heute Abend wird es wieder losgehen. Sie wird sich ruhig schlafen legen und Mama ebenfalls, um neun Uhr wie üblich. Und ich?

Wenn ich nein sage – der Gürtel. Wenn ich schreie, wenn ich mich in Sicherheit bringe, wird er erzählen, ich sei verdorben. Verdorben. Das hat er Mama gesagt.

»Oh, la la! Was bist du für eine Schlimme … Papa hat dich wegen Franck ausgeschimpft …«

»Lass mich in Ruh', hab ich gesagt!«

Sie ist zehn. Sie versteht nichts. Das ist normal, sie ist ein Baby. Ich bin auch ein Baby. Mama sagt es. Warum begreift sie nicht? Warum glaubt sie ihm und nicht mir?

Mir tut der Bauch weh. Nicht der Kopf. Ich laufe nicht mehr wie früher. Wenn ich laufe, denke ich daran. Wo könnte ich meinen Kopf hinlegen, damit er nicht mehr an meinen Bauch denkt?

Es war ein sonniger Ferientag. Ein ganzer sonniger Ferienmonat ist vorübergegangen, und ich habe nichts mehr gesehen, nichts mehr gedacht, nur daran. Die Tage waren lang und verschwommen, unmöglich, mich zu erinnern, was ich getan habe. Was ich gesagt habe. Ich habe die ganze Zeit gelogen. Wenn man ständig lügt, weiß man nicht mehr, wen man anlügt und warum. Ich glaubte, dass der Schulanfang etwas ändern würde. Sobald diese Höllenferien zu Ende gingen und die Schule mich schützen würde. Was Franck betrifft, so hatte ich mir für die Freundinnen Lügen zurechtgelegt. Ich konnte meinen Text auswendig, wie eine Schauspielerin. Ich hatte die Hauptrolle in dieser Geschichte. An dieses Gefühl erinnere ich mich genau. Isoliert zu sein, Lügen auszudenken. Franck war in meinem Leben wichtig gewesen. Die Vergewaltigung meines Vaters hatte ihn eben davon ausgeschlossen, und es schien mir, das Wesentliche meiner Lügen müsse sich darauf lenken. Eine kindliche Reaktion. Den Bruch mit meinem Freund rechtfertigen. Das Übrige, die Details der Tage und Nächte gehen wiederum in einem Schleier aus Ekel und Aggressivität unter. Ich war auf alle Leute zornig.

Trotzdem ist der September schnell gekommen. Fragen Sie mich nicht, wie oft ich während dieser Zeit diesen Dreckskerl und seine Begierden ertragen musste. Ich werde es nicht zusammenzählen. Ich werde Ihnen nicht zehnmal diese Vergewaltigungen erzählen. Ich kann mich nicht einmal mehr an alles erinnern. Ich hasste ihn so sehr, dass ich nicht mehr fähig war zu weinen. Nichts und niemand machte mir Angst.

Er hatte beschlossen, mich zu seiner Arbeit außerhalb der Stadt mitzunehmen. Für ihn eine gute Lösung. Das verhinderte den Kontakt mit meiner Mutter, und ich kam nicht in Versuchung, etwas auszuplaudern. Diese Tage mit ihm, diese langen Tage, waren die Hölle. Er konnte es nicht unterlassen, darauf anzuspielen, was am Abend geschehen würde. Offiziell war ich da, um ihm bei der Geschäftsführung zu helfen. Ich begrüßte die Kunden, ich kassierte die Rechnungen für die Reparaturen ein. Das war nicht schwer für mich, oft sagten die Kunden:

»Sie macht das wirklich gut für ihr Alter …«

Ich weiß, ich war geschickt. Ich wirkte älter, als ich war, ich begriff schneller, ich konnte schon mit zwölfeinhalb eine Rechnung aufstellen und die Mehrwertsteuer berechnen. Wenn das nicht Ausbeutung war! Ich tippte auf der Maschine, ich konnte sogar einen einfachen Defekt bei einem Autoradio feststellen und ihn allein reparieren. Ich erinnere mich an die ungläubige Miene eines Kunden an dem Tag, als ich damit zugange war. Er traute mir nicht. Eine Göre mit langen schwarzen Haaren im Gesicht, die ihn fachkundig anschaute und sagte: »Ich repariere es, und wenn es nicht funktioniert, rufen Sie meinen Vater, einverstanden?«

Ich habe es repariert, und er war bass erstaunt. Gute Schülerin, die Kleine. Geschickt, die Kleine. Groß für ihr Alter, die Kleine. Die Beste in der Schule, die Kleine. Gehorsam und überhaupt alles. Ein wahres kleines Genie. Deswegen war ich auf die Schnauze gefallen. Das hatte ich nun von all den guten Eigenschaften. Jetzt saß ich in der Tinte.

Der Abend kam, und der Alptraum begann wieder. Ich musste diesem widerwärtigen Kerl in allem zu Willen sein, wann er wollte, wo immer er wollte. Und meine Klappe halten. Sagte ich irgendetwas, bemerkte er es nicht einmal. Wie oft habe ich versucht, nein zu sagen, mich fortzustehlen, den Kopf wegzudrehen, seinen Händen zu entrinnen. Wie oft habe ich die Augen geschlossen, um sein Glied nicht sehen zu müssen. Versuchte, mich abzukapseln, zu Stein zu werden. Ja, zu Stein. Ohne Haut, ohne Nerven, ohne Magen, der sich umdreht, ohne Gedärm, das rebelliert, ohne Augen, um zu sehen, ohne Ohren, um zu hören. So sehr ich auch vorgab, aus Stein zu sein, es gelang mir nicht wirklich. Er hatte Einfälle, Fantasmen, wie man sagt.

Ich hatte nur eine Angst, dass er wieder mit seinem großen Ledergürtel auf mich einschlagen würde. Für ihn war es einfach: Um keinen Schmerz zu empfinden, musste man das erst einmal mögen und danach niemandem etwas sagen. Vorrangig war, unter keinen Umständen zu zeigen, dass sich etwas Verdächtiges abspielte oder dass ich ein Problem hatte.

Er sagte:

»Ich werde dich immer verteidigen, was auch immer geschieht, wenn du unser Abkommen einhältst.«

Vielleicht gebrauchte er das Wort »Abkommen« nicht. Aber ich verwende es seither, weil ich es als solches empfunden habe. Ein Abkommen zwischen diesem Ungeheuer und mir. Zwischen diesem Besessenen und mir, seiner Tochter, seinem Baby. Ein Lügenabkommen.

Ich hatte mehr als einen Monat lang gelogen, ich konnte ebenso gut weitermachen, da der Schulanfang nichts änderte. Letztendlich war das Lügen nicht sehr schwierig. Ich log stillschweigend. Ich erzählte nicht, was sich abends abspielte, das ist alles. Deshalb hatte ich den Eindruck, die ganze Zeit zu lügen, obwohl ich in Wirklichkeit kaum redete.

Ich hatte in diesem ersten Trimester schlecht gearbeitet. Er hatte beschlossen, ich sollte einmal pro Woche die Rechnungen seiner persönlichen Buchführung erstellen. Das bedeutete, dass ich einen ganzen Abend lang mit ihm eingeschlossen war.

Wenn es allzu unerträglich wurde, weinte ich in der Schule. Fragte man mich warum, behauptete ich, ich hätte Liebeskummer. Ich muss in dieser Zeit für ein schönes Flittchen gegolten haben. Deswegen hatte ich Liebeskummer! Die ganze Zeit erfand ich Jungen.

Um den Unterricht, die Hausaufgaben kümmerte ich mich überhaupt nicht mehr. Das kleine Genie war nicht mehr die Beste in der Klasse. Ich wusste nicht einmal mehr, wer ich war, was ich tat.

Unsägliche Verzweiflung mit den wahnsinnigsten Einfällen, um da herauszukommen.

Ich bin auf dem Gehsteig, ich schaue auf den Zebrastreifen.

Wenn ein Lastwagen kommt, werde ich hinüberrennen. Besser ein Lastwagen als ein Auto. Ein Lastwagen zermalmt besser. Ich warte auf den Lastwagen. Ich werde dann in einem Krankenhausbett liegen, und er wird mich in Ruhe lassen. Er wird nicht mehr so tun können, als erkläre er mir ein mathematisches Problem, und dabei meine Brust befingern. Er wird nicht mehr dicht hinter mir stehend den Stoff der Geschichtsstunde lesen und dabei sagen:

»Ich habe Lust auf dich. Ich habe Lust, dich zu berühren, dich zu umarmen, dich zu streicheln.«

Wenn der Lastwagen mich zermalmt, wird man mich auf einer Trage in einen Krankenwagen schieben und ich werde weit weg in ein Krankenhaus gebracht werden. Es wird schlimm sein. Vielleicht wird mein Kopf ramponiert oder meine Beine gebrochen sein. Ich werde nicht aufwachen, man wird mich lange dabehalten.

Langsam gehe ich, meine Schultasche in der Hand, über den Zebrastreifen; meine Freundin überquert ihn, und ich bleibe in der Mitte stehen.

Der Lastwagen bremst.

»Bist du verrückt oder was? Hast du ihn nicht gesehen?«

»Heh, Kleine! Haben sie dir nicht beigebracht, dass man bei Grün über die Straße gehen muss?«

Ich gehe hinüber und meine Freundin Suzanne klopft mir auf den Rücken.

»Du hast mir Angst gemacht, du spinnst wohl … pass jetzt aber auf.«

So geht es nicht. Das hat nicht geklappt. Wie kommt man ins Krankenhaus? Wie bringt man es fertig, zu sterben? Ich will, von einem Lastwagen zermalmt, sterben.

»Was hast du gesagt?«

»Ich möchte von einem Lastwagen zermalmt werden.«

»Bist du meschugge oder was? Warum sagst du das?«

»Weil es stimmt.«

»Machst du Witze?«

»Nein.«

Suzanne glaubt mir nicht. Ich warte darauf, dass sie mich fragt, warum ich sterben will. Ich weiß schon, was ich antworten werde: dass Pierrot mir erst nachgelaufen ist und dass er mich dann fallengelassen hat. Sie fragt nicht. Mit einer Geste gibt sie mir zu verstehen, dass ich plemplem bin, und erzählt es einer anderen Freundin. Elvira schaut mich voll Bewunderung an.

»Hast du keine Angst?«

»Der Lastwagen bleibt ja immer stehen …«

»Hast du das schon oft getan?«

»Ein paar Mal …«

»Und wenn er nicht anhält?«

»Na, dann zerquetscht er mich.«

Die Freundinnen mussten glauben, ich sei ein bisschen übergeschnappt. Aber ich hatte wirklich Lust zu sterben. Am Rande des Gehsteigs erfasste es mich wie ein Taumel, eine furchtbare Verlockung. Ich weiß nicht, ob ich damals aussprach, worum es wirklich ging: »Mich umbringen«. Das Wort Selbstmord war nie als solches in meinem Kopf, und trotzdem war es genau das. Ich sah mich nicht aus einem Fenster springen, das kam später. Mit zwölfeinhalb wollte ich mich unter einen Lastwagen werfen, mich überfahren lassen, damit man mich ins Krankenhaus bringt. Dort wäre ich meinem Vater entronnen. Der Tod bedeutete nichts. Ich träumte von einem Bett mit Krankenschwestern und Ärzten. Ein anderes Bett als zu Hause. Ein Bett ohne ihn. Ich wollte frei sein. Ich wollte leben. FREI LEBEN. Zu dieser Zeit war mir nichts anderes eingefallen, als vor einen Lastwagen zu laufen. Und selbst wenn der Lastwagen mich zerquetschen sollte, suchte ich die Freiheit, nicht den Tod. Obwohl ich an den Tod dachte. Während er tat, was er wollte, sagte ich mir manchmal im Stillen: »Ich möchte sterben«. Aber viel häufiger sagte ich mir: »Ich möchte, dass er krepiert«. Nur war es eben einfacher, vor einen Lastwagen zu laufen. Wie krepiert ein Vater? Ich hatte keine Ahnung. Er kam mir unangreifbar, unerreichbar vor. Er stand über allem.

4. KAPITEL

Ich zähle die Fritten auf meinem Teller, ich schlucke sie einzeln hinunter und zähle dabei zwölf, dreizehn, vierzehn.

»Das Beste wäre, du führst ein eigenes Lebensmittelgeschäft, einen kleinen Selbstbedienungsladen. Du hältst den Laden tagsüber, und ich helfe dir abends bei der Abrechnung.«

Mama will arbeiten. Wir sind in der Schule, und sie ist es leid, den ganzen Tag über nichts zu tun. Mein Vater ist einverstanden. Jeden Abend sprechen sie darüber. Mir ist das absolut gleichgültig. Ich habe sechsundzwanzig Fritten gegessen. Wenn sich mein Vater um all das kümmert, wird er mich in Ruhe lassen. Er muss sehr beschäftigt sein, damit er mich in Ruhe lässt.

»Kann ich Fritten haben?«

»Lass deiner Schwester noch welche, Nathalie …«

Mama spricht ein bisschen mehr mit mir. Trotzdem nicht gerade eine Menge. Diese Sache mit ihrer Arbeit beschäftigt sie viel und mich etwas weniger.

Es ist Freitag.

Er hat mich am Montag geholt und dann wieder am Mittwoch. Heute Abend wird er mich mit ins Badezimmer nehmen. Aber ich werde ihm sagen, dass es mir reicht.

»Nathalie, deck den Tisch ab. Vergiss nicht, dein Zimmer aufzuräumen, bevor du schlafen gehst.«

»Die Sachen sind nicht von mir, sie sind von Sophie, sie räumt nichts auf.«

»Widersprich deiner Mutter nicht! Deine Schwester ist jünger, du hast aufzuräumen.«

Ich habe genug von ihm, ich hab genug davon, dass er mich die ganze Zeit begrapscht und dass er sich noch dazu vor den anderen als Herr aufspielt. Heute Abend werde ich ihn abblitzen lassen. So viel ist sicher!

»Mama, ich habe Bauchweh, kann ich mich jetzt schlafen legen?«

»Was hast du schon wieder? Immer tut's dir irgendwo weh. Geh schon, aber räum deine Sachen auf. Du bist groß genug, dass ich nicht ständig hinter dir herrennen muss … du hast dich verändert, mein Mädchen, früher warst du ordentlicher.«

Früher. Du weißt nicht einmal von was …

»Nun schau mich nicht an, als wenn ich dich geschlagen hätte … Los, geh schlafen. Ich tu's auch.«

Diesmal ist es so weit, alle schlafen, er wird kommen, und ich werd' es ihm sagen. Kein Badezimmer mehr. Ich will in meinem Bett bleiben, in meinem Zimmer bei meiner Schwester, wie alle anderen kleinen Mädchen.

Ich bin eingeschlafen. Wie dumm von mir. Wieder weckt er mich auf, ich hätte nicht einschlafen dürfen, so hätte ich mich in meinem Zimmer zur Wehr setzen können.

Das Neonlicht im Badezimmer. Sein brauner Bademantel. Jetzt tu' ich's, ich sage ihm: »Ich warn' dich jetzt, du hörst auf damit! Ich hab's satt bis oben hin! Ich will nicht mehr! Ich hab' genug! Ich ertrag' nicht mehr, dass du mich anrührst! Lass mich in Ruhe.«

Ich wollte nicht weinen. Ich wollte zornig sein. Aber er ist dennoch überrascht.

»Ach so? Dann werde ich dir eine Kleinigkeit sagen … hier befehle ich, und du hast zu kuschen, verstanden? Vorher hast du's gern gehabt, wenn ich dich in deinem Bett streichelte, du hast dich nicht beschwert. Also hältst du die Schnauze und tust in deinem Interesse, was ich dir sage!«

Ich habe gewonnen. Er nimmt den Gürtel, er schlägt.

»Ich werde dir die Lust vertreiben, nein zu sagen … du wirst schon sehen.«

Ich habe gewonnen, er ist verrückt, er schlägt wie ein Wahnsinniger, überall auf die Brust, auf die Beine.

»Du willst heulen? Na, los doch. Wenigstens wirst du wissen, warum du heulst.«

Ich habe nie wieder damit angefangen. Es war das einzige Mal, dass ich in diesem Ton mit ihm gesprochen habe, wo ich gesagt habe: »Ich hab's satt bis oben hin.« Ich habe so viele Schläge bekommen. Noch nicht einmal das hat ihn daran gehindert, danach zu tun, was er wollte, in diesem verfluchten Badezimmer. Dreimal pro Woche musste ich gefasst sein auf nächtliches Gewecktwerden und das Badezimmer. Und in dieser Nacht hat er mir noch mehr wehgetan, nicht nur weil er mich mit dem Gürtel verdrosch, sondern vor allem, weil er mir glauben machen wollte, ich würde das gern haben, da ich angeblich nichts gesagt hatte. Das, sehen Sie, ist die größte Gemeinheit. Sie werden vergewaltigt, und man möchte Ihnen einreden, dass Sie es mögen, weil Sie aus Angst nichts gesagt haben. Das ist für ihn ein geflügeltes Wort geworden. Wenn ich nein sagte, selbst zaghaft oder weinend oder indem ich versuchte, ihm zu entrinnen, wiederholte er die ganze Zeit: »Du hast es gemocht, kleines verdorbenes Luder …«

Das Resultat davon ist: Man weiß nicht mehr, was daran stimmt. Weil in dem betreffenden Moment alles zusammenkommt: Schuldgefühl, Angst, Scham. Heute weiß ich wohl, dass das nicht richtig ist. Ich weiß auch: Ich wusste immer, dass ich es nicht mochte. Aber er redete es mir ein, und ich wurde von ihm in die Enge getrieben. Zwischen Schlägen und Schweinereien brachte er es hervor, und es war unmöglich, sich sauber zu fühlen. Unmöglich. Dreckig, immer dreckig, dreckig, dreckig.

Ich wurde dreizehn. Eine lausiger Geburtstag. Sie haben einen Lebensmittelladen gefunden, fünfzig Kilometer entfernt, in einem Dorf. Mama war begeistert. Sie glaubte, er würde ihr helfen. Denkste. Ich sah natürlich, dass er mit ihrer Arbeit einverstanden war, um sie noch mehr von mir zu entfernen. Wir würden umziehen, auch das war praktisch. Er würde sich des Umzugs annehmen und ich ihm helfen.

Es ist die erste hervorstechende Erinnerung nach einem Jahr Vergewaltigung, abgesehen von jener Nacht, wo ich versucht habe, ihn wegzuschicken. Ich bemerkte nicht, wie das Schuljahr verstrich, ich habe keine Erinnerungen, außer an die Lastwagen, die mich von Tod und Krankenhaus träumen ließen. Ich weiß auch nicht mehr, was für Kleider ich trug, was ich tagsüber machte, in der Schule oder zu Hause. Ein Jahr.

Wir ziehen um. Mama ist bereits dort, um die neue Wohnung einzurichten, und ich bin ganz allein mit ihm, um Möbel und Kartons aus der alten wegzuschaffen. Wir sitzen im Mercedes. Die Wagen Marke Mercedes – sie sind für mich wie die Waschmaschinen. Ich ertrage sie nicht mehr. Sein verdammter Mercedes war ein bevorzugter Ort, er konnte mich darin mitnehmen und tun, was er wollte. Ich hörte ihn auch am Abend heimkommen. Das Motorengeräusch war das Warnsignal für seine Rückkehr. Jedes Mal wenn ich einstieg, fragte ich mich, was passieren würde. An diesen Umzugstag erinnere ich mich haargenau, als ob es ein Film wäre. Bild für Bild.

Wollen Sie Bilder vom alltäglichen Inzest? Da haben Sie sie! Schauen Sie sie sich genau an, wie ich. Sollten Sie eines Tages sehen, wie sich ein kleines Mädchen mitten auf der Straße vor einen Lastwagen stellt, bleiben Sie vielleicht stehen, um es zu fragen, warum es das tut. Nicht nur, um es für verrückt zu erklären oder es anzuschreien oder ihm zu sagen, es solle das nächste Mal besser aufpassen. Wie oft habe ich gehofft, jemand möge mir eine einzige Frage stellen: »Sag mal, wer tut dir weh?«

Niemand hat mir je diese Frage gestellt. Ach so! Das habe ich vergessen. So etwas kann man nicht ahnen, nicht wahr? Wozu sind Sie als Erwachsene denn sonst da? Hören Sie die Schreie in der Stille nicht? Ahnen Sie die Wahrheit hinter den Lügen nicht?

Ich war dreizehn, als er beschlossen hat, auf eine höhere Stufe überzugehen. Mich zu vergewaltigen, genügte ihm nicht. Er wollte mit mir »Liebe machen«. Ich war dreizehn, als er beschloss, »seine Hure« aus mir zu machen. Der Unterschied ist subtil. Wie alle Folterknechte ging er mit Wonne von der brutalen Gewalt zur Verfeinerung über. Ich war gegen meinen Willen älter geworden. In der Furcht altern alle Kinder schnell. Ob es sich um Krieg, um eine allgemeine Hungersnot oder persönlich erlittene Gewalt handelt. Das hier ist eine Episode aus meinem privaten Krieg. Eine Schlacht, die ich wiederum verloren habe. Die meinen Hass noch geschürt hat.

Er läuft eilig die vier Stockwerke des Gebäudes hinauf, als erwarte uns eine Überraschung. Und ich gehe ganz langsam hinauf. Ich weiß, dass ich die Überraschung bin. Ich möchte nicht zu früh ankommen. Ich möchte überhaupt nicht ankommen.

Die Wohnung ist leer, alles ist bereits verpackt. Nur eine Matratze liegt noch auf dem Boden. Ich tue so, als sähe ich sie nicht, ich gehe durch die anderen Zimmer. Ich mustere die Kartons, die hinauszuschaffen sind. Ich habe nur einen Gedanken: So schnell wie möglich zu meiner Mutter zu kommen.

Mein altes Zimmer, wo das Kind in mir gestorben ist. Die Blumentapete, der Abdruck des Etagenbettes an der Wand. Ein Phantom möchte man meinen.

Ich höre das Geräusch des Türschlüssels, den er zweimal herumdreht. Er ruft mich, mit einer sanften, Ekel erregenden Stimme.

»Nathalie?«

Er ist im Nebenzimmer, wo die Matratze liegt. Er hat sie absichtlich dagelassen. Eine Falle.

Die süßliche Stimme drängt.

»Nathalie? Komm ...«

Ich mache einen Schritt, ich weiche zurück, ich mache einen weiteren, wieder weiche ich zurück. Die Stimme wird bedrohlich, es ist ein Befehl.

»Nathalie!«

Wenn ich nicht hingehe, werde ich eine Tracht Prügel bekommen. Er hat seinen Gürtel. Seinen schönen Gürtel vom Vatertag. Schwarz, mit der vergoldeten Schnalle. Niedergeschlagen gehorche ich. Ich gehe auf das dunkle Zimmer zu. Er ist schon nackt. Er schaut mich an wie ein Mann, der noch nie im Leben eine Frau gesehen hat.

»Zieh dich aus.«

Wieder ein Befehl. Ich darf meine Unterwäsche anbehalten. Ist das ein Recht oder eine Pflicht? Ich weiß nicht. Er hat es gesagt, das ist alles. Und der Gürtel liegt schlaff auf der Matratze.

Er wirkt erregt. Er nimmt mich bei der Hand, zieht mich vor die Matratze und kniet nieder, wobei er mich immer noch wie ein hungriger Köter anschaut. Wenn ich nur die Augen schließen könnte, dieses Gesicht nicht sehen, während er meinen Körper streichelt.

»Tu das nicht, Papa ... ich bitte dich.«

Aber er hört nicht, er hört nicht mehr. Verglichen mit den anderen Malen hat sich bei ihm irgendetwas verändert. Wie gewöhnlich hört er nicht auf meine Ablehnung, er sieht nicht, dass ich weine, aber es ist noch schlimmer, weil ich nicht existiere. Allein mein Körper interessiert ihn. Ich selbst bin nicht vorhanden.

Nur ein Körper, den er auf die Matratze wirft; er zerreißt die Unterwäsche mit einem sonderbaren Lächeln. Ein widerwärtiges Lächeln. Ich hasse ihn so sehr! Das ist so heftig, dass ich aufhöre zu weinen. Meine Kinnbacken schmerzen, so sehr beiße ich die Zähne zusammen. Die Muskeln schmerzen, so sehr verkrampfe ich mich. Ihm ist das recht.

Es läuft gut. Er kommt in Fahrt, wie er sagt. Er bewegt sich wie ein lächerlicher Hampelmann, er hält inne und schaut mich an.

»Gefällt's dir? Magst du das, mein Hürchen?«

Er zappelt herum. Das nennt er Liebe machen!

»Zeig mir, dass du's magst, das Liebe-machen.«

Wie üblich ist mir schlecht. Ich möchte ihn ganz herauskotzen aus mir. Er ist widerlich, dieser Hampelmann, der herumzappelt und sich auf mir ausleert, und dieser Gesichtsausdruck, den er hat. Glücklich, mir wehzutun und mich zu besudeln.

Der Drecksack.

Schweigend ziehe ich mich wieder an.

»Das ist noch nicht alles, die Kartons müssen in die Wagen hinuntergebracht werden.«

Ich trage die Kartons, gehe die Treppen hinunter, steige sie wieder hinauf. Er ebenso. Wir sehen normal aus: Wie ein Papa und seine kleine Tochter, die umziehen. Im Hof vor dem Haus schauen uns die Passanten an. Jemand grüßt ihn:

»Sie ziehen also um?«

Ja, wir ziehen um. Wir schaffen sogar die Matratze weg. Wir tragen sie gemeinsam. Ich helfe ihm, sie aufzurollen und sie auf den Hintersitz zu klemmen. Ich sehe seine Hand neben meiner, ein Bild steigt in mir hoch, ein Blitzlicht. Eine lange Nadel, die sich senkt und diese Hand durchbohrt, in das Fleisch eindringt.

»Steig ein!«

Ich setze mich auf den Vordersitz, ich sehe mein Gesicht im leicht staubigen Rückspiegel. Ich bin totenblass. Schneeweiß. Meine Halsmuskeln schmerzen. Ein Kloß im Hals.

»Mach nicht so ein Gesicht. Ich warne dich … Wenn du ein Wort sagst …«

Ich werde Hiebe bekommen, wenn ich so dreinschaue.

»Wir sind spät dran. Deiner Mutter werden wir sagen, dass die Straßen verstopft waren. Hast du gehört, was ich dir gesagt habe?«

Was ich vor allem höre, während ich aus dem Fenster schaue, ist die Stimme von vorhin. Die neuen Wörter. Mir ist kalt. Ich stinke. Ich habe einen üblen Geruch an mir. Früher flehte ich den lieben Gott um Hilfe an. Jetzt flehe ich die Lastwagen an. »Großer Lastwagen, fahr auf uns drauf, zerquetsch ihn, zerquetsch ihn!«

»Ihr habt aber lange gebraucht!«

Mama ist überglücklich, über unsere Verspätung macht sie sich keine weiteren Gedanken. Sie packt die Kartons aus und räumt begeistert ein.

»Wisst ihr, ich glaube, wir werden uns hier wohlfühlen. Das Dorf wirkt anheimelnd.«

Ich meckere:

»Das ist eine lausige Zweizimmerwohnung.«

»Nicht für lange, mein Schatz … Sobald die früheren Besitzer die Wohnung über dem Laden geräumt haben, ziehen wir dort ein.«

»Ich hab' genug vom Umziehen. Dieses Nest ist schäbig. Wir kennen niemanden.«

»Nathalie ... du bist so aggressiv seit einiger Zeit ... Gut, es ist ein bisschen eng, aber nicht für lange. Zwei Monate ...«

Ich betrachte die übereinander gestellten Betten, die aufgeschichteten Möbel. Es ist mies. Aber es ist wundervoll. Kein Platz. Er wird mich nirgends in die Enge treiben können. Unmöglich, sich in diesem provisorischen Loch auch nur eine Sekunde lang abzuseilen. Ich mache einen Rundgang.

Ein WC in der Mitte wie ein Denkmal und alles Übrige darum herum aufgestapelt. Kein Riegel, keine Tür, kein abschließbares Badezimmer.

»Natürlich wird dein Vater jeden Tag eine weite Strecke zur Arbeit haben.«

Fünfzig Kilometer sind nichts. Ich wünsche ihn Millionen von Kilometern entfernt. Sie haben alle etwas gefunden, um das sie sich kümmern. Meine Mutter spricht nur von ihrem Laden. Ich verstehe sie. Sie will arbeiten. Sie will das Wohl ihrer Kinder. Das Wohl. Und ich?

Ich bin allein, sitze auf einem Karton, mit einem Stapel Schulbücher. Mir ist alles egal. Ich selbst bin mir egal, ich verabscheue mich. Ich habe keine Ahnung, wie ich aus dieser Scheiße herauskommen soll. Zwei Monate zu fünft in diesem Loch, das ist alles, was die Zukunft mir bietet. Aber ich kann dem Herrgott trotzdem dankbar sein.

»Aber was hat das Mädchen? Sie wird verrückt!«

Ich tanze, ich strecke die Arme zum Himmel, ich drehe mich um mich selbst wie ein Kreisel. Ich danke dem lieben Gott dafür, dass er mir zwei Monate Sicherheit in diesem Loch gewährt. Er hat sich meiner erbarmt. Ich habe eben verstanden, wie wunderbar das ist. Das Leben ist schön. Alles ist bestens ...

»Ich habe eine vollkommen verrückte Tochter ...«

Gott, ich bitte dich um Verzeihung, weil ich dich beleidigt habe. Danke. Du bist wunderbar! Mach, dass es andauert.

Mach, dass es andauert. Mir ist ganz gleich, was später geschieht, morgen oder übermorgen. Vollkommen schnuppe. Das ist der schönste Tag meines Lebens! Mein Vater wird von seiner Arbeit in der Stadt festgehalten werden. Du bist frei, altes Mädchen! Liebe machen … das schlag dir aus dem Kopf … schau, dass du weg kommst … mit deiner Scheißliebe.

Ruhiger Morgen. Ich mache das College ausfindig. Der Verwaltungsvorgesetzte ist ein Blödian, alle sind blöd.

»Sie sind in der Dritten, aber Ihr Allgemeinniveau ist nicht sehr gut.«

»Das kommt daher, weil ich am Jahresende geboren bin, also bin ich älter als die anderen.«

»Was ist da geschehen? Bis zur Vierten sehe ich ausgezeichnete Noten … Im Moment dagegen … wird wohl etwas Fleiß vonnöten sein, meine Kleine. Was wollen Sie später werden?«

»Rechtsanwältin …«

»Na, wenn Sie so weitermachen, werden Sie es nicht so weit bringen! Ich rate Ihnen, strengen Sie sich an!«

Er ist blöd. Eines Tages werde ich Rechtsanwältin sein, das steht fest. Im Augenblick habe ich anderes zu tun als idiotische Hausaufgaben zu machen.

Sogar die Klassenkameraden sind blöd.

»Rechtsanwältin? Du machst dir was vor …«

»Ich mache mir was vor, seit ich zehn Jahre alt bin, stell dir vor … Ich weiß, dass es nicht einfach ist. Neulich habe ich in *Le Dauphiné* die Geschichte einer Rechtsanwältin gelesen, ihr Mandant hat sie niedergeschossen. Er behauptete, dass sie ihn schlecht verteidigt hätte. Ich habe nicht die Absicht, mich niederschießen zu lassen.«

»Wenn du bis dahin keine besseren Noten hast … du kannst dich ja anstrengen …«

Wieso mischt sie sich ein, diese Idiotin! Sie ist fünfzehn, sie ist älter und trotzdem weiß ich mehr darüber als sie. Dich hat dein Vater nicht vergewaltigt … Ich möchte wissen, ob es andere Mädchen wie mich gibt. Aber das sieht man niemandem an der Nasenspitze an. Ich kann mir noch so sagen, dass man es nicht sieht, ich habe den Eindruck, man sieht es mir an. Unmöglich, dass die Leute es nicht sehen! Manchmal möchte ich sie schütteln, weil sie nichts sehen, und manchmal bin ich froh darum. Wenn sie es wüssten, würde ich vor Scham sterben.

»Nathalie, komm ein bisschen zu mir, was ist los mit dir?«

Mama spricht von der Pubertätskrise. Weil ich nichts für die Schule tue. Alle versuchen, mich zum Arbeiten zu überreden. Ich bring's nicht fertig. Ich kann mich nicht konzentrieren.

»Gefällt es dir nicht in diesem College?«

»Sie sind blöd.«

»Wie redest du eigentlich! Wenn dein Vater dich hörte …«

Sie wirft alles über den Haufen! Warum versucht sie nicht zu verstehen?

»Zu allen bist du unleidig, du gebrauchst vulgäre Wörter, du tust nichts für die Schule.«

»Ich helfe dir im Laden, oder nicht?«

»Das genügt nicht, und das weißt du genau. Übrigens sollte dein Vater mir helfen. Er hat es versprochen.«

Wieder er! Immer er! Arme Mama! Du bist mit einem Dreckskerl verheiratet. Er schert sich einen feuchten Kehricht um deinen Laden. Er hat dir Unsinn erzählt. Alles was er will ist, dass du wie eine Verrückte arbeitest. Schuften, schuften, immer schuften, Kohle verdienen. Und er will sein kleines ruhiges Leben eines wohl organisierten Dreckskerls leben.

»Warum wolltest du dich früher scheiden lassen?«

»Das ist eine alte Geschichte. Wer hat dir das erzählt?«

»Oma. Sie hat auch gesagt, dass du wegen mir zurückgekommen bist …«

»Lass uns jetzt von dir reden. Ich will, dass du mir versprichst, dich in der Schule anzustrengen. Ich weiß, dass alles ganz anders als früher ist, ich kümmere mich weniger um euch wegen unserem Umzug und dem Laden. Aber du bist groß und deine Schwester auch …«

»Meine Schwester hat keine Probleme.«

»Gut, lass uns von deinen Problemen sprechen …«

»Ich habe keine Probleme, Mama … Ich bin den anderen voraus, das ist alles …«

»Wenn irgendetwas nicht in Ordnung wäre, wenn du Kummer hättest, würdest du es mir doch sagen …«

»Was soll ich für Kummer haben … alles läuft bestens.«

»Du hast dich verändert. du wirst älter, ich bin deine Mutter … ich kann dir helfen.«

»Aber ich hab nichts … verdammt noch mal!«

»Nathalie!«

Ich habe Lust, meinen Namen zu ändern. Ich möchte nicht mehr, dass man mich Nathalie nennt. Die Nathalie für ihren Vater …

Immerhin lässt er mich jetzt in Ruhe, der Papa.

»Tut mir Leid, Mama …«

»Ich arbeite zu viel, ich kümmere mich nicht genug um euch. Ist es das, mein Küken? Ja? Ist es das?«

Umso besser, wenn sie einen Grund gefunden hat. Wenn sie sich damit zufrieden gibt! Wenn sie das denkt, soll sie's dabei belassen! Wenigstens im Augenblick muss ich keine Lügen erfinden, die ich ihr erzählen kann. Niemand denkt an mich, ich selbst muss an mich denken. Ich habe einen schönen Tag gewonnen. Das College, die Sorgen meiner Mutter, das miserable Kaff, letztendlich kümmert mich das alles nicht, wenn mir der Verrückte nur nichts tun kann.

Er kommt früher als gewöhnlich nach Hause. Das macht mir Angst. Er schaut meiner Mutter gerade in die Augen, das bedeutet, er wird im nächsten Moment lügen.

»Also gut, reden wir nicht um den heißen Brei herum, ich habe wahnsinnig viel Arbeit, ich schaff's nicht. Ich brauche Nathalie, damit sie mir hilft, die Rechnungen aufzulisten. Ich muss sie morgen dem Buchprüfer vorlegen …«

»Du wirst doch nicht heute Abend noch einmal in die Stadt fahren! Sie hat morgen Schule … Hat das nicht Zeit?«

»Wenn ich dir sage, ich muss die Rechnungsliste morgen abliefern. Willst du, dass ich eine Angestellte bezahlen muss? Dass der Gewinn draufgeht? Willst du es selber machen?«

Dreckskerl, Dreckskerl, Dreckskerl! Er weiß genau, dass sie erledigt, dass sie todmüde ist. Er weiß genau, dass die alte Leier, dieses Gerede von der Angestellten, nie seine Wirkung verfehlt. Ich kann buchführen, ich kann auf der Maschine tippen, ich bin die Älteste, ich bin meinem Alter voraus, also muss ich ihm helfen, das ist logisch. Sie wird nachgeben.

»Gut, wenn du meinst, dass es nicht zu umgehen ist. Aber gib acht, dass sie nicht zu lange auf ist …«

»Wenn's hoch kommt zwei Stunden. Anstatt Musik zu hören, kann sie mir ohne weiteres helfen. Da tut sie wenigstens etwas Sinnvolles.«

Ich armer Dummkopf. Ich habe dem lieben Gott gedankt, und er hat mich aufs Neue fallen lassen. In Wahrheit hat er mir niemals geholfen. Auch er schert sich einen Dreck drum. Mein Vater ist zu gerissen. Er hat all diesen Quatsch erfunden, um mich in die Falle zu locken. Wie soll ich mich herausreden? Bauchweh, Kopfweh, unerledigte Hausaufgaben, was? Ich habe zuvor schon alles versucht, und es hat nicht funktioniert. Weil am Ende die Strafe winkt. Ein Vorwand –

eine Strafe. Er hat seine Gesetze, der Schuft. Niemandem etwas sagen. Oder Bestrafung. Keine Ausrede suchen, um ihm auszuweichen. Bestrafung gleich Gürtel. Selbst wenn ich wirklich krank würde, würde er mich in meinem Bett belästigen, dieser Widerling. Und wenn ich versuche, ihm zu entkommen, wird Mama sich Fragen stellen. Es wird wieder anfangen mit »Was ist los, ich dachte, du arbeitest gern mit deinem Vater? Hast du's nicht selbst gewollt?«

Früher hab' ich es gewollt, das stimmt. Zu der Zeit, als ich meinen Vater liebte. Stolz, die Sekretärin von Papa zu sein.

»Beeil dich, wir haben ein gutes Stück Weg vor uns …«

»Warum hast du deine Rechnungen nicht hierher gebracht?«

»Meinst du, dass ich das ganze Büro mit mir herumschleppe? Wo sollen wir das hintun? In den Schrank?«

Er hat auf alles eine Antwort parat. Für alles eine Logik. Für alles eine Lüge.

Ich steige wieder in diesen verfluchten weißen Mercedes. Er spielt eine Kassette, die mir die Ohren volldröhnt. Ich bin mäuschenstill. Ich wage nicht mehr zu fragen, was wir tun werden. Ich habe vorhin schon zu viel gesagt. Sei's drum, wo mich alle im Stich lassen. Ich werde es über mich ergehen lassen. Es ist mir wurscht. Was auch immer, aber nicht der Gürtel. Es fällt mir schon schwer, die Striemen auf meiner Brust zu verstecken. Ich verdrücke mich unter die Dusche, ich lege nie meinen Büstenhalter ab. Wenn ich nur überhaupt nichts mehr ausziehen müsste. Der Wagen, die Nacht, das Schweigen. Ich weiß nicht, was er denkt. Er liebt das. Den Mysteriösen zu spielen, sich hart gegenüber den Angehörigen zu zeigen. Nie habe ich gesehen, dass er sich gegenüber einem Stärkeren so verhalten hätte. Ich bekomme nie Stärkere als ihn zu Gesicht. Nazi! Eins kannst du nicht: Die Gedanken in meinem Kopf ändern. In meinem Kopf kann ich sagen: verdorbenes Stück, Dreckskerl, Widerling, Nazi. Krepier doch!

Ich sehe mich wieder in diesem Wagen und dann ihn, sein Profil eines – ich weiß nicht, wie ich es ausdrücken soll – einer Katze … nein, eine Katze ist etwas Angenehmes. Es fällt mir schwer, Ihnen das zu beschreiben. Trotzdem müssen Sie sich seinen Kopf vorstellen können. Seine beiden Köpfe. Der Kopf von früher, das war Papa, er war schön. Ich kann zeichnen und dennoch soll mich bloß niemand bitten, den Kopf meines Vaters zu zeichnen, eher würde ich die Kreide aufessen. Jedenfalls existiert sein Kopf von früher nicht mehr. Seit einem Jahr, seit er mir das auf der Waschmaschine angetan hat, ist er hässlich.

Zu feine Züge, wie mit der Schere ausgeschnitten. Der schmale Mund, mit seinem dünnen Lächeln. Im täglichen Leben, für die anderen, ein ruhiges Lächeln. Für mich eine sadistische Fratze. Für mich war er groß und stark. Er ist klein und schmal, muskulös und nervös. Ungeahnter Gewalttätigkeiten fähig. Ich fand ihn autoritär und selbstsicher. Das gefiel mir. Er ist brutal und selbstgefällig.

Er lenkte seinen weißen Mercedes, als wäre er ein Chef. Wovon, frage ich mich immer wieder. Wir haben die fünfzig Kilometer im absoluten Schweigen hinter uns gebracht, währenddessen grölte die Musik. Ich wusste genau, dass die Arbeit ein Vorwand war. Ich versuchte trotzdem, es mir nicht einzugestehen. Ich tat so, als sei alles normal. Wir würden die Rechnungen auflisten und nach Hause zurückkehren.

Ich habe Rechnungen schreiben gespielt. Ich musste nur noch die Mehrwertsteuer errechnen. Geschickt die Kleine! Mit dreizehn tippte ich auf der Rechenmaschine wie ein richtiger Profi! Ich war tatsächlich in vielen Dingen meinem Alter voraus. Ich lernte leicht. Ich war größer als die Mädchen meines Alters. Das war mein Pech. Wäre ich einen Meter dreißig groß gewesen oder mager wie eine räudige Katze, hätte er mich vielleicht nicht vergewaltigt.

Ich hatte die Rechnungen fertig gestellt. Was tun? Ich versuchte, Zeit zu gewinnen, indem ich Striche zog und die Zahlenreihen noch einmal zählte. Aber er ließ sich nicht täuschen, er hatte genau gesehen, dass ich fertig war. Also fing er an, seinen Schreibtisch und seinen Werkstisch aufzuräumen. Er schloss sein Diplomatenköfferchen – Gattung Generaldirektor – zu. Es herrschte immer noch Schweigen. Kaum zu ertragen. Das versetzte mich in Angst und Schrecken. Was ich tat? Ich weiß es nicht mehr.

Vielleicht kaute ich an den Nägeln. Er brach das Schweigen:

»Gehen wir ins Nebenzimmer, dort stört uns keiner.«

Das Nebenzimmer war eine Garage, die er als Lagerraum benutzte. Hier waren wir wahrhaftig allein. Da konnte ich schreien, so viel ich wollte, niemand würde mich hören. Er war glücklich, in seinem Element. Er sperrte mich ein. Er würde genau das mit mir machen können, was er wollte.

Glauben Sie, ich würde meine Zeit damit verbringen, Ihnen zu erzählen, wie dieser Dreckskerl mich vergewaltigte? Nein. Das ist bereits geschehen. Vergewaltigt auf der Waschmaschine. Mit mir Liebe machen wie die Großen? Auch das ist geschehen. Er hatte diesen blödsinnigen Ausdruck gefunden: »Liebe machen wie die Großen.« Zu jener Zeit war es genauso ekelhaft wie alles Übrige, und ich sah keinen Unterschied. Offensichtlich gab es für ihn einen. Wahrscheinlich der Umstand, auf einer Matratze am Boden zu liegen.

Ich hatte keine Vorstellung von all dem Sadismus, der in seinem Kopf herumspukte. Immer eine Stufe höher, immer mehr. Auch das wird Ihnen nicht erspart bleiben. Wenn man, wie ich, beschlossen hat, alles zu erzählen, dann deshalb, weil man sich sagt, dass es wichtig ist. Ich hoffe, durch dieses Buch werden sich ein paar Dreckskerlen von Vätern verfolgt, entlarvt, in ihrem unverantwortlichen Treiben bloßgestellt fühlen.

Aber ich hoffe auch, dass es einigen Mädchen in die Hände fällt. Dass sie es lesen und begreifen, dass sie sofort da heraus müssen, so schnell wie möglich und sich nicht von ihrer Scham daran hindern lassen. Weil sie das Mittel ist, das diese Väter in der Hand haben – ich streiche »Väter« und sage besser »diese Kerle« – sie ist das Mittel, das sie haben, um ihre Opfer an sich zu ketten. Um ihnen langsam aber sicher Ekel vor sich selbst einzuflößen. Das hindert sie daran, zu schreien und irgendwo Zuflucht zu suchen, bei der Polizei oder den Nachbarn, oder zu töten. Ich werfe mir vor, ihn nicht umgebracht zu haben. Ich weiß. Das darf man nicht sagen. Aber, mein Gott, was soll ich anderes sagen?

Die Arme steif, die Fäuste geballt, verbiss ich mir meinen Zorn, meine Qual und meinen Hass. Das hinderte ihn nicht, mich auszuziehen. Sich auszuziehen. Er tat das ganz langsam. Er glaubte, es sei gut, mich schmachten zu lassen, der Blödian. Als würde ich ungeduldig darauf warten … lächerlich! Er hat mich auf den Boden gelegt und hat mit seiner Art Zärtlichkeiten begonnen. Da habe ich begriffen, was er wollte. Er wollte, dass ich so tue als hätte ich das gern. Er fragte: »Das gefällt dir, hmm? Sag schon …« Es war klar. Wenn ich nicht gehorchte, würde ich eine Tracht Prügel mit dem Gürtel bekommen. Ich musste sagen: »Ich mag es.«

Noch etwas anderes. Es gefiel ihm nicht, dass ich mich starr wie ein Eisblock hielt, während er sich auf mir bewegte. Er wollte, dass ich mich auch bewegte. Dass ich mich engagierte, wenn er bei der Sache war …

Da haben Sie's. Das war die höhere Stufe. Ein neues Gesetz. Verboten, nicht zu sagen: »Ich mag es«, wenn er es verlangte.

Mich bewegen, das konnte ich nicht. Das nicht! Niemals! Zum Glück kam er in Fahrt, wie er sagte. Er hat diesen idiotischen Seufzer ausgestoßen und für diesmal war der Alptraum zu Ende. Er hat wieder gefragt, ob ich das gern gehabt hätte. Ich habe nicht geantwortet, er hat nicht weiter gedrängt.

»Gehen wir heim.«

Ich war vollkommen ausgeleert, hatte den Eindruck, nicht mehr zu existieren. Und trotzdem fühlte ich mich hundeelend. Nur unter Mühen verbiss ich mir das Weinen, als ich mich anzog. Ich hatte mir ein für alle Mal geschworen, nicht mehr vor ihm zu weinen. Weder aus Hochmut noch aus Stolz. Nein, ich hatte ganz einfach Angst, der Gedanke, er würde mich schlagen, entsetzte mich. Nicht weinen war ebenso ein Gesetz. Wenn du weinst, die Keile. Das lähmte mich. Sodass ich an meinem unterdrückten Schluchzen fast erstickte, fast auf der Stelle krepierte.. Mit hasserfülltem Herzen, die Augen voller Tränen, musste ich meine Ruhe bewahren.

Ich springe aus dem Mercedes und schreie:

»Ich muss aufs Klo …«

Ich stürze auf die Toilette. Ich wasche mich, ich schrubbe, ich schrubbe, ich schrubbe die Gerüche herunter, ich schrubbe, bis ich nicht mehr fühle, wie seine Hände mich berühren, sein Mund mich küsst, sein Glied in mich eindringt. Ich schrubbe wie eine Furie. Rasch. Ich habe nur wenig Zeit, um aufs Klo zu gehen. Das ist keine Ewigkeit.

»Du bist schon im Nachthemd? Mein armes Mäuschen … hast du diese Buchführung gut hinter dich gebracht?«

»Ja, Mama, ohne Schwierigkeit.«

»Was hast du gemacht?«

»Na die Rechnungen halt, die Mehrwertsteuer … Gute Nacht, Mama …«

»Du gibst mir gar keinen Kuss!«

»Ich bin müde, Mama.«

Ich küsse meine Mutter. Ich bin ein gutes kleines Mädchen, das von der Arbeit erzählt, die es für seinen Papa erledigt hat. Nichts von einem Pornoabend.

Und wieder stehe ich vor einer auf den Boden gelegten Matratze, in diesem Loch, in dem wir zwei Monate lang leben werden. Eine Matratze wie die, auf der er mir »Liebe gemacht« hat. Ich bin widerwärtig. Ich verabscheue, ich hasse Matratzen, ich kann sie nicht ausstehen. Ich kann dich nicht ausstehen, Nathalie, kleine Hure, die zuließ, was dieser Schuft mit dir anstellte. Ich verurteile dich zum Tode.

Ich bin ganz plötzlich eingeschlafen, erschöpft, ausgelaugt, körperlich und geistig fertig. Eingeschlafen mit dem TOD im Kopf. Wenn er schuldig war, war ich es auch. Wenn er gemein war, war ich es auch. Ich hatte nicht mehr das Recht, wie die anderen zu leben, mich Nathalie zu nennen, diejenige, die alle gekannt haben. Die war auf einer Waschmaschine gestorben. Ich war etwas Ekelhaftes, namenlos. Ich ließ alles über mich ergehen.

Der schöne Tag war im Eimer. Im Eimer der Freudentanz, um dem gefühllosen lieben Gott zu danken. Er würde immer etwas finden, und nichts würde sich je ändern. NICHTS. DER TOD.

Im Grunde dachte ich an den Tod, ohne wirklich zu wissen, was das war, abgesehen von einer Erlösung. Und ich lebte mein Leben in einem Gefängnis ohne Gitter, mit unsichtbaren Mauern, mit verriegelten Türen, mit einem Wächter, einem Folterknecht.

Wenn er tagsüber zu Hause war, gebrauchte ich ständig Tricks, um mit ihm nicht im selben Zimmer sein zu müssen. Ich war besessen davon. Kam er durch eine Tür herein, huschte ich dicht an den Wänden entlang, um flugs durch eine andere zu entweichen. In diesem kleinen provisorischen Loch war das keineswegs einfach, ich war schnell in die Enge getrieben. Meine Mutter war den ganzen Tag in ihrem Laden, sogar am Samstag. Am Abend kam sie fix und fertig nach Hause und erhob keinen Einspruch, wenn er mit den Fingern schnipste, um mich zum Rechnungen schreiben in sein Büro mitzunehmen. Bald haben wir die Kartons wieder eingepackt und verschnürt. Die große Wohnung über dem Laden war endlich frei geworden. Jeder freute sich, mir war's egal. Ich hab mich ein bisschen in meine Gleichgültigkeit geflüchtet. Und dann fand ich im College eine Freundin. Flo. Äußerlich wirkte ich normal. Innerlich bestand ich förmlich aus Hass. Hass auf die Nacht, den Vater, auf alle und sogar auf mich selbst.

Er weckt mich in der Nacht. Dieses Hochfahren, das Bild des Vaters in seinem braunen Morgenmantel. Selbst beim Schlafen balle ich die Fäuste, leiste ich Widerstand. Letztlich gegen nichts.

»Komm ins Wohnzimmer.«

Er fürchtet nicht einmal, die anderen aufzuwecken. Die Zimmer liegen weit vom Wohnzimmer entfernt. Mama schläft, oft mit einem Schlafmittel. Er nicht. Aber da ich immer unzugänglicher bin, hat er einen neuen Einfall gehabt: die Pornokassette.

Ich lasse meinen Teddybären allein auf dem Kopfkissen und gehe zur Vorstellung. Auf mich hat das überhaupt keine Wirkung. Das erste Mal hatte ich Angst. Ich schaute hin, ohne zu sehen, und zwang mich dabei, an etwas anderes zu denken. Ich sang mir im Kopf ein Liedchen. Er konnte sagen, so oft er wollte, das würde ihn erregen, ich scherte mich einen Dreck darum. Und auch jetzt interessierte es mich nicht im Geringsten.

»Erregt es dich, hm?«

»Och!«

Wie immer. Das bringt ihn auf die Palme.

»Das ist nicht normal.«

»Wer ist nicht normal?«

»Du. Ich weiß, dass du nicht frigide bist.«

Das ist ja ganz was Neues. Woher weiß er das? Er glaubt an den Blödsinn, den er mich zu sagen zwingt. In der Art von »ich mag es«. Oder »das ist gut«.

Er kann mich beschmutzen, so viel er will, indem er seinen Dreck auf meinem Bauch ausleert. Ich denke nur an das Eine: mich zu waschen und zu schlafen, meinen Teddy auf dem Kopfkissen wieder zu finden. Ich lege mich wieder schlafen, den Kopf zwischen den Schultern, vollständig angezogen, ich höre den Atem meiner Schwester über meinem Kopf, und am Ende schlafe ich mit geballten Fäusten wieder ein. So ist das. Morgen ist Schule. Ich durchlaufe die Schule, ohne bei der Sache zu sein.

Alle Nächte sind gleich. Ich habe ein ständiges Bedürfnis zu weinen, mich auszuschütten. Auch Lust zu beißen. Mein Kopfkissen bekommt es zu spüren. Die Schluchzer und die Bisse. Danach kommen der Schlaf und die Alpträume.

Ich stehe mitten in der Nacht auf, ich taste mich in die Küche, ich nehme das große Messer, und ich werde ihn töten. Ich weiß, dass er mich am Zustechen hindern wird, wenn ich das Messer mit der Klinge nach unten anfasse. Ich müsste es andersherum halten, mit erhobener Klinge. Aber ich kann nicht. Nie komme ich mit diesem Messer bei ihm an. Ich versuche verzweifelt, einen Schritt vor den anderen zu setzen, ohne Erfolg, und ich erwache schweißgebadet, mit dem Messer in meinem Kopf.

»Nathalie, du wirst wieder zu spät kommen … du trödelst … und dein Frühstück? Iss etwas!«

Das Messer liegt auf dem Tisch, neben dem Brot, ich mache mich aus dem Staub, aus Angst, es könne von selbst in meine Hände gelangen.

Ich weiß nicht, wann dieser Alptraum mit dem Messer begonnen hat. Im Schlaf wie auch tagsüber. Falls sich ein Psychiater dafür interessiert, soll er die Gründe selbst herausfinden.

Ich weiß, dass ich in dieser Zeit, im zweiten Jahr meines Martyriums, eine wahnsinnige Angst hatte, wenn er mich anbrüllte, weil ich mich ihm widersetzte. Ich machte vor Angst in die Hosen. Und auch wenn er mir mit dem Gürtel drohte, falls ich die Absicht haben sollte, mich jemandem anzuvertrauen. Übrigens habe ich nie etwas verlauten lassen. Ich stellte mir vor, er hätte überall Ohren, er wüsste, wenn ich dem einen oder anderen »davon« erzählte, von dem Geheimnis. Ich entdeckte auch, dass es mehr sein als mein Geheimnis war. Ich war deswegen zornig auf mich. Das ja! Ich war dreckig und er ein Ungeheuer. Aber um ihn kümmerte ich mich überhaupt nicht. Nur ich zählte. Mein Überleben. Sein Geheimnis war Schwindel. Ich hatte nie gewollt, was passierte, und nicht ein einziges Mal gefiel mir, was er tat. Für ihn war es anders. Er hatte sich in den Kopf gesetzt, dass ich Vergnügen dabei empfand, dass ich glücklich war, dass alles zum Besten stand, punktum. Gesetzt den Fall, ich plauderte sein schmutziges Geheimnis aus, würde man mir nicht glauben. In den Augen der anderen wäre ich die Schuldige. Ich gälte als die gemeine Tochter, die ihren lieben Papa provoziert hat. Ich hätte ihn aufgefordert, mich zu vergewaltigen. Diese Gedanken hatte ich mir selbst zurechtgelegt, weil niemand in meinem Umkreis über Inzest sprach, niemals, nicht einmal im Fernsehen, bis auf eine Sendung, die erst viel später lief. Zuerst entwickelte ich diese Vorstellung von mir selbst und später von den Dingen, die ich über vergewaltigte Frauen hörte. In den meisten Fällen gab es keine Vergewaltigung. Immer hatte die Frau den Mann provoziert. Also wäre es für mich dasselbe. Ich hütete sein Geheimnis aus Angst, bestraft zu werden, falls ich es ausplauderte. Das werden Sie sicherlich nicht verstehen. Die einzige Rettung zu einem früheren Zeitpunkt hätte darin bestanden, dass jemand hinter mein Geheimnis kommt. Nur wurde eben nirgends darüber geredet. Sodass ich mich für einen Einzelfall hielt. Das wäre natürlich anders, wenn die Mädchen sich über solche Dinge in der Schule unterhielten, wenn sie den Finger heben würden und zum Lehrer sagten:

»Herr Lehrer, mein Vater hat mich heute Nacht wieder einmal vergewaltigt, ich hab's satt, ich ertrag's nicht mehr …«

Aber man hebt nur den Finger, um zu sagen:

»Herr Lehrer, ich habe meinen Aufsatz nicht erledigt, ich war krank.«

Und der andere, der Lehrer, antwortet:

»Sie sind aber oft krank. Erfinden Sie das nächste Mal eine bessere Ausrede!«

Und man ist ohne Ausrede. Man tut nichts für die Schule. Man tut nichts zu Hause. Man lässt es zu, dass sich die eigene Mutter die ganze Arbeit aufhalst, weil man einen Mistkerl im Kopf hat, den man nicht verdrängen kann.

5. KAPITEL

Bitte hör mit den Pornofilmen auf …«

»Das tut dir gut. Dabei lernst du was.«

»Ich schwöre dir, dass ich nichts dabei lerne.«

»Du lügst. Schau, lass dich gehen, und du wirst sehen, die Erregung kommt von allein. Entspann dich.«

Ich sage nichts, tue so, als schaute ich hin. Er ist besessen, dieser Dummkopf. Ich verachte ihn.

»Ich habe eine Entscheidung getroffen, das kann nicht so weitergehen. Wir brauchen einen Platz, wo wir beide ganz ungestört sind.«

Er hat Angst. Meine Schwester wächst heran, sie trödelt in der Wohnung herum, neulich hätte er sich beinahe erwischen lassen, als er mir Schweinereien über die angeblich wundervolle gestrige Nacht – die nur ein weiterer Alptraum war – ins Ohr flüsterte.

»Ich werde den Speicher in ein Büro umfunktionieren, für mich, für uns beide.«

»Aha.«

»Ich werde ihn ausbauen, wirst schon sehen, es wird dir gefallen. Wir können dann nachts in aller Ruhe arbeiten.«

Na, das werden wir ja sehen.

»Das wird dich viel kosten …«

»Ich habe Freunde, die mir helfen; ich bekomme den Baustoff günstig.«

»Aha!«

Ich war naiv. Ich schöpfte wegen seines Wunsches nach Isolierung keinen Verdacht. Er wollte Perfektion. Dass man nichts hört. Teppich auf dem Boden und an den Wänden. Er drängte seine Kumpel, es musste schnell gehen. Dann kaufte er Möbel. Ein riesiges Ding, so etwas wie einen Ministerschreibtisch mit einem Direktorensessel für sich. Er hielt sich tatsächlich für außerordentlich wichtig. Größenwahnsinnig. Für mich auch einen Schreibtisch mit einer Schreibmaschine. Ich habe ihn selbst ausgesucht. Kleine Rache, ich nahm den teuersten. Ich sah das als Rache an, er als Komplizenschaft. Innerhalb weniger Monate war die Falle perfekt. Ich habe das zu spät begriffen. Offiziell war von Arbeit die Rede, von Fakturierung, Briefen, die getippt werden mussten. In Wahrheit …

Ich betrete dieses Büro in meinem fünfzehnten Lebensjahr. Die Tür ist aus hellbraunem Holz. Sie macht keinerlei Lärm. Der Teppich auf dem Boden ist braun. An den Wänden ebenso. Er verschließt die Tür hinter uns mit dem Schlüssel. Ich mache mich auf das Schlimmste gefasst.

»Das ist unser Reich. Ich habe alles so eingerichtet, dass wir keine Angst mehr zu haben brauchen. Damit wir ganz ungestört sind. Siehst du den Teppichboden? Man kann sich darauf ausstrecken. Kein Lärm, sehr bequem.«

Es gibt nur ein Fenster an einer Wand, niemand kann uns von außen sehen.

Teppichboden, Riegel. Das ist für mich.

»Bleibst du heute Abend bei mir?«

Ich senke den Kopf. Das bedeutet ja.

Das gehörte auch zum neuen Prinzip, ebenso wie der Teppichboden und der Riegel. Man stellte mir eine Frage, damit ich mit ja antwortete. Es war wichtig, dass ich mit ja antwortete. Das kotzte mich noch mehr an. Es hieß ja oder eine Tracht Prügel. Unmöglich, ja zu sagen. Unmöglich, deutlich auszusprechen: »Ja, Papa.« Also senkte ich den Kopf zum

Zeichen der Einwilligung und schlich mit zusammengezogenen Schultern davon.

Was hätten Sie an meiner Stelle getan?

An dieser Stelle höre ich, wie Sie mir eine Menge Ratschläge erteilen. Ratschläge sind einfach. Hätten Sie ihm Schimpfworte ins Gesicht geschleudert? Einen ganzen Haufen Schimpfworte? Wären Sie zu Mama gelaufen, um es ihr zu erzählen?

»Mama, Papa hat überall in seinem Büro Teppichboden ausgelegt, damit du nicht hörst, was er nachts mit mir macht ...«

Ich habe den Kopf gesenkt. Weil es keine Antwort auf die Frage gab, die ich mir immer wieder stellte: »Was tun?«

Wenn man vor vollendeten Tatsachen steht, ist man benommen. Beschränkt. Ich war fünfzehn, und ich fühlte mich vollkommen ohnmächtig.

Er hatte seinen Joker: die Erpressung. Ich nichts. Ich war ein Kind, und ein Kind hat keinen Joker. Jeder weiß, dass wir Kinder keinen Anspruch auf Gehör haben, uns hält man nicht für fähig, Intelligentes zu äußern. In Wirklichkeit sind die Erwachsenen saudumm. Sie sind es, die nichts verstehen. Hoffentlich werde ich nie wie sie!

Ich trinke Bier. »Bei C«, dem Bistro, wo die Jugendlichen sich versammeln, um einen Schwatz zu halten. Seit einiger Zeit trinke ich ziemlich viel, um nicht an das zu denken, was mich erwartet. Ich bin dann weniger verkrampft. Ich kann mit den Freunden sprechen, über dies und jenes, so tun als ob. Die Zeit verstreichen lassen. Die Einsamkeit, selbst wenn ich mit anderen zusammen bin, ihrem Lachen, ihren Scherzen. Während die Zeit verstreicht, versuchen, den kleinen Satz auszulöschen: »Du wirst heute Abend kommen.«

Heute Abend werde ich als Hure dienen. Heute Abend werde ich Dinge über mich ergehen lassen, die mich anekeln, und zudem darf ich nichts davon erzählen.

Ein Geräusch, Uhrzeiger, eine Uhr, Stunden. Ich schaue die ganze Zeit auf meine Uhr. Wenn es doch nie neun Uhr würde! Um neun Uhr kommt er heim. Niemand kann ihn daran hindern, in seine Wohnung zurückzukehren. Ich habe zu viel Bier getrunken, ich habe keinen Hunger.

Mama hat zu Abend gegessen. Meine Schwester und mein Bruder haben zu Abend gegessen. Bei der Rückkehr des Möchtegernchefs herrscht Ordnung im Haus. Kein Fernsehen nach zwanzig Uhr dreißig für die Kinder. Dalli, dalli ins Bett, Kinder. Mama sieht so müde aus, dass sie mir Leid tut. Sie ist halb tot vor lauter Herumrennen in ihrem Lebensmittelgeschäft, vom Ein- und Ausladen der Warenlieferungen, vom Abrechnen und Bestellen. Sie versinkt in Antriebslosigkeit und ist mir deswegen keine Hilfe.

Der Möchtegernchef taucht in der Küche auf, ohne dass ich es höre. Das versetzt mir einen Stoß in den Magen. Angst. Ich sterbe.

Mama stellt einen Teller für ihn auf den Tisch, eine Gabel, ein Messer, ein Glas.

»Nathalie hat heute Abend zu arbeiten.«

»Das ist unvernünftig. Und was ist mit der Schule morgen? Sie kommt immer schlechter aus dem Bett …«

»Es wird nicht lange dauern. Sie soll einen Brief tippen, ich schicke sie gleich danach ins Bett.«

»Versprichst du's?«

»Ich sag' dir doch, es ist nur ein Brief!«

Sogar meine Mutter ist still, wenn er diesen Ton anschlägt. Der Möchtegernchef. Der Ehemann, der Vater.

Niemals wird sie mich seinen Klauen entreißen. Sie hat nicht die nötige Kraft. Zu sehr das Gehorchen gewohnt. Zu sehr gewohnt, von Erziehung und Arbeit reden zu hören, von Autorität und Verboten. Ein Mustervater. Mama sieht meinen Blick nicht. Sie liest nicht, was er ausdrücken möchte.

Er schlingt seinen Konservendosenfraß hinunter, raucht eine filterlose Gauloise, ohne mich aus den Augen zu lassen, und ich lasse das Stück Brot nicht los, zerkrümele es auf dem Tisch. Ich höre auf die leisen verstohlenen Geräusche der anderen, die sich niederlegen, schlafen werden. In Frieden.

Mir ist kalt und heiß. Meine Haare gehen mir auf die Nerven. Der Geschmack des Bieres in meinem Mund macht meinen Speichel bitter. Immer wieder zähle ich die Krümel.

»Geh ins Büro, dort wartet Arbeit auf dich. Fang schon ohne mich an.«

Ich gehe durch die Wohnung, laufe dabei den Flur entlang. Ich gehe in das Büro mit dem Teppichboden. Die Uhr zeigt elf. Ich weiß nicht, wie die letzten zwei Stunden verstrichen sind. Er ist heimgekommen, hat seine Konservendose gegessen, seine Zigarette geraucht. Und all das in zwei Stunden. Mir kam es so vor, als seien nur zehn Minuten vergangen und als hätte sich Mama noch nicht mit ihrem Schlafmittel zu Bett gelegt.

Niemand ist im Haus. Es ist leer. Es gibt nur mich und meine Angst.

Es gab nur mich, meine Angst und meine Resignation. Er hatte jetzt freie Bahn. Bevor das Teppichbodenbüro existierte, bestand noch ein Risiko, es war ein Teil des Spiels, begrenzte den Schaden auf zwei, drei Abende pro Woche – ich erinnere mich nicht einmal mehr genau.

Manchmal gab es nur Pornokassetten. Jetzt hatte er das ausschließliche Recht auf mich und auf die Nacht. Es war wie zu jenen Zeiten, als der Herr das Recht über Leben und Tod seines Sklaven besaß. Sein Objekt.

Ich hatte resigniert. Ich musste gehorchen, ich gehorchte widerspruchslos, als sei ich einverstanden.

Sehe ich aus wie eine willige Dirne? Sehe ich aus wie eine Dirne, die vom Sex besessen ist? Denken Sie das? Es ist mir schnuppe. Nein, nicht wirklich, es ist mir nicht schnuppe. Ich habe versucht, mich nicht darum zu scheren. Es bleibt. Es ist da, für den Rest meines Lebens, unauslöschlich. Die unvergessliche Scham. Noch heute habe ich auf der Straße das Gefühl, dass die Passanten es wissen. Dass sie es mir vom Gesicht ablesen. Ich reiche jemandem die Hand und sage mir: »Er weiß es.«

An jenem Abend habe ich mir noch stärker als sonst gewünscht, er möge krepieren. Wenn es da Abstufungen geben kann. Und ich will DIE TODESSTRAFE für diejenigen, die wie er sind. Ich will, dass sie leiden, dass sie gequält werden, wie sie ihre Kinder quälen, und dass sie danach krepieren. Erst danach. Sich über seine eigene Tochter herzumachen, ist der Beweis, dass man kein Mann ist, sondern ein Stück Dreck. Für alle Dreckskerle wie er, die in diesem Augenblick zu leben wagen, die der Ehefrau Geschichten erzählen, die auf der Straße, im Supermarkt so tun, als wären sie gute, mustergültige Familienväter, die sagen: »Mach dies, tu das nicht, geh ins Bett, zeig dein Zeugnis. Wer ist diese Freundin? Wer ist dieser Freund? Gehorche, sei still, iss«, die sagen: »Ich ernähre die Familie, ich bin das Oberhaupt.« Für all die, die das Leben ihrer eigenen Tochter zerstören, die sie für immer zugrunde richten, will ich DEN TOD. Ich habe kein Recht, ihn zu fordern? Wollen Sie, dass ich die andere Backe hinhalte? Ein Mädchen hat mir eines Tages gestanden, dass sie einmal vom Freund ihres Vaters vergewaltigt worden ist. Sie kann vergessen. Weil es ein Fremder war. Nicht ihr Vater. Weil er sie ein einziges Mal vergewaltigt hat, nicht jahrelang. Mit fünfzehn ertrug ich bereits seit zweieinhalb Jahren die Quälereien meines Vaters. Man schloss mich nicht in einen Schrank ein, man prügelte mich nicht mit einem Besen oder einer Bratpfanne, man verbrühte mich nicht, man entzog mir nicht die Nahrung … es war schlimmer. Ich war kein geschlagenes Kind. Ich wurde Tag für Tag vergewaltigt. Mit Gürtelhieben wie mit Pornokassetten, in allen Stellungen, mit allen Fantasmen eines Besessenen, den ich zum Vater hatte. Ich war eine Hure. Fügsam. Folgsam. Resigniert.

Ich lutsche ein Pfefferminzbonbon, und ich erledige die Arbeit. Rechnungen und Briefe, die zu tippen sind, rechtfertigen meine Anwesenheit in dieser teuflischen Falle. Ich bin fertig.

Er kommt herein mit einem Lächeln bis zu den Ohren, verriegelt die Tür.

Ich erinnere mich an eine lange zurückliegende Begebenheit, in einem anderen Leben, als ich Kind war. Die Sonne schien im Winter, er stand vor der Haustür, und er streckte mir eine Puppe entgegen. Ich habe mich an ihn geklammert, er hat mich in seine Arme genommen, er hat mich mit einem Arm hochgehoben und mit dem anderen ließ er die Puppe tanzen. Gäbe es von diesem Augenblick eine Fotografie, ich würde sie verbrennen.

In mir sind drei Personen. Das Kind Nathalie. Es ist tot.

Die Hure Nathalie. Ich befreie sie vom Dämon.

Und ich. Ich nenne mich »die andere«.

Von Zeit zu Zeit spricht die andere zu Ihnen, wie in diesem Moment. Die andere will Ihnen zu verstehen geben, dass Sie die Hölle des Inzests betreten. Ich bin kein Schriftsteller, vielleicht werde ich einer, ich spreche mit meinen Worten, meinen Alpträumen, meinen Bildern zu Ihnen, ich versuche, eine Autopsie der Ereignisse zu erstellen. Der Erfahrungen, die mir aufgezwungen wurden. Mir nimmt diese präzise Nachforschung den Atem, wie Ihnen vielleicht ebenso. Daran kann ich nichts ändern. Es gab nichts anderes als diese Atemnot. Da war ein dunkler Gang: Ich stand am einen Ende und er, der Dreckskerl, am anderen. Es gab kein Licht mehr. Kein Licht fiel auf die anderen oder nur ein ganz schwaches. Zuweilen gelang es mir, sie zu unterscheiden, wie sie da ein anderes Leben als ich lebten, außerhalb dieses Ganges. Meine Mutter, meine Schwester, mein kleiner Bruder. Eine Freundin, ein Lehrer, eine Nachbarin. Die Wirklichkeit, die wahre, meine, hinderte mich daran, an ihrer Existenz teilzunehmen. Die anderen Menschen waren verschwommen. Ich stand auf der Bühne eines Horror-Theaters und spielte die erste Rolle. Ich war die wichtigste Person. Neben ihm.

Er ist Nazi. Er glaubt an Ordnung und Disziplin. An die Reitpeitsche. Er findet Vergnügen am Quälen. Am Dominieren. Zumindest glaubt er das. Er glaubt auch, dass das Geschlecht, sein Geschlecht, ein Machtinstrument ist. Wie alle jämmerlichen Wichte und Feiglinge. Er ist impotent. Es ist paradox, und ich bin natürlich erst heute dazu fähig, das zu analysieren. Dieser Pornoversessene brauchte eine Inszenierung von Bildern, Alkohol, Drogen, Gürtel als Peitsche, um sich zu befriedigen. Ich war die Geisel dieses degenerierten Nazis. Er hatte mich in seinen Todesgang eingesperrt, mit Furcht, Angst und Qual als Begleiterscheinungen des Gefängnisses. In einem Alter, wo man Beistand, Zuneigung, Liebe, Erklärungen und Antworten auf so viele Fragen sucht.

Deswegen ersticke ich an diesem Bericht und Sie mit mir. Aber ich habe mir geschworen, nichts auszulassen. Die Austreibung des Dämons, der Übergang von der Hure Nathalie zur anderen kann nur um diesen Preis verwirklicht werden. Sie zahlen ihn mit mir, das ist das Mindeste, was Sie tun können.

Dieses Lächeln bis zu den Ohren. Er kümmert sich einen Dreck um mich. Er setzt sich an seinen Ministerschreibtisch und stellt eine Flasche Champagner auf den Tisch, dazu legt er ein kleines Päckchen.

»Heute Abend feiern wir. Wir werden all das begießen. Ich habe eine Überraschung für dich. Setz dich dort hin.«

Ich setze mich ihm gegenüber, auf die andere Seite des großen Schreibtischs. Er öffnet die Flasche, der Korken macht einen höllischen Lärm, aber das stört ihn nicht, der Teppichboden schluckt alle Geräusche.

Er wischt zwei Sektschalen aus, gießt ein und steht auf, um die Hauptbeleuchtung auszuknipsen. Er legt ein Handtuch über meine Schreibtischlampe, um das Licht zu dämpfen.

»Ich habe dir etwas zu sagen.«

Es ist das erste Mal, dass ich Champagner trinke. Zuvor, selbst zu Weihnachten, stand es außer Frage, die Nase in ein Glas zu stecken. Erziehung verpflichtet. Ich habe die Erziehung gewechselt, könnte man sagen.

»Du musst etwas wissen. Ich will, dass du heute Abend alles machst, was ich dir sage. Ich will keine Ausflüchte hören. Vergiss nicht, dass ich hier den Ton angebe. Ansonsten … wäre ich gezwungen, dir das Böse mit dem hier auszutreiben.«

Er hebt sein Glas, trinkt, und ich mache es ebenso. Mit unwissender Miene strecke ich den Arm aus, um das Licht wieder anzuknipsen.

»Tstt … tstt … was hab ich dir gesagt?«

»Und die Rechnungen? Ich habe den Brief getippt, aber da sind noch die Rechnungen …«

Absichtlich habe ich sie nicht fertiggestellt. Aber das funktioniert nicht.

»Das eilt nicht.«

Er trinkt, ich trinke, er lächelt mich an, ich habe Lust ihm sein Glas in die Fratze zu werfen. Er wartet ab, damit er sicher sein kann, dass alle schlafen. Er gibt keinen Laut von sich, während er die Tür einen Spalt breit öffnet.

»Komm jetzt ins Wohnzimmer.«

Das Wohnzimmer, das bedeutet Videogerät und Pornokassetten.

Er befiehlt mir, mich auf das Sofa zu setzen, stellt das Gerät an und setzt sich neben mich. Sobald er sich mir auf weniger als einen Meter nähert, verwandle ich mich in einen Holzklotz, in Stein. Der Film beginnt mit einer seichten Musik, dann werden zwei Männer und drei Frauen auf der Leinwand sichtbar, alle nackt. Das musste so kommen. Wieder einer dieser ekelhaften Filme.

»Es ist eine Sexorgie, du wirst sehen …«

Der Widerling. Hoffentlich fantasiert er nur über seinen Film und gibt sich damit zufrieden! Wenn er mich nur nicht anrührt!

»Zieh dich aus! Streif dein Nachthemd über!«

Auf Zehenspitzen gehe ich durch das Zimmer, den Flur, ich komme in mein Zimmer, ich ziehe mich im Dunkeln aus, ich ziehe dieses Nachthemd an, das nie lang genug ist, um mich zu schützen. Ich gehe denselben Weg in entgegengesetzter Richtung zurück. Mit jedem Mal habe ich mehr und mehr Angst vor dem, was er erfinden wird.

Ganz einfach, er will die Akteure nachahmen. Er will zur selben Zeit dieselben Dinge machen.

Unmöglich zu entrinnen, sich zu entziehen, seinen schmutzigen Pfoten auszuweichen. Er hat sein Monstergesicht. Das ist etwas nach seinem Geschmack, Pornos anschauen und sie nachspielen.

In solchen Momenten spricht er nicht, der Filmton ist leise, seine Besessenheit nimmt ihn völlig ein, und mir schwirrt der Kopf. Er zieht mich an den Haaren, meine Kopfhaut tut mir weh.

Er war lang, dieser verdammte Film, er war endlos. Ich schaute woanders hin, betrachtete den Stoff des Sofas, die

Teppichfransen, die Decke, ich biss die Zähne zusammen und hoffte verzweifelt, er möge zu Ende gehen.

Wie gewöhnlich fühlte ich nichts als Ekel, Verachtung für diesen Hampelmann, der sich in lächerlicher Weise hin- und herwand. Jede Geste, die ich vermeiden oder im Leeren verpuffen lassen konnte, war ein kleiner, unendlich mühevoller Sieg. Und er wurde immer wütender. Er hatte gehofft, der Alkohol käme ihm zu Hilfe und würde mich betrunken machen, damit ich sein Ziel erreiche: einen Orgasmus erleben. Er hatte sich einmal mehr verkalkuliert, der Dummkopf. Oh, ich weiß, sie war gering, meine klitzekleine jämmerliche Rache, aber er konnte nichts dagegen ausrichten. Und ich genoss trotzdem meine Macht. Ich symbolisierte ein endgültiges NEIN. Das Einzige, was mir der liebe Gott als Kampfinstrument gelassen hatte, war diese vollkommene Unfähigkeit. Ihm zufolge gab es keine frigiden Frauen, sondern nur »rigide« Männer. Ohne mir dessen wirklich bewusst zu werden, hatte ich die Macht, ihm durch meine einfache und normale Frigidität Schach zu bieten. Man musste so verrückt wie er sein, um etwas anderes zu erhoffen. Das machte ihn irrsinnig zornig. Auf seine erbärmliche Art tat er natürlich so, als bemerke er meinen Ekel nicht. Er schrie mich an, dass ich ihn nicht liebte, dass es schändlich sei, seinen Vater nicht zu lieben und ihm keinen Gefallen zu tun …

»Die Liebe zwischen Tochter und Vater müsste wieder eingeführt werden. Nur Dummköpfe erklären sie zum Tabu.«

Nur vor mir entwickelte er seine Theorie, hatte er keine Angst, seine Scheißphilosophie auszubreiten. Nie habe ich ihn zu anderen davon sprechen hören.

Ich bot ihm Schach, aber der kleine Sieg war ein zweischneidiges Schwert. Denn je mehr ich ihm auswich, angeekelt, in einen Steinklotz verwandelt, desto hartnäckiger wurde er.

»Gehen wir ins Büro zurück.«

Gereizt zieht er mich wieder in dieses Teppichbodenreich, das muffig und nach Klebstoff riecht. Er verriegelt die Tür, er legt ein Handtuch über das Schlüsselloch für den Fall, dass jemand hindurchschaut. Wiederum gießt er Champagner ein. Ich muss trinken, besoffen sein, damit es funktioniert. Ich muss nackt sein. Er hat es satt. Umso besser. Damit endlich Schluss ist. Der Alkohol hat ein Loch in meinem Magen hinterlassen, aber weder im Kopf noch anderswo etwas bewirkt.

Er bleibt unnachgiebig. Warten, bis er mit seinem klebrigen Dingsda, seinem Orgasmus, fertig ist. Er versucht, sich so lange wie möglich zurückzuhalten, und ich schließe so fest die Augen, dass mir die Lider wehtun. Es stinkt, dieses Schmirakel.

Er ist fertig. Ich kann mich schlafen legen.

»Bleib da!«

Oh, nein! Das darf nicht wahr sein. Er wird nicht noch einmal anfangen!

Diesmal hatte ich am Ende eine Flüssigkeit im Mund. Die, die sich gewöhnlich über meinen Bauch ergoss, da ich die Pille nicht nahm und er »aufpassen« musste. Dieses Mal wusste ich, welchen Geschmack das hatte, diese unaussprechliche Sauerei. Er hatte mich zwingen wollen, alles hinunterzuschlucken, doch ich nahm ein Taschentuch, um alles wieder auszuspucken. Um es herauszukotzen.

Ich habe keine Worte mehr, um die Erniedrigung, den Ekel auszudrücken. Ich kroch auf allen vieren am Boden herum, um meine Kleider einzusammeln, mein ganzer Körper war von einer ungeheuren Abscheu erfasst. Ich hätte gewollt, dass der Ekel mich umbringt und ihn gleich mit. Diese Qual … mein Gott, diese Qual, wie sich davon befreien? Bleichmittel schlucken, mich ertränken, mir den Mund herausreißen?

Ich drehte mich nach allen Seiten in meinem Bett herum, stieß meinen Kopf ins Kissen, versuchte, nicht mehr zu atmen, schlug mit meinen Fäusten auf die Decken, schnitt mir mit den Nägeln ins Fleisch. Maßlose Wut und Gewalt überkamen mich in dieser Nacht. Ich glaubte mich auf dem Gipfel alles Entsetzlichen, ich konnte nur noch sterben. Ich bin aufgestanden, ging in die Küche und steckte den Kopf unter den Wasserhahn, ich nahm Geschirrspülmittel, um mich wieder und wieder zu waschen. Man weiß nicht, was man anderes tun soll als sich waschen. Und würde man sich bis ans Ende seiner Tage waschen, man könnte diesen Dreck nie loswerden. Man dürfte nicht mehr aus dem Wasser auftauchen, niemals. Oder müsste sich in ein Flammenmeer werfen, lichterloh brennen, zu Asche werden. Alles ist beschmutzt, durch nichts kann man mehr sauber werden. Man wird verrückt vor lauter Suchen nach Sauberkeit.

Wieder in meinem Bett, biss ich in meinen Teddybär, biss ich von neuem in mein Kissen, kämpfte ich mit den Federn.

Und plötzlich kam mir der Gedanke an Rache. Und vielleicht auch der Gedanke für meine Rettung. Bevor er mich berührt hatte, verbot er mir alles. Ausgehen, ins Kino gehen, mich schminken, rauchen, mich anders frisieren. Bis zu meiner Volljährigkeit sollte ich einem weiblichen Ideal entsprechen: die natürliche Frau. Was war ich dumm! Das ist die Lösung! Jetzt weiß ich, wie ich ihn loswerden kann! Es ist ganz einfach. Ich muss nur genau all das tun, was er verbietet. Das wird er nicht ertragen. Ich werde rauchen, mich schminken, abends ausgehen, herumstrolchen, wie er sagt ... Auch stehlen werde ich ... er wird mich so satt bekommen, dass er mich zu meinen Großeltern nach Belgien schicken wird.

Ich werde all das werden, was er verabscheut. Die hinterhältige, tückische Halbwüchsige, die Lügnerin, Diebin mit roten Lippen und Wimperntusche. Ich werde Geld stehlen, um

Zigaretten zu kaufen. Ich werde mich vulgär ausdrücken, ich werde grobe Worte benutzen. Scheiße, Saftladen … Er wird schon sehen, dieser Schmutzfink.

Dieser Gedanke hat mich innerlich gereinigt. Auf einmal war ich sauber. Nichts reinigt besser als Rachegedanken und die Rache selbst.

6.KAPITEL

Mama klebt Preisschilder auf die Konservendosen. Ich räume sie in ein Regal.

Sie hat es satt. Einen Lebensmittelladen führen, warum nicht, das tun auch andere, aber er hatte versprochen, ihr dabei zu helfen, und stattdessen lässt er sie mit der Leitung des Geschäfts ganz allein.

»Reich mir die Aprikosenmarmelade herüber …«

»Mama, warum verlässt du ihn nicht?«

»Eines Tages werde ich mich scheiden lassen. Ich will warten, bis ihr groß seid.«

Sie sieht grau im Gesicht aus. Ich kauere neben ihr vor den verdammten Konserven und sehe die Ringe unter ihren Augen aus der Nähe.

»Aber wir sind schon groß.«

»Ich will nicht, dass er mit deinem kleinen Bruder dasselbe macht, was er mit dir gemacht hat. Er wäre fähig, ihn zu entführen. Du kennst deinen Vater.«

Mein Vater, das ist ihr Mann. Seit einiger Zeit habe ich unerträgliche Visionen im Kopf. Tut er ihr dasselbe an wie mir? Jedes Mal wenn die Vision kommt, jage ich sie weg. Er und sie zusammen …

»Oma hat mir das mit der Scheidung erzählt, als du versucht hast, mit mir fortzugehen … warum hast du's nicht noch einmal getan?«

»Das ist eine alte Geschichte …«

»Ja, aber … er hat dich mit einer Frau betrogen …«

»Das ist nicht mehr wichtig.«

»Bist du sicher?«

»Aber was hast du denn? Wie kommst du dazu, das wieder zur Sprache zu bringen?«

»Ich hab's satt. Ich ertrag' ihn nicht mehr.«

»Ich auch nicht.«

»Ich weiß.«

»Du weißt gar nichts … In deinem Alter weiß man noch nicht viel und muss alles lernen. Vor allem in der Schule, und so viel ich weiß, steht es mit der Schule im Augenblick nicht gerade blendend.«

»Ach, die sind blöd.«

»Sprich nicht so! Gebrauchst du jetzt grobe Worte? Du wirst unerträglich!«

»Wenn ich unerträglich bin, braucht ihr mich nur zur Großmutter nach Belgien zu schicken!«

»Darum geht es doch nicht. Schau, mit fünfzehn Jahren sind alle ein bisschen so, man lehnt sich auf … man glaubt, man ist größer als man wirklich ist … Glaub mir, bleib so lange wie möglich ein kleines Mädchen, und kümmere dich nicht um die Probleme der Erwachsenen. Du hast noch so viel Zeit.«

»Ich bin kein kleines Mädchen mehr. Ich hab's satt, eingesperrt zu sein. Ich will wie die anderen ins Kino gehen.«

»Wir werden deinen Vater fragen.«

»Kannst du das nicht selbst entscheiden? Ein einziges Mal? Immer er …«

»Er hat euch erzogen so gut er konnte. Ich bin einverstanden mit seinen Grundsätzen. Was möchtest du denn tun? Abends ausgehen, herumlungern wie diese Mädchen, die sich anziehen wie …«

»Wie Huren?«

»Machst du das absichtlich?«

»Was denn, was ist schon dabei? Habe ich kein Recht, in meinem Alter tanzen zu gehen? Wenn man tanzen geht, lässt man sich an der nächsten Straßenecke vergewaltigen, was? Wenn man fernsieht, wird man kriminell? Wenn man ins Kino geht, dann um sich im Dunkeln befummeln zu lassen, ich habe genug von diesen Verboten …«

»In deinem Alter sind sie notwendig. Dein Vater …«

»Hör mit meinem Vater auf … Er kotzt mich an, mein Vater … er hat alle Rechte …«

»Nathalie!«

Ich lasse die Konservendosen fallen und laufe davon.

An diesem Tag und an anderen Tagen, an die ich mich nicht mehr so gut erinnere, habe ich versucht, es ihr begreiflich zu machen. Aber ich druckste herum. Ich sprach in Andeutungen. Alles endete mit: »Sie ist in ihrer Pubertätskrise.«

Mama ist eine normale Mama. Ich wollte, dass sie versteht, was sich abspielte, aber ich konnte es ihr nicht sagen. SCHAM. Jedes Mal wenn ich das dringende Bedürfnis hatte, sie möge hinter meinen Worten die Wahrheit entdecken, sprachen wir nicht von derselben Sache.

War ich allein, dachte ich mir Fragen und Antworten aus und verbannte sie dann sofort wieder aus meinen Gedanken. Wie ihr diese schmutzigen Dinge sagen? Ich hatte sie schon zu lange über mich ergehen lassen, um nicht selbst schuldig zu sein. Und dann würde er mir mit Sicherheit eine Tracht Prügel verabreichen, die ich nicht überleben würde. Und dann war ich überzeugt, dass sie glauben würde, ich hätte ihn gereizt. Dass ich die kleine Hure war. Eine Verdorbene. Was Franck betraf, so hatte er ihr ja auch erzählt, was er wollte. Sie steckte mit mir in der Falle. Sie vertraute mir nicht mehr. Auch wenn sie nicht alles geglaubt hatte. Beispielsweise glaubte sie nicht, dass ich im Alter von zwölfeinhalb mit einem Jungen geschlafen hatte. Wie ihr also mit einem Mal verkünden: »Er hat gelogen, um in aller Ruhe mit mir schlafen zu können. Er sagt, das ist die Liebe eines Vaters zu seiner Tochter, und er ist stolz, der Erste gewesen zu sein. Der Lehrmeister.« Wie jener arabische Vater, der jahrelang mit seiner Tochter Sodomie trieb, um ihre Jungfräulichkeit zu erhalten. Das habe ich in diesen Tagen im *Nice-Matin* gelesen. Jedem seine Horrorgeschichte. Er hätte sie auch auf dem Sklavenmarkt verkaufen können. Eine Jungfrau – Jungfrau ist wichtig – das war früher viel wert. Meiner ist nicht Araber, er ist Sadist. Ein katholischer Sadist. Er hatte sich meine Unschuld vorbehalten. Alles, was an mir unschuldig war.

Mama war der letzte Mensch, mit dem ich hätte sprechen können. Ich hab's nicht fertiggebracht. Ich sah schon ihre großen dunklen Augen vor mir, weit geöffnet vor Entsetzen. Eine abscheuliche Lüge, die er schnell aufgeklärt hätte. Der König der Lügner, der König der Dreckschweine.

Es war da noch etwas anderes. Ihre Niedergeschlagenheit. Mama war nicht glücklich mit diesem Kerl und blieb bei ihm, ertrug dieses blödsinnige Leben für uns Kinder. Eine scheinbar tadellose Familie, die Kinder pünktlich im Bett, sauber, gut erzogen. Nur ich »profitierte« von dem Verbot, mich vor seiner Heimkehr schlafen zu legen. Unter dem Vorwand, dass er Arbeit für mich haben könnte. Für den Erfolg seiner Geschäfte, für das Wohl dieser ganzen kleinen Familie. Mama ging früh mit ihren Antidepressiva zu Bett. Im festen Glauben, ihr Mann sei wenigstens ein guter Familienvater. In dem Glauben an die finanzielle und moralische Sicherheit. Nicht eine Sekunde lang stellte sie sich vor, dass ein so strenger und bei der Erziehung seiner Kinder so auf Disziplin bedachter Mensch seine Tochter zwei- oder dreimal vergewaltigen konnte und sie mit Schlägen traktierte, sollte sie je nein sagen. Man hat mir oft die Frage gestellt: »Und deine Mutter? Warum hast du nicht mit deiner Mutter gesprochen?«

Das bringt mich auf die Palme. Das heißt, dass Sie nichts davon verstehen, weniger als nichts. Merken Sie sich ein für alle Mal, dass ein Erwachsener ein Kind, das er besudelt, am Sprechen hindert, eben dadurch dass er es besudelt hat. Das Kind weiß das. Sie täten gut daran, einmal darüber nachzudenken, mit Ihrer beschissenen Erwachsenenautorität. Über dieses »ich weiß alles«. Wenn ein Kind lügt oder nicht spricht, bedeutet es, dass es Angst hat.

Dahinter müssen Sie selber kommen, strengen Sie sich ein bisschen an. Was glauben Sie eigentlich? Warum machen geschlagene, vergewaltigte Kinder und sogar vergewaltigte Frauen fast nie den Mund auf? Hm? Warum wohl? Weil sie dasselbe Problem multipliziert mit zwei haben. Scham multipliziert mit Angst. Und das ist ein ewiger Kreislauf. Sie bewegen sich im Kreislauf der Gleichgültigkeit, wir in dem des Entsetzens.

Mama, plus Scham, plus Angst, plus sadistischer Papa. Unmöglich, das Schweigen zu durchbrechen.

Heute Abend zünde ich vor seiner Nase eine Zigarette an. Ich mache mich auf eine ordentliche Tracht Prügel gefasst. Aber nichts geschieht.

Ich drücke die Zigarette im Aschenbecher aus, auf seinem Schreibtisch, ich pfeife vor mich hin und mache es mir vor meiner Rechenmaschine bequem. Ich zünde eine zweite an. Keine Reaktion.

Unmöglich, dass ihm das schnuppe ist. Er wird losbrüllen. Er muss losbrüllen. Ansonsten hätte ich nicht den Krieg vom Zaun gebrochen, den ich will.

Ich habe meine Arbeit beendet, ich packe mein Päckchen Marlboro, meine Schachtel Streichhölzer und wende mich zum Gehen.

»Wo gehst du hin?«

»Ich bin fertig, ich geh' ins Bett.«

»Morgen wirst du hier bleiben. Und du wirst auf mich warten, ich komme etwas später heim.«

Darauf kannst du rechnen, so wahr zwei mal zwei vier ergibt. Morgen werd' ich's noch ärger treiben. Ich habe Geld aus der Ladenkasse meiner Mutter geklaut. Es ist komisch, einfach so Geld zu klauen. Aber mir ist das Wurscht. Ich werde alles stehlen, was nötig ist, um bestraft zu werden. Am Ende wird man mich bestrafen und mich aus dem Haus werfen.

Ich zünde eine Kerze im Zimmer an. Ich halte es ohne Kerzen nicht mehr aus. Die Flamme leistet mir Gesellschaft. Ich träume mit ihr. Sie hindert mich auch daran einzuschlafen. Immer die Angst, dass er mit seiner bösartigen Fratze, seinem braunen Bademantel hereingeschneit kommt. Ich gehe vollständig angezogen zu Bett. Als könnte eine Hose mich vor irgendetwas schützen. Als wenn ein Büstenhalter seine dreckigen Pfoten daran hinderte, sich auf mich zu legen.

Mein Teddybär und meine schwarze Puppe, mein Kopfkissen, meine Kerze sind alles, was ich auf der Welt besitze, um nicht allein zu sein. Die schwarze Puppe stammt aus der Zeit, als er noch mein Papa war. Wir waren in irgendeinem Einkaufszentrum, ich weiß nicht mehr wo. Ich war von dieser schwarzen Puppe fasziniert. Mama wollte sie nicht kaufen, sie war zu teuer. Wir waren schon an der Kasse, und er kam mit der Puppe angelaufen. Ich muss zehn, elf Jahre alt gewesen sein … Ich war so glücklich. Ich bin fünfzehn, aus dem kleinen Schatz von Papa ist die Hure von Papa geworden, und die schwarze Puppe ist immer noch da und sieht mich an, während ich ihr von meinen Träumen erzähle. Ich träume davon, dass alles vorbei ist, dass er wieder der Vater von früher wird. Oder auch, dass er fortgeht, dass er uns verlässt, um anderswo zu leben. Manchmal bin ich es, die fortgeht, mit einem Bündel. Aber wohin? Bin ich vielleicht nicht normal? Ist das vielleicht alles meine Schuld? Wenn man seinen Vater liebt, ihn für einen Gott hält …

Nein, es ist nicht meine Schuld. Sie glaubt mir, die schwarze Puppe.

Meine Schwester hat andere Puppen, sie ist geschützt, all das wird ihr nicht passieren, nur mich hat der liebe Gott verworfen. Was kann ich seit meiner Geburt wohl Böses getan haben, dass ich verdammt bin?

In kleinen Wellen läuft der Kerzenwachs den Kerzenleuchter aus Olivenholz hinunter. Das sieht hübsch aus, das beruhigt. Wie das Bier.

Ich höre Geräusche in der Wohnung. Er kommt wieder vom Speicher herunter. Ich lecke meine Finger an, um schnell die Kerze auszumachen. Ich krieche unter die Laken, das Kopfkissen auf dem Kopf. Wenn nur! Wenn er doch nur nicht die Tür öffnete! Vielleicht hat er es aufgeschoben, mir eine Tracht Prügel wegen der Zigarette zu verpassen.

Ich höre nichts mehr. Es ist Mitternacht, heute Abend spielt sich nichts mehr ab. Heute Abend spielt sich nichts mehr ab, denn ich höre jetzt den Motor des Mercedes. Er fährt davon. Er geht zu seinen Kumpels. Heute Abend spielt sich nichts mehr ab.

Mein kläglicher Krieg! Ich glaubte, das Mittel gefunden zu haben, das ihn außer sich bringen würde! Bereits am nächsten Morgen war ich entmutigt. Nicht nur, dass ich keine Tracht Prügel bekommen hatte, sondern mir wurde bald klar, dass mein Plan ins Wasser gefallen war. Als er nach Hause kam, nahm er mich sofort mit in sein Büro. Er hatte schon die Schlüssel in der Hand, als er ankam. Wie gewöhnlich hat er die Tür verriegelt, die Lichter gedämpft, ein Handtuch über den Türgriff gelegt, um das Schlüsselloch dicht zu machen. Er hat sich in seinen Ministersessel gesetzt und mir ein Päckchen Zigaretten mit einer kleinen, in Geschenkpapier eingewickelten Schachtel hingehalten. Er strahlte. Vollkommen zufrieden mit sich und seinem glücklichen Fund. In dem Paket – ein widerliches Geschenk: ein Feuerzeug. Aber nicht irgendein Feuerzeug. Ein kremfarbenes Feuerzeug, in der Form einer Frau. Um Feuer zu bekommen, musste man auf die Brüste drücken.

»Na? Was sagst du dazu? Das ist toll, was?«

»Es ist toll.«

»Versprich mir eins. Rauch nicht zu viel!«

Das ist gründlich danebengegangen! Er hat nicht nur akzeptiert, dass ich rauche, sondern er kauft mir Zigaretten. Und obendrein das Feuerzeug eines Sexbesessenen.

»Und nun? Wie dankt man seinem Vater für dieses hübsche Geschenk?«

Das heißt, ich werde es über mich ergehen lassen müssen. Kein Gratisgeschenk. Bezahlung in cash. Ich suche fieberhaft nach einer Ausrede, irgendetwas, um von hier fortzukommen, ich finde nichts. Meine Regel kümmert ihn nicht. Kopfweh ebenso. Schlaf noch weniger. Die Hausaufgaben scheren ihn einen Dreck. Ich habe ihn zu lange hingehalten. Er wird böse, wenn ich ihn zu lange hinhalte. Sein Ton wechselt binnen einer Sekunde.

»Auf alle Fälle bleibst du hier! Verstanden?«

Wenn er bloß eine andere fände. Er hat schon zuvor eine Freundin gehabt, vielleicht mehrere. Wenn ich meinen Platz bloß an jemanden abtreten könnte.

Eine Zigarette anzünden, das zögert den unangenehmen Augenblick hinaus. Rechnungen schreiben ebenso. Aber ich kann nicht zu lange herumtrödeln. Die Arbeit muss schnell und gut erledigt werden. Ansonsten …

Ich beeile mich, aber ich muss noch warten, bis er fertig ist und über die Nacht entscheidet. Über SEINE Nacht. Ich sehe ihn hinter seinem Direktorenschreibtisch sitzen, wie er sich für stark hält. Wie er seine Geschäftsmannsshow abzieht. Du mogelst mit den Rechnungen, ja, vor kurzem habe ich, unter anderem, begriffen, wozu ich auch noch diente. Rechnungen, die von den Kunden verlangt werden, registrieren wir. Legen die Kunden keinen Wert darauf, oder bezahlen sie bar, lassen wir die Rechnungen verschwinden. Deswegen erledigt man die Buchhaltung besser im Familienkreis. Und sein Geld, wo geht das eigentlich hin? Er gibt Mama nur das Notwendigste. Er leistet sich einen Mercedes, er geht abends mit Freunden aus, und wenn er nicht ausgeht, dann bezahle ich. Er ist gut organisiert, dieser Wüstling.

Scheiße, er sieht mich an.

»Du siehst hübsch aus heute Abend. Weißt du, dass du hübsch bist? Und auch dein Körper ist hübsch.«

Ich kümmere mich einen Dreck um seine Scheißkomplimente. Ich möchte mich schlafen legen. Ich will in sauberem Zustand schlafen gehen.

Er öffnet die eine Schublade, die immer verschlossen ist, und holt eine kleine Schachtel hervor; ich habe sie schon einmal gesehen, an dem Champagnerabend. Er redet, redet, ich höre nicht mehr hin. Wenn ich beschließe, dass mich das nichts angeht, kann er erzählen, was er will, ich habe meine Ohren zugemacht. Noch eine Zigarette.

»Nein, warte!«

Er öffnet die kleine Schachtel. Es sind Zigaretten darin.

»Nimm meine.«

»Wozu? Was haben deine Besonderes?«

»Diese Zigaretten, mein Liebling, habe ich extra für dich gemacht. Ich wollte, dass du heute Abend gut drauf bist. Wirklich gut drauf.«

Ich begreife nicht. Warum nicht meine? Was ist das wieder für eine Komödie?

»Wenn du nicht geläutert werden willst, wirst du eine von diesen Zigaretten rauchen.«

Geläutert, mit dem Gürtel. Mist. Ich verstehe nicht.

»Aber ich will keine davon. Lass mich in Ruhe mit diesen Dingern. Ich will meine rauchen. Und dann gehen mir deine Blödheiten auf den Wecker! Hörst du mich? Ich hab's satt. Bis oben hin!«

Diesmal habe ich übertrieben. Schimpfworte. »Bis oben hin.« Normalerweise müsste er nun explodieren. Er explodiert. Er brüllt:

»Ach so? Du willst das nicht rauchen? Das werden wir ja sehen. Zieh dich aus und zwar dalli! Los, nerv mich nicht!«

Selbst das wirkte also nicht. Es kümmerte ihn wenig, dass ich ihm die Stirn bot. Er konnte losbrüllen. Er hatte für die Isolierung gesorgt. Und er brüllte: »Nerv mich nicht!«

Ich hatte das Fass zum Überlaufen gebracht. Alles, was ich tun konnte, war, mich so schnell wie möglich auszuziehen. Er war fähig, mich tot zu prügeln. Ich war schon halb tot vor Angst. Er hat seinen Gürtel genommen, er hat begonnen, wie ein Rasender auf mich einzuschlagen, wobei er schrie, ich dürfe den Gehorsam nicht verweigern. Niemals den Gehorsam verweigern. Der Gürtel ging wie wahnsinnig auf und nieder, das Leder schien auf meine Haut abzufärben. Mein Körper und insbesondere meine Brust waren ganz rot geworden, und ich konnte mich überhaupt nicht wehren. Dieser gottverdammte Gürtel glitt immer zwischen meinen Händen, meinen Ellenbogen durch. Sie haben im Kino sicherlich schon solche Szenen gesehen, wenn man Peitschenhiebe auf Sklavenrücken niedersausen lässt, das lässt Sie völlig kalt. Das ist Kino. Ein Ledergürtel, der auf die nackte Haut niederprasselt – diesen Schmerz können Sie sich nicht vorstellen. Das Sausen, das Klatschen, der Schmerz, wieder und wieder. In dieser Nacht war er vollkommen tollwütig. Ein Irrer. Ein Hysteriker. Er tobte. Das tat er gern. Das verschaffte ihm Erleichterung. Danach war er glücklich. Und ich, was war ich? Ein Hund. Wer dachte an mich? Niemand. Ich war ein Gegenstand, auf den man einschlägt, um sich zu erleichtern. Kein junges Mädchen. Ein Nichts. Weniger als ein Nichts. Und danach war ich gezwungen, seine verdammte Zigarette zu rauchen. Sie schmeckte komisch, richtig ekelhaft. Aber ich hatte keine Wahl. Entweder rauchte ich oder er begann von neuem, mich zu »läutern«.

Ich sehe mich wieder schlottern vor Angst und Schmerz, wie ich diesen Rauch inhaliere. Ich höre ihn noch sagen: »Inhaliere den Rauch, inhaliere. Du wirst sehen, es ist einmalig.« Der Kopf drehte sich mir davon, und ich wollte wissen, was dieses abscheuliche Zeug war. Es war Shit. Eine Droge. Er gab mir, seiner Tochter, Drogen!

»Du wirst sehen, das entspannt. Das wird dir Lust machen …«

Er glaubte wirklich, ich würde mich mit seinem Shit im siebten Himmel fühlen. Er hatte sich verrechnet. Alles drehte sich in meinem Kopf, weiter nichts. Er warf sich auf mich in dem Glauben ich »liebte«, was er mit mir tun würde. Und ich empfand nichts. Rein gar nichts. Ich war frigide. Das musste er akzeptieren. Und weder seine Droge, noch sein Champagner, noch irgendetwas anderes würde daran das Geringste ändern. Ich empfand nur Hass, einen grenzenlosen Hass. Er war ein Schwein, und ich war eine Hure, aber ich wollte ihm nicht ähnlich sein. Um nichts auf der Welt.

Ich musste einen zweiten Joint rauchen und mir seinen nicht enden wollenden Blödsinn anhören. Ich hatte einen Orgasmus gehabt, ich war auf dem Höhepunkt gewesen. Er war davon überzeugt. Mir war schwindlig, ich war am Ende meiner Kraft, aber bei klarem Verstand. Im Stillen machte ich mich über ihn lustig, etwas anderes blieb mir nicht. Ich beleidigte ihn: »Armes Schwein, armer Idiot, armer Dummkopf, wenn du glaubst, dass ich mir aus deinem Dreck etwas mache …«

Auch ich stellte meine Berechnungen an. Ich machte eine Art Liste. Die Rechnung wurde höher. Jetzt waren wir bei Drogen angelangt. Vergewaltigung, Auspeitschungen, sexuelle Willkür, ich begann mich daran zu gewöhnen. Drogen, das war etwas anderes. Er würde mich körperlich und moralisch zum Wrack machen, mit dem einzigen Ziel: meine Frigidität zu bezwingen.

»Liebe zwischen Vater und Tochter ist etwas Normales. Das müsste eingeführt werden. Der Vater soll der einzige Lehrmeister für die Sexualität seiner Tochter sein. Eine Tochter muss ihren Vater lieben und ihm blind gehorchen.« Das war sein Katechismus. Zusammen mit den Hieben, um jeden Widerspruch auszuschließen. Der Shit hatte in seinem Gehirn zu wirken begonnen.

Seit drei Tagen lässt er mich in Ruhe. Ich bin am Ende meiner Kraft. Zum Glück ist Wochenende. Ein Trost für mich. Es ist Samstag, ich werde das Ereignis im »Chez C.« feiern. Ich brauche Knete, um das Bier zu bezahlen. Ich stibitze es wieder aus der Kasse meiner Mutter. Ich bin fünfzehn, und ich bin Alkoholikerin. Ich habe Kontakt mit Drogen gehabt. Ich bechere und erzähle den Kumpels an der Bar dabei irgendeinen Blödsinn. Heute Abend gehe ich auf ein Tanzfest in Sankt-Dingsda. Ich nehme meine kleine Schwester mit; sie ist mein Alibi, die kleine Schwester. Der pflichtbewusste Papa möchte nicht, dass ich allein ausgehe. Zweifelsohne aus Effekthascherei! Ich könnte mich ja daneben benehmen! Und wenn ich in den Armen eines Jungen dummes Zeug redete? Ich hab's satt, die Kleine mit mir herumzuschleppen. Die Amme zu spielen.

Ich komme auf dem Tanzfest an, mein Kopf dreht sich und tanzt Walzer. Ich breche alle Augenblicke in Lachen aus, als wäre das Leben schön. Das ist der Vorteil beim Bier, man vergisst. Und ich tanze, ich tanze, ohne mich um die anderen zu kümmern oder um das, was man über mich denken könnte. Ich tobe mich aus. Die anderen sind mir vollkommen schnuppe.

»Na, Nathalie? Alles in Butter?«

»Alles in Butter …«

An einem Tisch zusammengesunken heule ich jetzt. Meine Freundin Flo versteht nichts mehr.

»Was ist denn los? Alle schauen her, hör auf …«

Das würde ich gerne, aber ich habe einen Weinkrampf. Ich drehe durch. Ich weine auf einen Schlag alle Tränen aus meinem Körper.

»Ich habe mit Paul Schluss gemacht. Er hat mich betrogen.«

»Paul? Du warst mit Paul zusammen?«

»Ja, schon …«

Ich lüge. Ich erfinde mir Freunde. Sie wären bass erstaunt, diese Jungen, wenn sie wüssten, dass ich ihnen Liebesgeschichten mit mir anhänge. Die dauern im Übrigen nie lange. Einmal ist es Paul, dann ein anderer. Ich fasse einen Typen ins Auge, er ist nett, die Mädchen laufen ihm nach oder auch nicht, ganz unwichtig, ich erfinde eine Geschichte mit ihm, und er lässt mich sitzen. Ich habe dann einen Grund zu weinen. Unaufhörlich lüge ich jeden an. Niemand wird je die Wahrheit erfahren. So ist das, anderenfalls droht mir Fürchterliches.

Das Lügen verschafft mir Erleichterung. Flo tröstet mich. Der Abend ist zu Ende. Ich sammle die kleine Schwester wieder ein, ich bin wieder in meinem Zimmer mit denselben Problemen, denselben Ängsten. Ich zünde eine Kerze an.

Flo ist nett, aber sie kapiert nichts. Sie glaubt all den Quatsch, den ich ihr erzähle. Für sie gehe ich mit einem ganzen Rudel Jungen. Sie hätte ein bisschen genauer hinsehen können. Weint man so wegen einem Flirt? Niemand stellt sich etwas Schlimmeres vor. Niemand stellt wirkliche Fragen.

Ich möchte krepieren, sterben, das schwöre ich.

Seit diesem Shit-Abend und diesem versoffenen Wochenende bin ich aggressiv geworden. Die Zigaretten, der Alkohol, die Freunde, das lenkte mich für den Augenblick ein wenig ab, wohl wahr. Aber dann begann alles von neuem, und da bin ich aggressiv geworden. Gefühllos, kalt, von allem losgelöst. Ich befand mich in einem Tunnel, ich an einem Ende, er am anderen. Daran gab es nichts zu rütteln. Also wies ich alles Übrige und auch die anderen von mir. Ich tat nichts mehr für die Schule.

Abends machte ich nicht einmal mehr meine Hausaufgaben.

Eigentlich wollte ich Rechtsanwältin werden, aber im Augenblick hatte ich dafür keinen Nerv. Ich hatte gerade genug Kraft, um ihn zu ertragen und keinerlei Energie für irgendetwas anderes. Er hatte eine Hure und einen Putzlumpen aus mir gemacht, ein Stück Dreck. Ich hatte es satt, die Stunde abzupassen, in der er kommen würde, um dann schnell zu verschwinden, ohne dass er mich sieht. Satt, auf das Motorengeräusch des Mercedes zu lauern, bei Telefonanrufen, beim Geräusch der Türen aufzuschrecken. Schon allein die Tatsache, mich mit ihm in ein und demselben Zimmer aufzuhalten, versetzte mich in Panik. Mir blieb nur Aggressivität und Lüge. Nicht gerade viel, um zu überleben! Morgens beim Frühstück schon lügen.

»Guten Tag, Papa.« (Mach dich bloß weg, Papa.)

Am Abend lügen.

»Ja, ich habe meine Aufgaben gemacht, Mama.« (Siehst du nicht, wie er darauf wartet, dass du schlafen gehst? Siehst du's nicht?)

Nachts lügen.

»Ja, ich mag das.« (Schuft, verdorbenes Stück, Dreckschwein, ich scheiß auf das, was du mir eben angetan hast.)

In der Schule lügen.

»Ich habe meinen Aufsatz nicht gemacht, ich hatte Kopfweh.« (Siehst du nicht, dass ich null Bock auf Voltaire habe? Siehst du nicht, dass es mir schlecht geht?)

Die Jungen meines Alters anlügen.

»Lass mich in Ruhe, ich hab' einen Freund.« (Du widerst mich genauso an, du kleiner Mann.)

Mama anlügen.

»Ich bin nicht krank, ich bin in der Pubertätskrise … Du sagst es doch selbst.« (Er ist krank, dein Mann … der Vater deiner Kinder … Siehst du nicht, was er für ein Ungeheuer ist? Lässt du zu, dass er mich begrabscht?)

Lügen war mir zur zweiten Natur geworden. Es war eine andere, meine Doppelgängerin, die etwas Beliebiges sagte, wenn man sie nur in Ruhe ließ. Nach und nach nahm ich die anderen, die Familie, die Lehrer nicht einmal mehr wahr, nur ab und zu die Freunde. Was ich von meinem sechzehnten Lebensjahr im Gedächtnis behalten habe, ist nur, dass mir die Wirklichkeit abhanden gekommen war. Sie war zu hart für mich, ich war zu sehr allein. Ich wurde nicht mit ihr fertig.

»Morgen beginnen also die Ferien zu Allerheiligen? Da kannst du dich richtig ins Zeug legen und mir helfen …«

»Ferien sind Ferien, nicht wahr, Mama?«

»Wenn du keine Schule hast, bist du auch in der Lage, deinem Vater zu helfen, dann kann er mir auch helfen …«

Die Hölle. Sie glaubt es. Er braucht mich in den Ferien jeden Abend, sie hat nichts dagegen einzuwenden.

Den heutigen Abend werde ich in der Hölle verbringen, denn es findet keine Schule statt. Das mit der Zigarette hat nicht geklappt, ich werde es mit Schminke versuchen. Man muss mich unbedingt im Eilverfahren zur Großmutter schicken, damit ich wieder ins richtige Lot komme. Ich muss außer Rand und Band geraten und dabei meine Ruhe bewahren. Schminke verabscheut er.

Stille in der Wohnung, ich bin allein in der Küche. Ich habe blaue, schwarze, rote und grüne Schminke gekauft. Ich male mir die Augen blau an. So blau, so groß, dass man sie nachts sehen könnte. Ein Clownsgesicht. Ich werde ihn in seinem Büro aufsuchen, ich stelle mich so, dass das Licht voll auf meine Clownsvisage fällt und warte.

»Leg ein bisschen weniger auf.«

Es ist ihm Wurscht, oder was? Er tut so, als bemerke er's kaum. Leg ein bisschen weniger auf … Ist das alles, was ihm einfällt?

Warum dieses Zynikerlächeln, das mir immer Lust macht, ihm die Fresse zu polieren … Was habe ich jetzt wieder für eine Dummheit gemacht?

»Auf dich wartet Arbeit. Danach habe ich eine Überraschung für dich.«

Überraschung. Er spricht mit mir wie mit einem fünfjährigen Kind. Ich kenne seine Überraschungen. In Erwartung dessen erledige ich die Arbeit. Rechnungen, Mehrwertsteuer aufschlüsseln, Briefe an die Kunden, Akten einordnen. Die Stunden vergehen, er redet nicht mit mir. Ich werde danach hier bleiben müssen, so viel ist sicher. Mit seiner Überraschung. Er hüllt sich in Schweigen. Ich spüre, dass er mich belauert, dass er auf den Moment wartet, wo er seine Arbeit beendet hat und ich auch.

Er besitzt die Geduld einer Schlange. Ich muss es mit einer anderen Taktik probieren, da meine Clownsvisage keine

Wirkung gezeigt hat. Ich werde es mit der Masche »ruhige und freundliche Tochter« versuchen, die ihn nicht zurückweist, sondern schlafen gehen möchte.

Er legt auf dem Schreibtisch vier Joints nebeneinander und sorgt für gedämpftes Licht. Eine tödliche Atmosphäre.

»Es ist kalt heute.«

Seichtes Geschwätz. Ich muss ebenso antworten.

»Ja. Aber nicht sehr.«

Bevor er nach Hause kam, hat er Shit geraucht. Das sieht man an seinen Augen.

»Heute Abend muss ich dich um einen kleinen Dienst bitten.«

Mich um einen Dienst? Er, der Mann, der Überlegene, will mich, die kleine Gans, um einen Dienst bitten? Vorsicht.

»Ich habe eine Überraschung für dich. Eine richtige. Heute Abend wirst du gut drauf sein. Ganz einfach, wir tun alles, was du willst. Ich werde nichts sagen, wir machen nur, was du gern hast. Na? Was denkst du darüber? Bist du glücklich?«

Es verschlägt mir den Atem. Ich weiß nicht, was ich antworten soll. Ich mag nichts. Rein gar nichts von dem, was er immer machen will. Ruhig, Nathalie, ruhig … antworte:

»Papa … wollen wir uns heute Abend nicht schlafen legen, hm? Und nichts machen? Weißt du, im Augenblick bin ich wirklich müde, ich hab zu gar nichts Lust. Zu überhaupt nichts.«

7. KAPITEL

Sehen Sie … Ich versuchte es mit Freundlichkeit, mit neutralem Verhalten. Weil ich seine Überraschung nicht begriff. Was sollte das heißen, wir tun alles, was du willst? Schließlich mochte ich nichts. Schließlich ekelte mich alles an. Nur konnte ich das nicht antworten. Ich hatte schon versucht, es zu sagen, und das Ergebnis war der Gürtel gewesen. Ich konnte nur probieren, mich dumm zu stellen: Was ich gerne täte, wäre, mich schlafen legen, weil ich müde war.

Plötzlich hat sich sein Gesicht verwandelt. Er ist weiß wie eine Aspirin-Tablette geworden. Ich wusste nicht, ob es die Wut oder sein Geschwür war, das ihn schmerzte. Er sprach oft von seinem Geschwür. Angeblich rauchte er, um es zu beruhigen. Der Shit konnte ihm nicht gut tun, ich kenne mich in medizinischen Dingen nicht aus, aber so viel weiß ich immerhin. In dem Augenblick, als ich ihn so weiß werden sah, sagte ich mir »Wut oder Geschwür«. Es war Wut … Er ist aufgestanden und hat mich mit hohlen Phrasen beleidigt: Ich hätte nicht das Recht, ihm so etwas zu sagen, es wäre wirklich gemein von mir. Ich liebte ihn nicht, ich wäre eine kleine Schlampe, die ihren Vater nicht liebte, die überhaupt nichts verstand … eine Menge solches Zeug. Ich hab's nicht behalten, ich hatte viel zu viel Schiss, dass er mich schlagen würde. Ich senkte den Kopf – im Magen vor Angst ein flaues Gefühl – unter der Flut dieses zusammenhanglosen Unsinns; er schlug mit beiden Fäusten auf seinen Schreibtisch, und ich erinnere mich nur noch an das Folgende: »Du liebst mich nicht, du liebst deinen Vater nicht, du hast kein Recht, mir das anzutun.« Alles Übrige ging in der chaotischen Situation unter. Am Ende hat er mir befohlen, mich schlafen zu legen, wobei er noch einmal mit seinen Fäusten auf den Tisch schlug.

Und ich, anstatt mich eiligst aus dem Staub zu machen, blieb stehen, ohne zu wissen, was ich tun sollte, ohne zu begreifen. Ich hatte das freundlich gesagt, ich hatte sogar sehr darauf geachtet, ihn nicht zu verletzen. Deshalb war ich völlig hilflos angesichts seiner Reaktion. Sollte ich bleiben oder gehen? Ich glaube, ich hatte Angst, fürchtete, er würde mich zurückholen und schlagen. Ich hätte gewünscht, dass, wie durch Zauber, jemand da wäre, um mir zu sagen, was ich tun sollte. Ausreißen oder nicht? Ich durfte keine Zeit verlieren. Ich beschloss, alles auf eine Karte zu setzen. Ich bin mit erhobenem Kopf hinausgegangen, mit wie rasend klopfendem Herzen, wie nie zuvor.

Sehen Sie mich? Ich sehe mich sehr deutlich wieder an diesem Abend die Türe öffnen; mein Herz zersprang fast, so heftig pochte es. Die Türe wieder schließen. Weder zu schnell noch zu langsam den Flur entlanggehen, mit der Angst, dass er hinter meinem Rücken auftaucht und mich beim Hals packt, um mich in die entgegengesetzte Richtung zu ziehen. Ich erinnere mich, dass mein Mund trocken war, ich hätte literweise Wasser trinken können.

Erst als ich mich ins Bett legte, sah ich, dass ich am ganzen Körper zitterte. Unmöglich, damit aufzuhören. Es war, als hätte man mich unter Strom gestellt. In meinem Gehirn war nur ein Gedanke: Er wird zurückkommen, er wird mich schlagen, ich will nicht, ich will nicht gequält werden.

Und keine Aussicht auf Schlaf, kein Mittel, den immer wiederkehrenden Gedanken zurückzudrängen: Wann wird das ein Ende haben? Wann wird er mich ein für alle Mal in Frieden lassen? Ich hatte diese Lügen satt, dieses dreckige Betrügerleben. Ich wollte normal sein. In den Spiegel schauen, ohne mir etwas vorzuwerfen. Wie Flo sein, ein ganz normales Mädchen.

In den Spiegel schauen, vor allem an jenem Abend, mit dieser Clownsvisage und den blaugeschminkten Augen, das konnte ich nicht. Alles, was ich ertragen musste, stand mir im Gesicht geschrieben. Das sah man, ich sah es. Es war nicht wie im Märchen »Spieglein, Spieglein an der Wand, wer ist die Schönste im ganzen Land?« Es hieß: »Spieglein, ich weiß, dass ich die Hässlichste bin. Die Schmutzigste.« Was sollte ich anstellen, um wie die anderen Mädchen meines Alters zu sein? Wenn Flo in den Spiegel schaute, dann, um einen Pickel auszudrücken oder sich die Wimpern zu tuschen. Um sich schön zu machen. Ich sah darin Dinge … Dinge … all diese entwürdigenden, erniedrigenden Dinge, die ich im Kopf hatte. Man kann seinen Kopf nicht in Bleichmittel stecken. Man kann nichts sauberwaschen. Und trotzdem suchte ich einen Ausweg, sagte ich mir, dass es sicher irgendwo einen gab, so konnte ich nicht weitermachen, das ganze Leben vor Angst schlotternd … Frei sein, glücklich, war das zu viel verlangt vom Leben? Wann, wie werde ich diesem Gefängnis ohne Gitter entkommen? Werde ich den Lichtstrahl am Ende des Tunnels wieder finden?

Allmählich bin ich ruhiger geworden. Das Zittern, die Gänsehaut, das Toben im Kopf ließen nach. In dieser Nacht ist er nicht wiedergekommen. Letztendlich musste mich seine Wut kalt lassen, wenn ich ihm so entkommen konnte.

Ich habe ein wenig geschlafen.

Ich bin heute Morgen spät aufgestanden. Mama ist schon in ihren Laden gegangen, meine Schwester spielt in ihrem Zimmer mit dem kleinen Bruder, und er sitzt in der Küche vor seinem Kaffee.

»Ah! Da bist du ja endlich? Mademoiselle schläft bis in die Puppen …«

Antworte nicht, sage ich mir. Mach dir eine heiße Schokolade, er wird verschwinden.

»Ich muss wohl andere Saiten mit dir aufziehen! Bis jetzt bin ich entgegenkommend gewesen, aber das wird sich ändern. Ab heute habe ich das Sagen, verstanden? Und du wirst meinen Befehlen gehorchen. Ich hab es satt, in diesem Haus für einen Dummkopf gehalten zu werden. Da ich streng sein muss, werd' ich's sein … Kapiert? Das werdet ihr schon sehen, in diesem Haus werde ich andere Saiten aufziehen …«

Antworte nicht. Das gilt dir, nicht dem Haus im Allgemeinen. Du bist die leichte Beute, meine Liebe. Das heißt im Klartext: Es kommt nicht in Frage, zu ihm zu sagen »leg dich schlafen«. Jedenfalls sehe ich nicht, was sich damit ändern soll. Er will sich aufregen, also tut er's, Schluss – aus. Er entscheidet immer, was zu tun ist. Ja, ja, verpiss dich, mach die Fliege, dass ich wenigstens in Ruhe meine heiße Schokolade trinken kann. Auf alle Fälle fängt der Tag nicht gut an. Ich kann nur ins »Chez C.« ein Bier trinken gehen. Ich sollte diesen günstigen Moment nutzen, er kommt selten genug. Denn heute Abend wird er sich rächen. Er hat es nicht geschluckt, dass ich ihm sagte, er solle sich schlafen legen.

»Nathalie, nimmst du mich zum Bummeln mit?«

»Lass mich ein bisschen in Ruhe …«

»Oh! Schon gut, schon gut … Hast du dich mit Papa gezankt?«

»Genau. Er hat mich ausgeschimpft.«

»Was hast du angestellt?«

»Was soll ich schon angestellt haben? Nichts. Wie gewöhnlich. Ich habe nichts getan.«

Die kleine Schwester, die einen Papa hat. Scheiße.

Hab ich einen Papa?

Ich mochte meine Schwester, ich mag sie immer noch. Aber sie war privilegiert. Sie wurde in Ruhe gelassen. Ich musste alles ausbaden. Mit der Zeit wurde ich immer unausstehlicher zu meiner Mutter, meiner Schwester, zu allen. Mein Leben war ein Alptraum, und ich ließ es die anderen spüren; das war ekelhaft von mir, aber so war es eben. Ein bisschen Rache auf meine Art. Eigentlich hätte mein Vater die Folgen tragen müssen, nicht sie. Ich war ungerecht, weil das Leben mit mir ungerecht war.

Am Abend kam er mit einem schlaffen, aufgedunsenen Gesicht und roten Augen nach Hause. In den Lungen sicherlich diese Scheißdroge, die er geraucht hatte. Ich würde eine grässliche Viertelstunde erleben, aber ich war daran gewöhnt, so sehr gewöhnt, dass meine Angst nicht mehr so groß war wie in der ersten Zeit.

Ich hasste und verachtete diesen Kerl, er war ein Fremder für mich geworden. Der Folterknecht und sein Opfer waren nicht mehr Vater und Tochter. Vom Vater blieb nur die Angst übrig, die er in mir gesät hatte. Die Angst, den Inzest ans Licht zu bringen. Ich hasse sogar das Wort Inzest. Es ist an und für sich schon schmutzig. Nur mit Mühe bleibe ich ruhig, während ich dies niederschreibe. Aber ich werde durchhalten, da ich beschlossen habe, ihm die Stirn zu bieten.

Ich hätte gern, dass man es den Kindern in der Schule, im Gymnasium beibringt, dass man von Zeit zu Zeit einen einfachen Satz auf eine schwarze Tafel schreibt, etwa: »Wenn jemand aus eurer Familie, Vater oder Bruder, euren Körper oder euer Geschlecht berühren möchte, sagt es.« Man lehrt sie schließlich auch, beim Überqueren der Straße Acht zu geben. Das müsste schon in den unteren Klassen beginnen. Wenn man mir das beigebracht hätte, vielleicht hätte ich früher geredet. Vielleicht …

Sie müssen unbedingt noch etwas wissen. Ich spreche von der Verstellung, derer ein Kerl wie er fähig ist. Zu Hause, bei Tisch, in der Familie, vor meiner Mutter, vor den anderen, er war über jeden Verdacht erhaben. Ich hätte so sehr gewünscht, dass er sich verrät, dass er dabei erwischt wird, wie er mit dem Gürtel auf mich einschlägt. Aber ich wäre auf der Stelle vor Scham gestorben, hätte man uns bei der Tätigkeit entdeckt, die er Liebe nannte.

Und dann auch das: Wenn meine Mutter davon erführe, würde sie sich umbringen. Er hat dieses Argument, das für ein Kind schlimmer als alle anderen ist, nicht sofort vorgebracht, aber es stand unausgesprochen im Raum. So als hätte er es gesagt. Mama würde daran sterben.

Also habe ich auch an diesem Abend den Mund gehalten, wie an den anderen, und an den kommenden Abenden. Ich wurde hart im Hass und in der Verachtung, den beiden Pfeilern des Alterns. Denn in meinem Fall altert man schnell. Man wird schnell erwachsen. Man kapiert schnell. Die Kindheit bleibt irgendwie verstümmelt, unvollendet, für immer verloren. Die Dreckskerle töten Ihr Innerstes.

Ein Kopfnicken, um mir anzudeuten, dass ich heute Abend Arbeit habe. Ein Blick, der sagt, dass ich nichts zu lachen haben werde. Für diesen Idioten ist es ein Machtspiel, er liebt es, mich mit einem Kopfnicken zu verletzen. Er muss sich fühlen wie ein kleiner erbärmlicher Hitler in seinem Harem. Das ist sein Wesen. Man kann ihn nicht ändern.

Er öffnet die Holztür, wirft einen Packen Papierbogen zum Rechnungen schreiben auf den Schreibtisch. Heute Abend zittere ich nicht, auch wenn er nicht redet und mir dies nichts Gutes verheißt. Ich frage nichts. Er würde mich nur schroff zurechtweisen. Heute Abend kann ich mich nicht weigern wie gestern, oder ich werde eine fürchterliche Tracht Prügel bekommen. Ich zünde eine Zigarette an und warte. Ich warte eben, auf was, weiß ich nicht. Dass er etwa zu mir sagt, ich solle schlafen gehen, man weiß ja nie. Dass er mich um Verzeihung bittet; träumen ist immer erlaubt.

Dann kommt der Augenblick der Angst: Ich habe die Arbeit beendet und warte auf seine Befehle. Nun schon eine Gewohnheit. Er schaut mich undurchdringlich an:

»Zieh dein Nachthemd an!«

Ich gehorche. Ich behalte meinen Slip an. Ich ertrage es nicht, nackt zu sein, insbesondere an dieser Stelle des Körpers.

Er holt eine Decke aus einem Schrank, breitet sie über seinen Schreibtisch, löscht die Lichter. Ich denke an nichts, ich darf nicht denken. Nimm an, du wärst eine Marionette, die kein Gehirn hat, und lass es geschehen. Gefühllos, eine Puppe aus Holz, aus Eisen, aus Blei, aus Beton.

»Zieh dich aus! Warum behältst du deinen Slip an?«

Ich hab's satt, satt, satt …

Ich konnte mir noch so sehr verbieten, in diesen Augenblicken zu denken, es war unmöglich. Ich sagte mir, »ich hab's satt« und gleich darauf: »ich möchte sterben, verschwinden.« Das waren natürlich nur Worte, eine Reaktion, aber dieser Gedanke vom Tod, vom Verschwinden und den Mitteln, es zu verwirklichen, wurde immer konkreter. Wie ein Stierkämpfer hatte ich den Coup mit dem Lastwagen versucht. Das war zu Anfang. Ich spielte »mit dem Lastwagen sterben«, ohne mir klar zu werden, dass ich wirklich den Tod riskierte. Ohne wirklich zu wissen, was der endgültige Tod war. Der Tod, den ich unter dem Lastwagen suchte, war das Krankenhaus, die Rettung. Vielleicht auch Bestrafung. Finden Sie es selbst heraus, ich bin kein Psychologe. Aber besonders in dieser Nacht wurde der Gedanke an den Tod so stark, dass ich begann, das sicherste Mittel zu suchen, um ihn herbeizuführen. Ich dachte daran, während er seine grässlichen Verrichtungen durchführte. Er legte mich nackt auf seinen Ministerschreibtisch. Ich nackt, er nicht. Er öffnete seinen Hosenschlitz, er streichelte mich, er suchte sein Vergnügen, wo er konnte, und fragte mich dabei, ob es mir gefalle. Unaufhörlich. Ich antwortete nicht, ich biss die Zähne zusammen. Also befahl er mir, es zu sagen, und ich weinte während ich es leise sagte, so leise wie möglich. Aber ich musste es deutlicher sagen, mit lauter Stimme. Wie üblich war mir schlecht. Auch das war mir zur Gewohnheit geworden, dieses Bedürfnis zu kotzen, der Magen hebt sich und gleichzeitig schnürt es mir die Kehle zusammen, so stark, dass nichts hochkommen kann. Das Bedürfnis zu kotzen bleibt im Inneren. Ein verheerendes Gift. Währenddessen beharrte er darauf, dass ich seinen Unsinn wiederholte.

Ich lag ausgestreckt da, rührte mich keinen Deut, das ging ihm auf die Nerven. Er wollte, dass ich mich bewege … Können Sie sich das vorstellen? Er wollte, dass ich mich bewege wie die Frauen auf den Pornokassetten. Da ich eben gesagt hatte, es gefiele mir, konnte ich mich auch bewegen.

Nein. Ich konnte es nicht. NEIN und nochmals NEIN. Und er wollte mir weismachen, dass er mich liebte, dieser Mistkerl! Das werde ich nie vergessen.

Ihm ist klar geworden, dass ich lüge. Ich sage, ich mag das, aus Angst, eine Tracht Prügel zu bekommen. Ich bewege mich nicht, weil ich meinen Körper nicht kommandieren kann. Er hält inne. Er öffnet seine Schublade und holt zwei Joints hervor. Ein Zeichen mit dem Kopf, ich muss an meinen Platz zurück. Ohne mich wieder anzuziehen. Ich soll mich hinsetzen, nackt und erniedrigt. Er reicht mir den Joint, zündet ihn an, ich muss diesen Dreck rauchen. Wahrscheinlich, um rosarote Elefanten zu sehen.

»Du musst dich daran gewöhnen. Das wird dir helfen, Lust zu empfinden und gern zu haben, was wir tun. Ich will, dass du das erreichst. Es ist meine Pflicht als Vater, dir die Liebe beizubringen und alles, was du als Frau wissen musst. Das ist normal.«

Ich habe seinen Dreck geraucht. Ich sah keine rosaroten Elefanten, aber ihn hatte es in Fahrt gebracht. Wir konnten also weitermachen. Ich frage mich, ob er wirklich an seine Ohrenbläserei glaubte. Das ist unmöglich. Er war wahnsinnig, anstaltsreif. Es war seine »Pflicht«, mein Leben als Kind, als Teenager und als Frau zu zerstören? Ich werde Ihnen erzählen, wie viel Zeit, Anstrengung und Überlebenswillen es mich später gekostet hat, einen männlichen Körper in meinem Bett zu ertragen. Und mich berühren zu lassen. Ich werde Ihnen die Alpträume beschreiben, aus denen ich schreiend erwache, in der Überzeugung, dass seine Hände auf mir liegen. Seine Haut, sein Geruch, sein Atem. Das stößt mich in die Hölle zurück. Nur eines zählt: Er ist der Erste gewesen und der Einzige, der mein Leben zerstört hat. Soll er daran krepieren!

Wie ein Schwein hat er alles auf mir ausgespuckt. Er war glücklich, es war zu Ende. Das Martyrium war für diesen Abend vorüber. Ich habe mich wieder angezogen, ich habe meine Glimmstängel eingesammelt, ich hatte nur noch ein Bedürfnis: mich in meinem Bett zu verkriechen, mit meinem Teddybär. Nur er hörte es, wenn ich sagte: »Ich kann nicht mehr. Ich bin unglücklich, mir tut alles weh. Teddy, wenn du wüsstest wie unglücklich ich bin.«

Er wusste, dass ich unglücklich war, aber er konnte nicht begreifen, warum. Selbst ihm wagte ich nicht zu erzählen, was mein Vater mir abverlangte. Ich schämte mich vor meinem Teddybär, obwohl er doch nur ein einfacher Gegenstand war. Es ist dumm, so zu reagieren. Ich war fünfzehn, ich rauchte Joints, ich trank Alkohol, und ich war schon mit einer beträchtlichen Anzahl sexueller Extravaganzen vertraut.

Und ich redete mit meinem Teddy, nur um ihm mitzuteilen, dass ich unglücklich war. Können Sie das verstehen? Ich hatte eine Mauer im Kopf, unüberwindlich. Genauso war es mit den Leuten, wenn sie mich fragten, warum es mir schlecht ginge, warum ich nicht gut arbeitete, warum ich aggressiv, bösartig, teuflisch war. Warum, warum, warum? … Darum. Weil meine Eltern sich nicht gut verstehen. Weil mein Freund mit mir Schluss gemacht hat. Weil ich Kopfweh habe. Und dann, weil … Geht Sie das etwas an?

Wenigstens mein Teddy tröstete mich. Ich konnte auch auf mein Kopfkissen schlagen und hineinbeißen, um mich abzureagieren. Eine Kerze anzünden, damit mich ein kleiner Hoffnungsschimmer aufhellte. Manchmal ging ich in die Kirche, um zu beten, oder es zumindest zu versuchen. Es gab dort viele Kerzen, Wachslichter in allen Größen, eine Menge Flammen der Hoffnung. Wie in den Konzerten: Wenn es einem gefällt, zündet man sein Feuerzeug an, um durch die kleinen Flammen geistig miteinander verbunden zu sein. Ich hatte auch Bier, Kaffee, Zigaretten. Ich konnte die winzigen Pluspunkte zusammenzählen, an die ich mich klammern konnte.

Und plötzlich schoss mir durch den Kopf: Ich hatte meine Regel nicht bekommen. Herr Gott noch mal, wann war sie das letzte Mal gewesen? Ich hätte sie schon haben müssen. Ich erinnerte mich nicht mehr genau an die Daten. Und wenn ich schwanger war? Das war unmöglich. Nein. Das nicht! Er hatte mir geschworen, er passe immer auf. Aber was genau hieß das »aufpassen«? Wann hatte er es gesagt? Am Anfang, glaube ich. Aber konnte ich ihm vertrauen? In welchem Augenblick fing das mit dem Aufpassen an? Ich wusste nicht viel darüber. Er, dieser Dummkopf, sagte ganz stolz, er könne es zurückhalten. Aber er besudelte mich trotzdem überall.

Sie nerven mich mit Ihrem Gefrage, warum ich nicht die Pille nahm, Sie alle, die mich deswegen ausgehorcht haben. Nimmt man die Pille mit vierzehn? Ich hätte sie mir auch als Geschenk zu meinem bevorstehenden fünfzehnten Geburtstag wünschen können, warum nicht! In einer hübschen Schachtel mit einem Band außen herum.

Niemand hatte mit mir über die Pille gesprochen. Meine Freundinnen schon, aber nur, um sich wichtig zu machen. Doch zu Hause kam es nicht in Frage, darüber zu reden. Was sollte ich zu meiner Mutter sagen? Mama, ich schlafe mit einem Jungen, ich will die Pille.

Hätte ich vielleicht meinen Vater fragen sollen? Das fehlte noch. »Papa, ich möchte gerne die Pille.« Eher krepieren als zwischen diesem Dreckskerl und mir die geringste Komplizenschaft aufkommen zu lassen. Zudem hätte er mit der Pille seine Ruhe gehabt … er hätte mich doppelt so oft behelligt.

Aber ich hatte meine Periode nicht, und bei dem Gedanken, schwanger zu sein, packte mich das nackte Entsetzen. Das Kind meines Vaters austragen. Wie fürchterlich! Ganz plötzlich, einfach so, ist mir das in den Sinn gekommen. Eine Angst mehr. Ich fing an, mir zu sagen: »Wenn es doch käme, es muss kommen, du wirst kommen, du gottverdammtes Blut.« Eine Woche war verstrichen und immer noch nichts. Und außerdem, wie sollte ich ihm das sagen? Ich war ganz besessen davon. Ich blickte auf meinen Bauch hinunter, ich inspizierte jeden Tag meine Wäsche. Ein Kind, nie im Leben! In meinem Alter, von meinem Vater, Scheiße aber auch, eher bringe ich mich um. Ich konnte kein Kind von diesem verdorbenen Stück in meinem Bauch behalten! Ich warte auf den ersten Blutstropfen wie auf eine Erlösung, eine Vergebung des Himmels.

Ich erinnere mich an das erste Mal. Als ich noch Kind war. Ich glaubte, es sei ein Glück, die Regel zu haben. Das bedeutete, man war eine kleine Frau. Und wenn sie kam, war ich stolz. Und auch der Dreckskerl war stolz. Es fehlte nicht viel, und ich wäre beglückwünscht worden, hätte ein Geschenk erhalten als Willkommensgruß in der Welt der Erwachsenen. Und heute hat mich der liebe Gott im Stich gelassen. Er würde mir die Höllenfrucht der Sünde in den Armen lassen. Die Frucht meines Vaters.

Die Frucht der Sünde … Das klingt so förmlich, nicht? Das klingt nach Bildergeschichte … blöder Fernsehserie. Aber wenn Ihnen das passiert, wie soll man es nennen? Sünde ist das Mindeste, was man dazu sagen kann.

Ich sagte mir, immer mit der Ruhe, Kleines, du hast eine Verzögerung. Nur eine Verzögerung. Je mehr du dich aufregst, desto weniger kommt es. Bleib ruhig. Vielleicht hast du dich getäuscht, als du die Tage gezählt hast. Du streichst die Tage nicht an, das geschieht dir recht. Sobald es kommt, wirst du sie von jetzt an markieren. Du darfst dich nicht mehr so auf die Folter spannen lassen. Du musst es wissen. Diese Warterei ist absolut unerträglich. Noch dazu die Last, es, auch diesmal, niemandem mitteilen zu können. Ich versuchte, meine Angst unter Kontrolle zu halten … Stellen Sie sich das nicht zu einfach vor! Schließlich habe ich beschlossen, es ihm zu sagen. Am Abend des achten Tages meiner Verzögerung setzte ich mich ihm gegenüber. Ich fing an, von irgendwas zu reden, irgendeiner belanglosen Sache und rauchte dabei eine Zigarette. Ich überlegte, wie ich meinen Satz beginnen könnte. Ich spielte die Ruhige. Aber ich war es nicht wirklich. Es ist komisch, letztendlich hatte ich keine Angst vor ihm, fast konnte man meinen, ich hätte die besseren Karten. Ein Joker und dazu noch einen guten auf meiner Seite. Der viel wog. Ich hatte begriffen, dass ich auch ihm Angst einjagen würde. Das war beinahe etwas Positives.

»Papa, sieh mich an. Ich habe dir etwas sehr Wichtiges zu sagen.«

»Ach ja?«

Ich sehe wohl, er hat verstanden, dass es ernst ist. Er zündet seine Gauloise an, aber ich lasse ihn ein bisschen zappeln. So, ich kann ihm in die Augen blicken. Ich will sehen, wie er zusammenbricht. Es gibt nichts gratis. Er soll genauso leiden wie ich, wenn möglich.

»Ich habe meine Regel nicht bekommen.«

»Wie geht das an? Du hast dich sicher geirrt.«

»Nein, ich habe mich nicht geirrt. Ich kann dir den Kalender zeigen, ich habe acht Tage Verzögerung. Heute genau acht Tage.«

»Zeig her.«

Ich zeige ihm die Daten. Und beharre nachdrücklich darauf. Er versteht nicht viel davon, aber das ist mir egal. So ist das eben.

»So ist das eben. Was wirst du tun?«

»Halt's Maul! Lass mich in Ruhe nachdenken!«

»Ich will das nicht. Du musst etwas unternehmen.«

Er hat Angst.

»Es gibt ein Mittel, um ganz sicher zu sein. In so einem Fall führt man einen Test durch.«

»Und wenn ich schwanger bin?«

»Dann kann man abtreiben.«

»Wie macht man das? Was wirst du Mama sagen?«

»Für eine Abtreibung reicht es, wenn ein Elternteil einverstanden ist. Und dann werd' ich dich nach England schicken. Das geht dort wie am Schnürchen.«

»Und Mama?«

Es nervt ihn, dass ich von Mama spreche. Er wird immer ängstlicher. Ich frage mich, wie er das mit Mama regeln wird.

»Wir müssen eine Erklärung finden, die mich aus der Sache heraushält. Für dich ist es nicht so schlimm. Deine Mutter wird dich ausschimpfen, aber sie wird dir verzeihen. Eine Mutter verzeiht ihrer Tochter so etwas immer.«

»Und ich? Ich zähle wohl nicht dabei? Ich werde es Mama erzählen ... was werde ich ihr erzählen? Wer hat es mir denn gemacht? Soll ich vielleicht einen Typen erfinden? Sie wird alles wissen wollen, die Einzelheiten. Dir ist's egal ... du willst dich da raushalten. Toll, dein Plan. Aber ich?«

»Ich sag' dir doch, deine Mutter wird's verstehen.«

Wir schauen uns an. Was wird Mama verstehen? Wie wird er sich reinwaschen? Er hat wirklich Angst. Er hat irrsinnigen Schiss. Auch ich habe Bammel. Panik. Sein Rührstück, demzufolge ich meiner Mutter irgendeinen Unsinn erzählen soll, die ein bisschen schimpfen und mir dann verzeihen wird, klingt hübsch, aber ich zahle die Zeche. Ich. Immer ich. Er nicht. Er sucht nach einem Gedankenblitz, um da herauszukommen. Ich sehe wohl, dass er ihn gefunden hat. Dieses Lächeln ...

»Woran denkst du? Was ist?«

»Zuerst musst du den Test machen. Du bist noch nicht sicher. Wir werden noch eine Woche abwarten.«

»Okay! Und danach?«

»Wenn du schwanger bist, müssen wir einen Vater finden. du brauchst bloß einen zu suchen.«

»Einen Typen suchen? Ich?«

»Ja, du. Du musst mit jemandem schlafen.«

»Mit jemandem? Mit wem denn?«

»Was weiß ich denn, schau zu, dass du in deiner Bar jemanden aufreißt, irgendjemanden.«

»Du willst, dass ich zu ›Chez C.‹ gehe. Und dass ich mit dem erstbesten Typen schlafe, der mir in die Hände fällt?«

»Siehst du eine andere Lösung? Du musst dich sogar beeilen mit dem Aufreißen. Im Falle, dass ... Da hast du die

Lösung. Danach kannst du deiner Mutter die Wahrheit sagen. Du hast dann halt mit einem Typen geschlafen, bist schwanger, Abtreibung, du brauchst nicht einmal zu lügen …«

Ich habe mich schlafen gelegt nach diesem Schock. Ich sollte damit einverstanden sein, mit einem Typen zu schlafen, um diesen Dreckskerl von Vater zu decken. Mit irgendjemandem. Ich würde in die Bar gehen, zu »Chez C.«, den falschen Vater auswählen, ihm schöne Augen machen, mich bumsen lassen, und dieser Dreckskerl war aus dem Schneider. Ich habe das die ganze Nacht nicht wegstecken können. Trotzdem hatte ich ihm Angst eingejagt. Er würde immer die Möglichkeit finden, sich da herauszumogeln. Er an erster Stelle. Und das war ein Befehl, bitte schön. Ich musste tatsächlich hingehen. Auf den Fang nach einem falschen Vater. Ich weiß nicht, ob Sie sich das wirklich klarmachen können. Ich glaube nicht. Hören Sie: Ich muss mit einem Kerl schlafen, den ich kaum oder überhaupt nicht kenne, um meinen alten Herrn reinzuwaschen. Ich muss. Das ist ganz einfach Prostitution. Ich bin kein Straßenmädchen. Ich habe nichts gegen Straßenmädchen, aber ich bin keins. Ich bin nicht so. Und er ordnet das an. Und niemand ist da, um ihn nur eine einzige Sekunde daran zu hindern. Ich war der ganzen Welt böse, dass sie mir nicht zu Hilfe kam. Jede Nacht sagte ich mir: NEIN und NEIN. Und NEIN! Und am nächsten Tag stand ich vor der großen Tür von »Chez C.«, auf die der Chef eine Menge schöner Dinge hatte aufmalen lassen. Landschaften, Bäume, Blumen, Schiffe … Nicht nur zu Weihnachten oder zu Silvester oder zu Ostern, sondern das ganze Jahr über.

Ich schaute durch diese große verglaste Tür. Unmöglich hineinzugehen. Keine Lust, ein Glas zu trinken. Ich schaute die Männer, die Jungen von weitem an, und gab Acht, dass mich niemand bemerkte. Konnte ich wirklich einen von diesen Typen einfach so auswählen? Mit einem von ihnen schlafen? Ich sah über die Gesichter hinweg, mir verschwamm alles vor den Augen. Ich könnte nicht genau sagen, wie viel Zeit das gedauert hat: nur einige Minuten vielleicht. Ich war da und schaute durch die Blumensträuße hindurch auf das Glas. Ich weiß nicht mehr, wie viele Burschen drinnen waren. Ist auch unwichtig. Ich sah Tausende … Es war unmöglich. Ich konnte es nicht tun. Ich würde es nicht tun. Ganz plötzlich, so wie man niest, hatte ich das beschlossen. Es war mir egal, ob er mich schlug. Ich würde ihm sagen, ich wollte nicht. Und dann, vielleicht war es am Ende wirklich nur eine Verzögerung. Eine einfache Verzögerung. Was kümmerte mich seine Angst?

Ich musste ihn noch Papa nennen. Ihm gehorchen, ihn als Oberhaupt der Familie betrachten, diesen verdorbenen Kerl. Von mir wird er das nicht bekommen. Es war schon nicht schlecht, die Angst in seinen Augen zu sehen, wenn er mir im Haus begegnete. Ich verschloss mich. Unmöglich, etwas zu erfahren. Die Gewissheit, darauf sollte er warten, vor Ungeduld vergehen, sich noch mehr als ich damit herumquälen.

Ich träume. Jede Nacht träume ich, dass ich ein Messer in die Hand nehme, dass ich vorsichtig und geräuschlos Schritt vor Schritt setze: Ich nähere mich, hebe meinen Arm, ich sehe zum letzten Mal auf diese unbenutzte Klinge und hoffe, sie wird ihn töten. Das ist ein sehr hübscher Traum, aber er endet immer gleich schlecht. Denn tatsächlich schläft mein Vater nicht wirklich, und ich bringe es nie fertig, ihn umzubringen. Nie. Ich möchte, dass der Tod es übernimmt, mit ihm abzurechnen, da es mir nicht gelingt. Da die Klinge unbenutzt bleibt.

Ende des Traums. Wenn es mir noch nicht einmal im Traum gelingt, ihn zu töten, wie soll ich mich dann in meinem tagtäglichen Alptraum verhalten?

»Du suchst dir einen Typen, schläfst mit ihm, und danach sind wir aus dem Schneider.«

»Wir.« Er, nicht ich.

Es wird keine Typen geben. Ich gehe in die Bar, aber nur um ein Glas zu trinken. Ich muss mich amüsieren. Auch muss ich etwas finden, das ihn ablenkt und ihn auf die Palme bringt, damit er diese Geschichte mit dem Typen an der Bar vergisst. Ich werde ihm eine Überraschung bescheren. Ich werde diesen schönen Laden hier betreten, ich werde so tun, als suchte ich eine Postkarte aus, werde sie bezahlen und werde gleichzeitig eine Menge Füllfederhalter mitgehen lassen. Schöne, mit Goldfedern. Eine Masse Füller. Das wird ihn rasend machen. Ich werde ihm eine Tonne gestohlener Füllfederhalter mitbringen. Er wird so wütend wie nie zuvor in seinem Leben sein. Er wird mich zu Oma nach Belgien schicken. Ich glaub's nicht wirklich. Ich habe kein Glück. Das wird nicht hinhauen. Das mit der Zigarette, der Schminke, dem Alkohol hat auch schon nicht geklappt, aber scheiß' drauf, ich klaue. Das lenkt mich ab. Belgien ist mein Traum. Bei mir werden keine Träume Wirklichkeit.

Aber scheiß drauf, man wird etwas zum Lachen haben. Sobald er von der Arbeit kommt, fängt er an zu zetern, weil das Essen nicht fertig ist oder nicht gut genug für den Herrn Scheißgeneraldirektor. Er bringt mich in Teufels Küche, ich werde ihm die Suppe etwas versalzen, mit meinen Füllern. Ich will seine Fratze sehen.

8. KAPITEL

»Lass dich bloß nicht erwischen!«

Das ist alles, was er gesagt hat, als er meine schönen Füllfederhalter gesehen hat, das Kästchen und alle in dem Geschäft gestohlenen Schreibgarnituren mit den Goldfedern.

Er hatte sich eben an seinen Schreibtisch gesetzt, und ich habe ihm das Ganze unter die Nase gehalten. Zuerst schaute er ein bisschen betreten, dann erstaunt drein, als er all das sah. Er hat gefragt, wo das herkäme, ich habe ihm ganz offen, ohne irgendwelche Gewissensbisse, ruhig geantwortet:

»Ich habe alles gestohlen.«

Ich hatte eine höllische Angst. Eine Minute zuvor hatte er noch eine Stinklaune, hatte er noch herumgezetert. Er hat genau hingeschaut. Und er hat gesagt: »Sieh zu, dass du dich nicht erwischen lässt.«

Ich war baff. Dieser angebliche Moralist scherte sich jetzt um rein gar nichts mehr. Ich konnte stehlen, vielleicht sogar töten, er würde etwas in der Art sagen wie: »Lass bloß keine Fingerabdrücke zurück.«

Er hatte sich, weiß Gott, verändert. Seine Prinzipien galten nicht mehr. Er scherte sich ganz offensichtlich einen Teufel darum, und ich war wieder einmal völlig ratlos. Ich suchte Streit, eine Auseinandersetzung, eine groß angelegte Konfrontation, um da herauszukommen. Ich wollte mich aus dem Haus werfen lassen. Und er riss nacheinander meine kleinen Schranken nieder, die ich zwischen ihm und mir zu errichten versuchte. »Hut ab vor diesem Kerl!«, sagte ich mir. Er ist stark, wahnsinnig intelligent: Ich lege eine Karte hin, er nimmt den ganzen Stoß. Keinen Rüffel, nicht eine einzige Ohrfeige, noch nicht einmal Missbilligung auf seinem Gesicht, hinter seiner Metallbrille, in seinen schmutzigen Augen.

Auf meinem Bett ausgestreckt betrachtete ich die weiße Decke, die Vorhänge, die ich nicht zugezogen hatte, aus Angst, mich eingesperrt zu fühlen. Es war idiotisch, aber schon allein der Gedanke, sie zu schließen und ganz im Dunkeln zu liegen, versetzte mich in Panik. Im Dunkeln konnte er mich überrumpeln.

Ich schaute auf die Sterne, den Himmel, dem ich nicht mehr vertraute. Sie waren wundervoll, die Sterne, schön und so leuchtend, dass ich trotz allem von einem besseren Leben träumte. Mein Vater verschwand, ich weiß nicht wie, und das Leben wurde fantastisch. Aber das hielt nicht lange an. Die Hoffnung in meinem Inneren schwand, und die Verzweiflung kam wieder hoch, diese fürchterliche Verzweiflung, die einen quält, quält und nochmals quält bis zum Tode.

Der Himmel war schwarz, düster. Er musste sich wohl oder übel da irgendwo verstecken, dieser liebe Gott, der sich einen Dreck scherte um Gören wie mich, kleine Dummchen, die in blöden, vergessenen Registern eingetragen waren. Ich hatte den Eindruck, dass Ihr Gott, den Sie mir in den Kopf gesetzt haben, Sie, die »Eltern«, die Erwachsenen, nur Leuten half, die ihm etwas zu bieten hatten. Ich war ein Nichts, ich konnte nichts bieten. Ich war nur Nathalie, ein geschlagenes und von seinem Vater vergewaltigtes Mädchen.

Da konnten die Sterne noch so leuchten, der Himmel blieb schwarz und düster.

Ein Messer, eine Klinge, die aufblitzt. Ich bin fasziniert davon, kann mich an diesem scharfen, blinkenden Eisenstück nicht satt sehen.

Ich stehe hinter dem Ladentisch, beim Käse- und Wurstregal. Ich helfe Mama. Ich mache sauber. Ich mache gern sauber. Eine ganze Stunde verbringe ich damit, mit einem Eimer und einem Schwamm die Messer abzuwaschen. Ich möchte, dass die Klingen so strahlend wie möglich blitzen. Ich tauche sie in heißes Wasser, und dann wische ich sie vorsichtig ab. Ein Messer ist der schönste und reizvollste Gegenstand auf Erden. Ich bin von Messern hingerissen. Mein Lieblingsmesser ist das größte im Laden. Ich bringe es zum Blinken wie ein Schmuckstück. Ich kann mich nicht mehr von ihm trennen. Ich säubere die Spitze. Das verleiht ihr eine ungeheuere Macht. Die Schönheit dieser Klinge, die ins Unendliche zielt … Es ist die fleckenlose Unberührtheit, die fleckenlose Schönheit.

Bei den Messern hatte ich den Eindruck, all meine Probleme zu vergessen, in einem Meer aus Zauber und Liebenswürdigkeit zu schwimmen, einem Märchen, in dem es um Messer ging. Hochgestimmt, glücklich, den Kopf ohne quälerische Gedanken. Ich hätte mir diesen glücklichen Augenblick nicht nehmen lassen. Störte man mich, endete er abrupt. Blitzschnell sah ich vor meinen Augen endlose Bilder mit meinem Vater und mir vorüberziehen. Das Dunkel kam wieder, und es war grauenhaft. Ich war kein Opfer mehr, sondern schuldig. Ich empfand Ekel vor mir selbst, weil ich seine Zumutungen über mich ergehen ließ. Ich wusste, dass er mich gezwungen hatte, doch das half nicht. Ich war schuldig. Hitzewellen stiegen in mir hoch, in meinem Inneren explodierte ich.

Alles war verwandelt. Alles um mich herum war anders, die Leute waren merkwürdig, alle wollten mich angreifen, ich fühlte mich von allen Seiten bedroht. Ich brachte es nicht mehr fertig zu denken, ich konnte nur noch fliehen oder mich herumstreiten. Doch wohin fliehen? Ich hatte den Eindruck, dass diese verdammten Bilder schneller als ich liefen, dass die Leute mich nicht so ohne weiteres losließen. Ich wollte vor Bildern und Menschen davonrennen, die es nicht gab.

In einem solchen Moment verlor ich den Kopf angesichts meiner Messerklinge. Und dann ließ meine Erregung nach, und Wut überschwemmte mich. Und auch wenn ich verrückt war, ich würde diesen Krieg gewinnen! In wenigen Sekunden drehte ich das Messer um. Es war kein schöner spitzer Gegenstand mehr, es war eine Waffe. Ich brauchte sie, mir wurde warm ums Herz, wenn ich den dunklen Holzgriff in meine Hände nahm, als würde ich mich im Stillen darauf vorbereiten, jemanden zu töten. Das war kein Traum, das war Wirklichkeit. Ich wollte all diese Bilder töten, die mich schmerzten. Ich wollte ihn töten, diesen Vater, der sich erdreistete, sich Vater zu nennen oder Mann, oder Mensch, oder selbst Tier. Mit diesem Messer wollte ich ihm aus der Nähe Leid zufügen, so wie er mir Leid zugefügt hatte. Ich presste den Griff immer stärker an mich, die Klinge nach unten, um ihn nicht zu verfehlen, und mit einem kurzen Hieb schlug ich auf etwas ein. Auf dem Boden sah ich es rot aufblitzen, ich war gerettet, ich hatte ihn getötet …

Und mit voller Wucht holte mich die Wirklichkeit ein. Das Messer steckte wohl irgendwo, aber auf einem Holzbrett, das zum Schneiden des Schweizer Käses diente. Meine Gedanken hatten mir einen Streich gespielt. Es war danebengegangen.

Aber meine Lust, diesen Mann zu töten, war entschieden größer als der Kummer, der Hass, das Mitleid, die Wut und selbst die Freude. Es war etwas Eigenartiges. Ich glaubte tatsächlich, ich sei mit diesem Messer in den Händen etwas sicherer, nur ein ganz klein wenig, und ich müsse ihn töten, um wirklich in Sicherheit zu sein. Ich selbst musste das gerechte Urteil fällen, sonst war ich meinerseits verurteilt. Ich hatte die Pflicht, ihn zu töten. Wenn ich es heute nicht geschafft hatte, war das nur ein Aufschub. Meine Augen waren feucht. Von der Verzweiflung, der Qual, es nicht geschafft zu haben. Also nahm ich das Messer wieder, wobei ich die Klinge wieder nach oben zeigen ließ. Diese Klinge hatte meinen Vater nicht getötet, aber sie blieb meine Freundin. Eines Tages würde sie mich von meiner Qual erlösen. Eines Tages würde ich durch sie wieder leben.

Seit dem Tag, als er gewagt hatte, mich auf diese blöde Waschmaschine zu setzen, wusste ich, er würde zugrunde gehen. So viele Male hatte ich ihn angefleht, mich in Ruhe zu lassen, aufzuhören. Mir nicht wehzutun. Er antwortete nicht, er beachtete meine Worte nicht, vielleicht um ein gutes Gewissen zu bewahren, der Dreckskerl. Also wünschte ich, dass er eines Tages angekrochen käme und mich anflehte, aufzuhören, dass er sich zappelnd wände wie ein Wurm. Ich wollte seinen Schmerz fühlen, wenn es mir gelänge, diese Klinge auf seinen Bauch zu richten. Er sollte brüllen, weinen, betteln, damit ich wirkliche Glücksgefühle empfand.

Und ich stand wie ein dumme Gans da, hinter der Käsetheke, und wartete auf Kunden. Man musste mich für verrückt halten, wenn ich versuchte, jemanden oder etwas zu töten, das es nicht gab.

Also räumte ich die Messer und den Käse in die Kühlkammer und ging mit leeren Händen weg. Um einen zu trinken. Allein. In meinen Gedanken sah ich Messer, meinen Vater, Blut. Alles verschwamm, ich verstand nichts mehr.

Ich kehrte zur Wirklichkeit zurück. Ich wartete. Auf nichts Großartiges. Nur, dass einer käme und sagte: »Ich weiß, was du hast, wir werden dich da herausholen.« Ohne dass ich etwas sage, ohne dass ich erzählen muss, weil ich es nicht gekonnt hätte. Selbst wenn man mich hundert Mal gefragt hätte.

Aber die Leute verschanzten sich hinter ihrem alltäglichem Kram. Feiglinge. Sie wollten nicht mit den Problemen anderer behelligt werden. Sie kamen nicht.

Obwohl die Leute das Leiden nicht gerade gern sehen. Es stört sie, Kinder wegen Elend, Hunger oder Schlägen weinen zu sehen. Wenn sie fernsehen, entrüsten sie sich über all die ausgesetzten, misshandelten, verbrühten, geschlagenen, vergewaltigten, ermordeten Kinder. Warum tun sie dann nichts? Warum? Ich würde dieses Warum gerne in ihre Spatzenhirne hineinbrüllen, ich würde mir gern ihre Erklärungen anhören. Ist es so schwer, an die Arme eines Fünfjährigen zu denken? An das Herz eines Achtjährigen? An die Augen einer Zwölfjährigen? An all diese Kinder, die über ganze Tage hinweg langsam verenden, weil Idioten wie Sie zu faul sind, etwas zu unternehmen? An mich, die ich in dieser Bar ein Bier nach dem anderen hinunterspülte wie eine Alkoholikerin, ohne an jemanden das Wort zu richten bis zu dem Moment, wo das Bier all die Schweinereien dieses gottverdammten Vaters ertränkte?

Ich hab ein loses Mundwerk, wie? Ich beschimpfe Sie. Ich tue das, damit Sie begreifen. Die Schimpfworte und die Beleidigungen treffen Sie mit voller Wucht. Umso besser, vielleicht hören Sie dann endlich auf das Schweigen der anderen.

9. KAPITEL

Montagmorgen schleppe ich mich wieder zur Penne. Flo schlägt mir auf die Schulter:

»Du schaust aber komisch aus der Wäsche! Was hast du am Sonntag gemacht?«

»Nichts.«

Nichts. Er hat mich das ganze Wochenende genervt. Ich habe wieder einmal machen müssen, was er wollte. Er hat mich geschlagen, weil ich nichts empfunden habe. Er hat mir Drogen gegeben, damit »ich begreife, dass ich ihm Unrecht tue, wenn ich ihn nicht liebe«. Ich habe einen dicken Kopf, ein dreckiges Gesicht. Auch wenn ich mir das Gesicht mit Schmirgelpapier abgerieben hätte – ich fühle mich ständig schmutzig, meine Haare kleben am Kopf.

»Ich hab nichts Besonderes gemacht, er ist mir auf den Wecker gefallen, das ist alles.«

»Warum bist du nicht zu mir gekommen?«

Flo, die kluge, saubere, nette. Die Einzige, die mir und meinen Dummheiten Aufmerksamkeit schenkt.

»Du solltest dich wegen einem Typen nicht so grämen. Wer ist es eigentlich?«

»Du kennst ihn nicht, obendrein hat er sich verdrückt.«

»Ein Grund mehr. Erzähl's mir schon, das wird dir gut tun.«

»Zwecklos.«

»Na, was ist, vertraust du mir nicht? Ich werd's nicht rum erzählen, nur dass du's los bist.«

»Lohnt sich nicht, ich sag dir doch, er hat sich verdrückt.«

Ich werde ihr doch nicht von meinen Qualen berichten. Ich hänge zu sehr an ihr. Sie würde mich mit anderen Augen ansehen. Überhaupt geht mir heute alles auf die Nerven. Ich ertrage diese Klasse nicht mehr, die Lehrer, die Schüler und auch mich selbst. Ich verstehe gar nicht, was ich von der Tafel abschreibe. Ich hebe die Hand:

»Was ist, Nathalie?«

»Muss mal raus.«

»Sind Sie krank?«

Scheiße, man muss krank sein, um ein bisschen Luft schnappen zu dürfen.

»Ich muss zur Toilette.«

Das Scheißhaus. Es ist der einzige Ort, wo man ungestört heulen kann, während die anderen im Klassenzimmer sind. Ich setze mich auf den Boden und weine heftig. Ich kann nicht mehr.

»Was ist Ihnen zugestoßen, Nathalie?«

Der Schulaufseher. Scheiße. Was will denn der? Den Psychologen herauskehren? Jeden Morgen nimmt er mir meine Glimmstängel ab, um sie in seinem Winkel zu rauchen. Ich werd' doch nicht diesem Kerl erzählen, was mit mir los ist! Er will mir helfen, aber so wird er's nicht schaffen.

»Na, kommen Sie schon. Kommen Sie da raus …«

Er will sich mit mir in seinem Büro unterhalten. Das auch noch. Ich hab's satt, auf nichts sagende Fragen zu antworten.

»Also, was ist los?«

»Ich habe keine Lust, darüber zu reden. Nichts ist los.«

»Ich bin da, um Ihnen zu helfen … Schauen Sie, man heult nicht am frühen Morgen wie ein Schlosshund auf der Toilette.«

»Man macht, was man will.«

»Gibt's Probleme zu Hause, ist es das?«

»Nein, das ist es nicht, und es geht niemanden etwas an.«

»Versuchen Sie, ein bisschen weniger aggressiv zu sein. Entspannen Sie sich. Wir können unter vier Augen reden. Wenn ich etwas für Sie tun kann …«

Du kannst überhaupt nichts tun, Dummkopf. Du spielst dich als Psychologe auf, ohne einer zu sein. Ich kann dir etwas X-beliebiges erzählen, du wirst es in der Akte mit der Aufschrift »Pubertätskrise« ablegen. Du wirst danach annehmen, du hättest gute Arbeit geleistet. Bring es selbst heraus, wenn du es wissen willst. Ich kann mir deine Visage schon vorstellen, wenn ich meinen ehrenwerten, so fleißigen Vater anklage. Du wirst mich für eine Sexbesessene halten. Eine Bekloppte, eine Lügnerin oder was weiß ich. Was willst du eigentlich? Ich kann dir nicht die Spuren der Schläge auf den Brüsten zeigen! Weil er mich nur da hinschlägt. Damit man's nicht sieht. Nie auf die Arme oder Beine. Nur die Brüste reizen ihn.

»Nathalie … dieses Jahr steht's wirklich nicht gut mit Ihnen … Ihre Noten sind verheerend. Sie passen nicht auf im Unterricht. Meistens schlafen Sie. Wir werden mit Ihren Eltern darüber reden müssen.«

Meine Eltern. Ein schönes Paar. Sie schuftet von morgens bis abends, rackert sich zum Wrack. Sie kann nicht mehr vor lauter beschwipsten Kunden, die kurz vor Ladenschluss ihren Fusel kaufen, weil es in diesem Nest sonst nichts gibt. Er treibt sich ständig in der Stadt herum und tätigt seine undurchsichtigen Geschäfte. Dass meine Mutter sich zum Krüppel schindet, stört ihn nicht die Bohne. Es ist ja ihr Laden, nicht seiner. Sie hat ihn gewollt, sie hat ihn gekriegt! Je abgearbeiteter sie ist, desto mehr schläft sie, desto mehr Tabletten nimmt sie. Diese ganze Plackerei kommt ihm vielmehr entgegen. Um meine Noten schert er sich auch nicht. Er hat nicht einmal bemerkt, dass ich seit dem Tag, an dem er mich vergewaltigt hat, die Schlechteste der ganzen Klasse geworden bin. Vorher war ich Klassenerste. Jetzt bin ich die Letzte. Zudem fühl ich mich da ganz wohl. Ich gewöhne mich auch an Champagner und Shit. Ich ertrage den Gürtel. So schlecht geht's mir gar nicht. Nicht wahr, du mieser kleiner Psychologe!

»Es ist meine Privatangelegenheit. Ein Junge, ich will nicht darüber sprechen.«

»Wie Sie wollen … Gehen Sie in Ihr Klassenzimmer zurück.«

Zehn Uhr. Jetzt habe ich Flo auf der Pelle.

»Na, du warst beim Schulaufseher? Was hat er gesagt?«

»Quatsch wie üblich. Warum ich nicht arbeite, warum ich so dreinschaue. Und meine Eltern und das Ganze …«

»Was hast du ihm erzählt?«

»Na, nichts. Auf eine blöde Frage eine blöde Antwort. Hast du einen Glimmstängel?«

»Nein und du?«

»Man hat sie mir am Eingang abgenommen. Ein richtiges Gefängnis hier!«

Ich muss nach Hause. Gefängnis und nochmals Gefängnis. Ich komme da nie heraus.

»Salut, Flo.«

»Besuch mich zu Hause.«

Selbst auf Flo habe ich keine Lust. Ich bleibe lieber ganz allein. Und dennoch trödele ich, um nicht sofort heimzukommen. Mama hinter ihrer Kasse. Auch nicht in den Laden jetzt. Doch. In den Laden. Ich brauche Knete, um Zigaretten zu kaufen und mir ein Bier zu leisten.

Ich streune einen Augenblick lang zwischen den Regalen herum. Trichloräthylen: Ich kenne ein Mädchen, das sich mit diesem Mittel dopt. Bei ihr zu Hause weiß es niemand. Sie verliert ihre Haare. Sie kotzt die ganze Zeit. Ihre Alten bemerken das nicht einmal. Niemand sieht auch nur das Allergeringste. Sie macht sich ihre Gesundheit kaputt, diese Idiotin! Und obendrein für gar nichts. Ihr Vater kann sie nicht vergewaltigen, er hat sich aus dem Staub gemacht. Die hat ein Glück.

»Was suchst du?«

»Nichts, Mama. Kann ich mir zehn Francs für ein Heft nehmen?«

»Schreib's auf, meine Abrechnung stimmt nie.«

Ich nehme fünfzig Francs. Drei Zehn-Francs-Stücke und einen Zwanzig-Francs-Schein. Drei Bier und ein Päckchen Glimmstängel. Das Leben ist teuer.

»Kümmere dich heute Nachmittag um deinen Bruder.«

»Okay …«

»Nathalie, nicht dieser Ton, es ist schließlich ganz normal, dass ich dich darum bitte, du hast heute Nachmittag keine Schule …«

»Schon gut! Ich hab gesagt okay, reg dich ab.«

Sie schaut mich verständnislos an. Sie kann nichts verstehen. Sie schläft ja nachts. Die ganze Zeit krank, die ganze Zeit erledigt. Ich weiß, das ist nicht ihre Schuld. Aber mir ist es Wurscht. Mir ist es Wurscht. Wenn das so weitergeht, krepiere ich.

»Hallo, mein Liebling? Hier ist Papa …«

Diese Manie mit dem Telefon. Sitzt er drauf oder was? Er telefoniert ohne Unterlass.

»Alles in Ordnung zu Hause?«

»Ja, ja. Alles in Ordnung.«

»Gut. Heute Abend werden wir feiern. Also bleib da, und warte auf mich.«

Ich bin eine Null. Ich hätte irgendetwas erfinden müssen anstatt mit einer normalen Stimme ganz einfach zu antworten. Feiern … Denkste. In mir sperrt sich alles. Ich werde vor dem Fernsehen warten müssen, bis dieser Widerling heimkommt, herummeckert, über Dinge spricht, die mir vollkommen egal sind. Danach, ab, auf den Speicher, Kleine! Schreib Rechnungen, lass ihn seinen Joint rauchen und danach: feiern. Er nennt das feiern! Mit seinen völlig glasigen Augen meint er, er habe glänzende Ideen.

Mitternacht. Ich bin fertig. Er holt eine Flasche Champagner. Ich tue so, als ginge ich hinaus, ich nehme einen abweisenden Gesichtsausdruck an. Ich setze mich wieder hin. Ich habe heute Abend Anrecht auf das ganze Programm. Champagner und Joints. Ich kann nicht mehr vor Müdigkeit. All das, um mich gefügig zu machen.

Ich kenne das Programm, die Worte, die Gebärden auswendig. Er wird einen Ständer kriegen, mich schlagen, mit mir schlafen. Nicht mit mir, mit einer Hure, die ich nicht bin. Er wird fragen, ob sie das mag, die Hure. Sie wird mit ja antworten. Danach wird er seinen Samen abspritzen, und ich kann mich schlafen legen. Verduften, in meinem Zimmer verschwinden, nachdem ich alles erduldet habe, was dieses große Dreckschwein will. Sogar ohne den Mut zu finden, ihm ins Gesicht zu schreien, was ich von ihm denke. Danach werde ich eine Stunde brauchen, um einzuschlafen, mit all diesen ekelhaften Bildern vor Augen. Es sind so viele. Ich habe ein ganzes Album im Kopf. Ich drehe durch.

Auch jetzt, in diesem Augenblick werde ich wieder wahnsinnig. Jetzt, wo ich all dies niederschreibe, wo ich minuziös die Chronologie meiner privaten Hölle erstelle, die Nächte, Monate, Jahre gedauert hat. Diese Woche habe ich keine Zeile schreiben können. Ich habe über das nachgedacht, was sich abgespielt hat. Offensichtlich gewöhnte ich mich daran. An den Gürtel und an alles Übrige. Auch an die Worte. Wenn ich schreibe »Mein Vater spritzt seinen Samen ab, und dann lege ich mich schlafen«, so macht dies in aller Kürze sehr anschaulich deutlich, auf welche Weise ich in diesen Momenten zur Sklavin geworden war. Kindheit kaputt, Jugend im Eimer, der Prozess der Nazifizierung hatte begonnen. Versuche ich heute, mich verständlich zu machen, so drücke ich mich in sachkundigen Worten aus. Das Haus war abends ein Konzentrationslager, ich war die einzige Internierte, der Stacheldraht der Nacht umgab mich, ich wartete auf die Folter, ganz allein in dem schlafenden Haus. Dann kam der Folterknecht nach Hause, und ich folgte ihm ohne offenkundige Auflehnung. Er gab mir Drogen, schlug mich, vergewaltigte mich, er spritzte seinen Samen ab, und ich ging schlafen. So ist der Inzest. Das ist der Kerl, der vorgab, mein Vater zu sein. Jetzt, in diesem Augenblick sehe ich im Fernsehen schamhafte und entsetzliche Berichte über geschlagene, misshandelte oder vergewaltigte Kinder vorüberflimmern. Dasteht: »Ruhe – sie schreien.« Was soll ich Ihnen sagen? Die Gesichter dieser Kinder sind zu schön, zu sauber, die Augen zu ausdrucksstark in ihrer Verzweiflung.

Im Nachhinein sehe ich mich nicht so. Ich sehe mich abgestumpft, mit ausdruckslosem Blick, vollkommen teilnahmslos, schmutzig, ungekämmt, mit einem Biergeschmack im Mund und einer Zigarette zwischen den Lippen. Anscheinend tat ich niemandem Leid. Man sah nicht, dass ich im Stillen schrie. Und dennoch schrie ich ganz laut. Ich schrie laut, indem ich mir die Augen schwarz anpinselte und Lippenstift auf den Mund klatschte, indem ich zum Schlafen mehrere Kleidungsstücke übereinander zog. Indem ich etwas X-Beliebiges stahl und allen Leuten über alles Lügenschichten erzählte. Ich schrie so laut, dass eines Abends meine Stimme nicht mehr durch die Stille drang. Es gab nur noch diese Stille, ich selbst war Stille. Und ich wollte an einem Samstagabend sterben, so wie man tanzen geht.

Wir schnauzen uns an. Wegen irgendeinem Quatsch.

»Wenn das so ist, gehst du heute Abend nicht aus, ich bringe dich zu deiner Cousine.«

»Ich hab meinen Freunden versprochen, dass ich mit zum Tanzfest komme.«

»Kein Tanzfest. Ich gehe unter die Dusche, und dann fahren wir los. Da du unbedingt ausgehen willst, werd' ich dir dazu verhelfen.«

»Ich habe keine Lust, meine Cousine zu sehen.«

»Ach so? Das ist ja ganz was Neues. Sie hat dein Alter, und die Familie darf man nicht vernachlässigen. Wie auch immer, du hast nicht herumzumeckern.«

Er duscht. Ich gehe ins Zimmer meiner Mutter, ich weiß, wo ihre Tabletten sind. Eine Menge Tabletten, zum Schlafen, zur Beruhigung. Ich nehme die erstbeste Schachtel und schlucke das Zeug hinunter. Diese verdammten Dinger werden mich wohl k. o. setzen. Ich schlucke sie hinunter, schnell, damit ich nicht überrascht werde. Ich kriege sie nur mit Mühe hinunter. Vielleicht zehn Stück, das müsste genügen; jedenfalls ist die Schachtel nun leer, ich lasse zwei zurück, zwecks Alibi.

Ich hoffe, in ein tiefes Koma zu fallen. Etwas, aus dem man nie wieder erwacht. Ich fühle, wie die Tabletten mühsam die Speiseröhre hinunterrutschen. Ich habe Schluckauf. Ich hätte Wasser dazu trinken müssen, aber es ist zu spät. Er ist fertig. Wir fahren los, und nichts passiert. Auf der Treppe hoffe ich noch. Vielleicht wird es ganz plötzlich kommen. Ich werde zu Boden fallen, bevor ich aus der Tür trete. Immer noch nichts. Keine Wirkung. Ich bin dumm, es braucht Zeit, bis es in den Magen gelangt, bis es sich da auflöst.

»Na, was ist, kommst du?«

Er stellt den Motor an und heizt den Mercedes vor. Mein Hals ist steif wie ein Besenstiel. Auf dem Weg, immer noch nichts. Ich klammere mich mit beiden Händen an den Sitz, warte darauf, herunterzufallen. Ohne ihn anzuschauen, sehe ich sein Profil, die fliehende Stirn, die Nase schmal, spitz wie bei einem Vogel und die Brille mit dem Metallgestell obendrauf. Er wird es schon merken, wenn ich falle. Er wird es schon mitkriegen, wenn ich sterbe. Er wird schon sehen, dieser Dreckskerl. Ich werde ihm schon noch einheizen.

Auf der Autobahn, ein Schwindelgefühl, dann im Magen so etwas wie ein Stein, der dort herumrollt. Mir ist schlecht … verteufelt schlecht, ich habe das Bedürfnis, mich zu übergeben, aber ich fühle den Tod nicht kommen. Mir scheint, als müsste der Tod den ganzen Körper auf einen Schlag erfassen. Und der Körper muss schwach, leicht werden und sich im Raum verflüchtigen. Ich darf mich jetzt nicht übergeben, ich muss sterben, bevor ich mich übergebe. So lange kann es nicht mehr dauern. Der Brechreiz steigt hoch, immer höher, ich schwitze, ich wechsle die Farbe, ich fühle buchstäblich, wie ich die Farbe wechsle, weiß, dann grün werde … Die Tabletten kommen wieder hoch und mein Magen mit ihnen.

»Halt an, ich muss mich übergeben.«

»Was ist los mit dir?«

»Halt den Wagen an, ich kotz' gleich …«

Ich falle mit den Knien auf den Kies am Straßenrand; das höllische Getöse des Speiens, das mich schüttelt, übertönt, was er sagt. Alles kommt heraus. Der Tod kommt mit diesen verdammten Tabletten mit heraus. Ich werde nicht sterben.

Ein ekelhafter Brei liegt auf dem Grasbüschel vor mir.

»Hast du irgendetwas gegessen?«

»Weiß nicht, schon möglich.«

»Vielleicht drückst du dich ein bisschen deutlicher aus …«

»Siehst du nicht, dass mir schlecht ist? Was soll ich dir sagen. Woher soll ich wissen, ob ich was Verdorbenes gegessen habe.«

»Ich mag den Ton nicht, den du derzeit anschlägst.«

Scher dich doch zum Teufel. Fahr zu, du wirst nicht lange große Töne spucken, ich werd's wieder versuchen. Ich muss die falschen Tabletten erwischt haben. Es wird schon noch klappen.

Die Familie. Die Cousine. Ihre Schwestern, die Lichter. Wenn ich mich hinlegen und schlafen könnte.

»Guten Abend, Onkel ...«

Diese dumme Pute ist fast eifersüchtig auf mich. Sie hat ihren Vater nicht gekannt. Ich überlasse ihr gern meinen, mit allem Drum und Dran. Du hast keinen Vater? Da hast du meinen, es wird dir an nichts fehlen. Mir ist furchtbar übel.

»Nathalie hat sich auf der Autobahn ein bisschen unwohl gefühlt.«

»Mein Gott, stimmt, du bist ganz blass. Willst du eine Coca-Cola?«

Ich will in Ruhe gelassen werden, ich will mein Bett. Seit drei Jahren schon will ich mein Bett.

»Na, was ist, antworte deiner Cousine.«

»Es geht schon, ich trinke ein Glas Wasser.«

Mein Magen brennt, und das kalte Wasser ist wie ein riesiger Eiswürfel in einem kochenden Wasserkessel. Ein paar Minuten lang bin ich allein in der Küche und starre wie blöd auf den Wasserhahn, ich warte darauf, dass das Eis schmilzt. Es ist alles andere als einfach, einen verkorksten Körper mit sich herumzuschleppen. Was habe ich im Bauch? Ich habe keine Ahnung. Bin ich schwanger, oder nicht? Gute Idee, damit jage ich ihm noch einmal ein bisschen Angst ein.

»Gehts besser?«

»Nicht so sehr. Ich habe Brechreiz.«

Fehlgeschlagen. Er denkt nicht daran. Ihm ist's Wurscht. Na, mir auch. Zunächst einmal bin ich nicht schwanger. Es ist unmöglich. Wenn ich es wäre, hätte ich das Ding mit den Tabletten herausgekotzt. Und dann habe ich Bauchweh. Es wird sicherlich kommen. Ihm ist es so Wurscht, dass er nicht einmal gefragt hat, ob ich einen Typen gefunden habe, um mit ihm zu schlafen. Vielleicht wartet er darauf, dass ich es ihm erzähle.

»Wir fahren heim.«

Er hat mich an einem Samstagabend bis hierher geschleppt, um ein Alibi zu haben! Die Sorte Papa, der sein Töchterchen zur Familie mitnimmt. Und die Cousine, die sich an seinen Hals hängt, um ihn zu küssen. Auf Wiedersehen, Onkel ... Dass ich nicht lache ... Du weißt nicht, was für ein Glück du hast, keinen Vater zu haben, meine Teuerste. Schau mich gut an: Weil er auf eine ganz bestimmte Art »wir fahren heim« gesagt hat, weiß ich im Voraus, was mich erwartet. Krank oder nicht, er wird verlangen, dass ich in seinem Büro bleibe. Und dort werde ich mich auch noch gedulden müssen, bevor ich weiß, ob ich's über mich ergehen lassen muss oder nicht.

Und du, du machst Späße und küsst ihn, du weißt nichts, du kennst nichts. Du bist in meinem Alter, da spricht man über Rockmusik, Klamotten, Lehrer, die Büffelei am Ende des Trimesters, über Jungen. Man spricht sogar von Jungen. Du flirtest, ich nicht. Bevor mich ein Kerl anrührt, muss er mich im Laufen einholen. Ich kann nicht einmal mehr die Idioten ansehen, die sich in den Fernsehserien oder im Kino umarmen. Ich drehe mich weg, ich warte, bis etwas anderes kommt. Selbst an Franck denke ich nicht mehr, er gehört in die ferne Zeit, als ich Kind war.

»Stimmt es, dass dein Vater dir eine Schreibmaschine gekauft hat?«

Ja, es stimmt. Damit ich die Briefe an seine Kunden und die Rechnungen schreibe. Ich habe eine schöne Schreibmaschine, in einem schönen Büro mit Teppichboden überall und einem Schloss, das verschließbar ist. Und nur er hat den

Schlüssel dazu. Willst du es wissen? Was würdest du für ein Gesicht machen, wenn ich dir erzählte, womit er seine Nächte zubringt, dein heiß geliebter Onkel? Was würdest du sagen, wenn ich dir, bevor ich in diesen verdammten Mercedes einsteige, einfach so den Satz hinschmisse: »Ich habe Tabletten herausgekotzt, an denen ich sterben wollte. Es gelingt mir nicht einmal zu sterben.« Leg dich schlafen, Cousine, ich mag dich gern, du bist nett, aber du würdest auf mich kotzen, wenn ich dir mein Leben erzählte. Du hast noch kein Leben, du Glückliche.

Zündschlüssel, Motor, Wenden und dann im Wagen. Der Geruch der Sitze widert mich an. Die Zigarette auch.

Ich sollte in den letzten Stock eines Gebäudes steigen und hinunterspringen.

Nein, das Beste ist die Sache mit dem Lastwagen. Ich brauche einen Lastwagen. Eines Tages wird mir auf meinem Weg wohl dieser Todeslastwagen begegnen, der mich für den Rest meiner Tage ins Krankenhaus bringen wird.

Die Lust zu sterben ist etwas Kompliziertes. Man möchte, dass es von allein kommt. An diesem Abend war es mir misslungen, aber heute frage ich mich, ob ich wirklich sterben wollte. Ja, ich wollte. Ohne Zweifel. Dennoch sagte ich mir zuweilen, dass ein Lastwagen mich ins Krankenhaus brächte, wo ich vor ihm geschützt wäre. Mit gebrochenen Knochen, gelähmt, im Koma. Ich stellte mir vor, für immer im Krankenhaus zu bleiben. Folglich würde ich nicht sterben. Andere naive Vorstellungen von meinem Tod gingen mir durch den Kopf. Beispielsweise, dass der liebe Gott mich bestrafte und mich in der Nacht, im Schlaf, sterben lassen würde. Am Morgen würde man einen ganz steifen und kalten Körper finden, und ich würde die Leute reden hören. Er würde sagen, ich sei ein gutes Mädchen gewesen, niemand würde je erfahren, dass ich schmutzig war.

Das Schmutzige wurde zur Obsession. Wenn ich mit jemandem auf der Straße sprach, mit einer Klassenkameradin zum Beispiel, schien mir manchmal, sie sähe es mir an. Ich sauste davon wie ein Wiesel. Oder ich vermied es zu reden. Ich setzte mich irgendwohin, auf eine Bank, abseits, ich raffte den Haufen Schmutz, der ich war, wieder zusammen, ich sonderte ihn von den anderen ab, damit ihn niemand sah. Ich hätte mich auch in einen Müllsack verfrachten können, warum nicht. Man sagte über mich: »Nathalie verschließt sich, das ist die Pubertätskrise.«

Angesichts meines schmutzigen Lebens war so eine Äußerung furchtbar oberflächlich und kläglich.

Und dann habe ich gehört, wie jemand davon sprach. Gegenüber dem Laden meiner Mutter war ein Elektrogeschäft. Anne-Marie B., die Besitzerin, war eine der besten Freundinnen meiner Mutter geworden. Sie war freundlich. Bei ihr gab es alles zu kaufen, Mixer und Videokassetten. Sie war eine neugierige, vielleicht auch misstrauische Frau. Sie stellte die ganze Zeit Fragen, über alles und jeden. Das gehörte zu ihr. Sie ist der einzige Mensch, der beispielsweise darüber beunruhigt war, dass ein Mädchen meines Alters zu unmöglichen Uhrzeiten schlafen ging, um seinem Vater als Sekretärin zu dienen, wo es doch am nächsten Morgen Schule hatte. Sie hatte einen Verdacht. Ich spürte es. Eines Morgens bekam ich darüber Gewissheit. Panische Angst.

»Was möchtest du, Nathalie?«

»Einen Kaffeefilter.«

»Geht's dir gut? Du siehst nicht sehr gut aus.«

»So la la.«

»Hast du gestern Abend ferngesehen?«

»Nein. Ich hatte zutun.«

»Du hast oft Arbeit, finde ich … Das ist nicht vernünftig, ich hab's deiner Mutter gesagt … In deinem Alter braucht man Schlaf. Glaubst du nicht, dass die Schule wichtiger ist als die Buchführung deines Vaters?«

»Man kann beides tun. Problemlos.«

»Also hast du nicht ferngesehen? Schade, es gab eine interessante Sendung … über den Inzest.«

Scheiße! Warum erzählt sie mir davon? Scheiße. Worauf will sie damit hinaus? Hat sie begriffen? Ist es mir gelungen? Ich habe gewonnen; hat sie begriffen, ohne dass ich etwas sage?

Ich schiebe die Kaffeefilter auf dem Ladentisch hin und her, ich interessiere mich für die elektrischen Lampen, ich gucke mir die Preisschilder an, ich warte darauf, dass sie weiterspricht. Los, sprich schon. Sag schon, dass du begriffen hast … Sag schon …

»In der Sendung kam ein Mädchen zu Wort, sie war am Telefon, man hat sie also nicht gesehen. Sie sagte, dass sie mit ihrem Vater glücklich war und dass sie nicht wollte, dass sich das ändert …«

»Was? Dass sich was ändert? Ich verstehe nicht.«

»Na gut. du weißt, was das ist, Inzest?«

»Ja. Nicht so richtig.«

»Brüder und Schwestern miteinander oder Vater und Tochter, verstehst du … Da war ein Mädchen, die mit ihrem Vater schlief und sagte, sie wäre glücklich. Mich hat das schockiert. Solche Dinge sind ekelhaft …«

»Wie viel kostet der Gasanzünder?«

»Sie wirkte jung … Ich weiß nicht mehr, wie alt sie war … Aber es gab noch andere, die nicht damit einverstanden waren, das kannst du dir denken. Die armen Kinder … Würdest du darüber sprechen?«

»Wie darüber … über was?«

»Na, wenn dir so etwas passieren würde, würdest du's sagen?«

Ich muss irgendetwas antworten. Aber ich habe zu große Angst. Ich weiß nicht mehr was tun. Sag ich's? Wenn ich es sage, wird sie mit meiner Mutter darüber sprechen.

»Nathalie, antworte mir. Weißt du, in der Sendung hat ein Mädchen gesagt, dass sie darüber nie hätte sprechen können, wenn nicht jemand entdeckt hätte, was ihr Vater machte. Und du? Was würdest du an ihrer Stelle tun?«

»Keine Ahnung. Warum fragen Sie mich das?«

»Nur so. Aus Neugierde. Es interessiert mich. Würdest du's zum Beispiel deiner Mutter sagen? Oder mir?«

»Aber warum wollen Sie das wissen?«

»Weil ich es schrecklich finde, dass die Mädchen, denen so etwas passiert, nichts sagen. Ich meine, man kann mit den anderen darüber sprechen; der Moderator sagte, dass die Leute es nicht von sich aus erahnen können. Meistens wirken die Männer, die das tun, ganz normal, niemand hat die leiseste Vermutung. Und da die Kinder nicht den Mund aufmachen ... Außer beispielsweise, wenn sie geschlagen werden und die Lehrer es in der Schule sehen; dann wird nachgeforscht, man verständigt die Polizei, die Fürsorge, man nimmt das Kind seinen Eltern weg. Das ist normal. Dieses Mädchen hat mich schockiert, ich verstehe nicht, wie man sagen kann: Das ist normal, und ich schlafe mit meinem Vater und bin glücklich. Was meinst du?«

Sie hört nicht auf, zu reden. Sie erzählt lang und breit und in aller Ausführlichkeit von der Sendung. Sie wartet darauf, dass ich zusammenbreche. Ganz gewiss. Aber ich kann ihr doch nicht sagen ... Ich will nicht ... Halt's Maul, Nathalie! Schweig still! Wenn du ein Wort sagst, gibt's einen Skandal. Mama. Nicht Mama. Vor allem nicht sie. Scheiße, sie brächte es fertig, sich umzubringen, wenn sie das erfahren würde.

»Was denkst du darüber? Weißt du, mir kannst du alles sagen. Du kannst mir vertrauen.«

»Wenn mir das passierte, würde ich nichts sagen.«

Wenn ich nur könnte! Mein Gott, wenn ich nur könnte! Sie ist nett, sie ist selbstsicher, sie hat vor nichts Angst. Sie würde mich retten.

»Und warum würdest du nichts sagen?«

Weil sie das Geheimnis nicht für sich behalten würde. Weil ihr Verdacht nur zu begründet ist, weil sie mir in die Augen schaut, als wollte sie mich dazu bringen, endlich den Mund aufzutun.

»Ich würde nichts sagen, weil ich nichts zu sagen habe.«

»Bist du sicher?«

An diesem Tag war ich nahe dran. Es war das erste Mal, dass man mich ohne Umschweife mit einer direkten Frage konfrontierte. Inzest. Sie hatten sogar eine Sendung darüber gemacht. Also hatten sie von mir gesprochen. Und ich hatte sie nicht gesehen. Sie hatten ohne mich von mir gesprochen. Ich habe in einer Enzyklopädie nachgeschaut. Dort stand: »Bei den meisten Völkern des Altertums wurde der Inzest als Verbrechen angesehen. Als etwas Abscheuliches und Unheilvolles. Freud zufolge sollen die ersten sexuellen Bekundungen in der Kindheit immer inzestuösen Charakter haben.«

Ich habe nicht viel verstanden. Das klang ein bisschen wie die Argumentation meines Vaters: »Die Gesellschaft will das nicht, sie hat Unrecht … Es ist normal, dass ein Vater seine Tochter damit vertraut macht«, usw.

Ich war nicht mehr schwanger. Ich war es nie gewesen. Ein bisschen rotes Blut hatte die Gefahr fortgespült.

Aber meine Mutter schaute mich seit einigen Tagen voller Sorge an. Die Nachbarin hatte nicht geschwiegen. Sie hatte meine Mutter davon überzeugt, dass ich mich mit einem Problem herumschlug. Das war nichts Besonderes. Alle sagten das. Ein Problem, aber welches?

Mama trocknet das Frühstücksgeschirr ab, sie hat Ringe unter den Augen, ich auch. Sie kann nicht mehr, ich auch nicht.

»Ich habe einen Termin mit dieser Ärztin ausgemacht, von der Anne-Marie gesprochen hat.«

»Mit welcher Ärztin? Ich bin nicht krank.«

»Es ist eine Psychologin. Eine Ärztin für den Kopf, wenn du lieber willst.«

»Ich geh' nicht hin.«

»Nathalie ... Ich sehe doch, dass im Augenblick mit dir etwas nicht stimmt; hast du deine Noten gesehen? Du sprichst mit mir, als wäre ich eine Feindin, du streunst auf der Straße herum, du lernst nicht mehr, man kann dir nichts sagen. Ich bitte dich, tu's, nur einmal, du wirst ja dann sehen.«

»Ist recht, Mama. Schon gut.«

»Wenn du ein Problem hast, wird sie dir helfen.«

»Ist gut.«

Sie seufzt, weil ich beim Antworten mit den Achseln gezuckt habe. Mein Problem, sie hat es in der Hand. Es ist die Kaffeetasse meines Vaters. Ins Abwaschwasser getaucht, unter dem heißen Wasserstrahl abgespült, abgetrocknet und in den Schrank gestellt. Die Nachbarin von gegenüber hat es erraten oder beinahe. Sie nicht. Nicht meine Mutter. Obwohl sie ihn nicht mehr liebt; sie hat Angst vor ihm, wie ich. Hier ist er der Herr. Wir ducken uns, wir hören auf das, was er sagt, wir gehorchen. Angeblich schafft er das Geld heran. Sein blödes Geld. Für's Essen gibt er jedenfalls nicht viel ab. Sein Geld verbraucht er vor allem selbst. Und sie sagt nichts. Mit Mühe und Not kommt sie mit ihrem Haushalt über die Runden, und er fährt einen Mercedes, er trinkt Champagner und kauft sich Drogen. Auch sie hat ein Problem. Vor uns Kindern spricht sie nicht darüber. Aber ich würde gerne begreifen, warum sie immer vor allen anderen ins Bett geht, warum sie all diese Tabletten nimmt, warum sie traurig ist, warum sie nicht mit uns auf und davongeht. Wir Kinder sind immer der Vorwand: Man bleibt zusammen wegen der Kinder. Vielleicht denkt sie wie ich. Abhauen, aber wohin gehen? Wo wohnen? Wovon leben?

Meine Schwester und mein kleiner Bruder lieben ihren Papa. Es gibt also eine Menge Hindernisse, die unüberwindlich zu sein scheinen. Jedenfalls sagt sie immer: »Er ist ein schlechter Ehemann, aber ein guter Vater.« Und sie glaubt es, weil er streng ist. Weil er nicht will, dass man mit jedem X-Beliebigen spielt und auf der Straße herumstreunt oder dass man nach neun Uhr abends fernsieht. Dass man sich im Kino Filme anschaut. Ich ausgenommen. Ich kann mich gern in einer Bar betrinken, er schert sich nicht im Geringsten darum. Oder vielmehr, er hofft, dass ich – wenn es immer weiter abwärts mit mir geht – endlich an seinen Schweinereien Gefallen finde. Das habe ich begriffen, ich bin jetzt alt genug. Er will mich in die Gosse bringen, dahin, wo er selbst ist. Da bin ich übrigens schon. Aber ich gehe nicht in der Gosse zugrunde, ich nicht.

Ich hab's satt bis oben hin. Was soll ich ihr erzählen, der guten Frau?

Sie ist freundlich. Sie empfängt die Leute in einem der Zimmer ihrer Kinder. Sie versucht, mir die Befangenheit zu nehmen, aber es gelingt ihr nicht. Bei mir wäre da ein wenig mehr nötig. Guten Tag. Auf Wiedersehen, Madame. Ich werde vielleicht wiederkommen.

Ich weiß nicht mehr, worüber wir gesprochen haben. Wieder einmal von der Schule, der Pubertät. Ich habe an dem Gespräch so gut wie nicht teilgenommen. Es wurde nicht konkret, sie war auf dem Holzweg. Meine Lage ändert sich nicht, weil eine Fernsehsendung um zwanzig Uhr dreißig einen Beitrag über den Inzest bringt. Man fragt einen Teenager von fünfzehn Jahren nicht einfach so mir nichts dir nichts: »Schläft dein Vater mit dir, hat er dich vergewaltigt?« Es ist schon viel, wenn man dich fragt: »Schlägt er dich?«

Meine Mutter hat mich gefragt: »Na, was war?« Und ich habe geantwortet: »Nichts.« Ich bin nicht wieder hingegangen. Und aus gutem Grund.

Die Tür zum Büro wird ruckartig geöffnet. Seit einer halben Stunde sitze ich hier und arbeite an den Rechnungen. Er ist wieder einmal in einem ausgeflipptem Zustand. Er hat wohl Joints geraucht …

»Du bist vollkommen übergeschnappt! Unzurechnungsfähig! Was, zum Teufel, hast du bei diesem Quacksalber zu suchen? Du hast wohl einen Vogel, was? Weißt du nicht, dass diese Sorte Typen eine Menge Dinge über die Leute rausfinden?«

Er hat sich eben mit meiner Mutter darüber gestritten. Sein Gesicht ist rot vor Wut. Er hat Angst. Er hat Angst um sich. Angst, verraten zu werden. Wenn ich etwas gesagt hätte?

»Was hast du dieser alten Vettel erzählt?«

»Na, nichts.«

»Mach dich nicht über mich lustig! Worüber hat sie dir Fragen gestellt?«

»Über die Schule … lauter Quatsch …«

»Ich verbiete dir, da noch einmal hinzugehen, verstanden? Du hast überhaupt kein Problem. Das einzige Problem, das du im Augenblick hast, ist, dass ich dich dafür bestrafen werde. Ich werde dir die Lust austreiben, da noch mal hinzugehen … du wirst schon sehen …«

Er nestelt seinen Gürtel los und beginnt zu schlagen.

»Du wirst schon sehen … Ich werde dich lehren, mich zu respektieren …«

Wieder einmal darf ich es ausbaden. Ich hab's satt, etwas für die anderen einzustecken. Ihre Scheißpsychologin können sie sich sonst wohin stecken. Ab heute wird mir niemand mehr sagen, wohin ich zu gehen habe. Selbst Anne-Marie. Das geht sie nichts an. Nie mehr tappe ich in eine Falle. Es ist mein Unglück. Ich werde allein damit fertig.

10. KAPITEL

In diesem Jahr glaubte ich, es würde ein Ende nehmen. Er hatte beschlossen, ein Haus zu kaufen. Ein richtiges. Die ganze Familie sprach nur noch von Bank und Kredit, wir sahen uns Häuser an, und er ließ mich in Ruhe. Wir bekamen unser Haus. Alle waren verrückt vor Freude. Mama etwas weniger, sie würde eine Stunde zu ihrem Laden fahren müssen. Es kam nicht in Frage, das Geschäft einfach so aufzugeben. Aber die Begeisterung darüber, endlich nicht mehr in diesem Rattenloch zu hausen, war stärker als alles andere.

Das Geschäft würde verkauft werden. Vielleicht würden wir wieder zu einem normalen Leben finden. Meine Mutter würde nicht mehr zwölf Stunden am Tag schuften, sie wäre wieder zu Hause. Jeder hätte sein Zimmer. Wir würden leben.

Zu früh gefreut. Er fand es praktischer, sein Büro an Ort und Stelle zu belassen.

Also legten wir die Strecke dreimal pro Woche zurück, allein, um zu »arbeiten«, »Rechnungen zu schreiben«. Oft war er so unter Drogen, dass er kaum mehr richtig sah. Einmal habe sogar ich das Steuerrad übernommen. Ich war stolz. Oh! Nicht dass ich den Mercedes gefahren hätte. Er traute mir nicht. Wir hatten einen alten R 14, halb verrostet, aber ich war trotzdem glücklich. Ich brachte die Fahrt vom Haus zum Laden ohne Schwierigkeiten hinter mich. Auf dem Rückweg war es vier Uhr morgens und er war vollkommen high. Ich weiß nicht, warum ich ganz plötzlich zu zittern begann. Heute ahne ich es. Eine Nacht aus Scham und Müdigkeit und dieser mit Hasch vollgepumpte Vater neben mir. Mit einem Mal gebe ich Gas, anstatt bei der Ankunft auf die Bremse zu treten, und wir landen vor einer Mauer. Er hatte nicht einmal mehr die Geistesgegenwart, die Handbremse zu ziehen. Wir hätten sehr gut dabei umkommen können. Ich habe einen fürchterlichen Schrecken bekommen. Er saß da und betrachtete seine rosaroten Elefanten und ich die Mauer durch die zerbrochene Windschutzscheibe hindurch. Mit ihm sterben, niemals. Ihn töten, ja. Die Lust, ihn zu töten nahm mir meine eigene Lust zu sterben. Aber er war nicht tot, und in dem ausgeflippten Zustand, in dem er sich befand, verabscheute ich ihn noch mehr, diesen Dummkopf. Drogen, was für ein Dreck!

Es war indiskutabel, meiner Mutter von dem Unfall zu berichten. Er hätte ihr gestehen müssen, dass es vier Uhr morgens war und dass ich fahren musste, weil er mit Hasch vollgepumpt war. Also hatte ein Unbekannter den Wagen gerammt und Fahrerflucht begangen. Er fand immer einen Ausweg, ganz gleich welche Lüge dazu erforderlich war. Am Ende hatte er es satt, dreimal pro Woche den ganzen Weg zurückzulegen; er fand es schlauer, ein Büro im Haus einzurichten. Nach einer gewissen Atempause kam mir das Messer wieder in den Sinn.

»Schau. In drei Wochen wird die Garage unser Büro sein.«

»Wozu? Warum lässt du die Garage nicht so, wie sie ist?«

»Damit wir beide ungestört sind.«

Ich sehe zu, wie die Arbeiter mein zukünftiges Gefängnis in Angriff nehmen. Es ist ein viereckiger Raum mit einer großen Tür. Sie reißen die Tür heraus und errichten eine Mauer mit einer ganz kleinen Tür. Im Inneren und an den Wänden bringen sie Teppichboden an. Warum an den Wänden, fragt meine Mutter. Wegen der Feuchtigkeit und weil es hübscher aussieht, antwortet mein Vater.

Damit man mich nicht schreien hört, damit man den Krach der Videokassetten nicht mitkriegt, damit man sein widerliches lustvolles Stöhnen nicht hört. Ich habe vor die Tür gespuckt. Er hat es nicht gesehen. Ich bin feige.

Ich bin feige. Wieder Tage, ohne zu schreiben. Ich muss dieses Buch zu Ende bringen, ich muss. Auf der Schreibmaschine, die er mir geschenkt hat. Ich mag sie, sie allein verurteilt mich nicht. Die Einzige, die ohne Widerrede meine Worte aufzeichnet. Ein Geschenk von ihm, ich weiß. Aber es ist ihm nie gelungen, sie zu besudeln. Sie gehört mir. Ich habe Gedichte darauf getippt, ich habe darauf mein Leben erzählt, in Bruchstücken, die ich in den Papierkorb warf. Auch sie half mir ein wenig, mich an ihm zu rächen. Unfähig, wie er war, einen einzigen Satz zu bilden, schrieb ich an seiner Stelle. Er war eine Null, ungebildet. Meine Maschine und ich hatten die Macht.

Ich hätte viel mehr von ihm fordern müssen. Ich hätte ihn ruinieren sollen, diesen Schuft. Ihn ausnehmen wie eine Gans. Ich hätte ihn bestehlen, ihn ausplündern sollen, zu dumm, dass ich noch nicht einmal daran gedacht habe. Im Grunde meiner Seele bin ich wohl keine Diebin. Die kleinen Diebstähle in den Geschäften, die Füllfederhalter, die Radiergummis, die Bleistifte, die Feuerzeuge, das war Kinderei. Vielleicht hoffte ich ganz naiv, dass man mich erwischt und ins Gefängnis steckt. Das Krankenhaus, das Gefängnis, meine Großmutter, das bedeutete Freiheit jenseits des Stacheldrahts. Ich habe es nie geschafft. Er erfand ständig neue Stacheldrähte.

Sie glauben vielleicht, dass es nichts Schlimmeres gibt, dass ich schon alles Erdenkliche erlitten hatte; Sie wissen noch nichts von der Entwürdigung durch das Spiel mit den

Fotos. Warum war das noch unerträglicher als alles Übrige? Eine Vergewaltigung mehr. Eine heimtückische Vergewaltigung. Als ich endlich den Mund aufmachte, habe ich die Sache mit den Fotos verschwiegen. Ich konnte es nicht sagen. Es war dreckiger als der ganze Rest, weil er es eines Tages fertig brachte, dass ich daran teilnahm. Begreifen Sie das? Bis dahin nahm ich an nichts teil, ich erlitt es. Und eines Tages wurde ich Initiator meiner eigenen Erniedrigung. Es ist die grauenhafteste Erinnerung. Es wird Ihnen vielleicht übertrieben vorkommen, aber denken Sie gut darüber nach. Sie werden sehen, der Trick war teuflisch. So teuflisch, dass er mich noch lange Zeit blockierte. Dass er mir tief greifende Schuldgefühle einflößte. Ich hatte mich in einem weiteren Stacheldraht verfangen, der mehr als mein Fleisch verwundete.

Die Garagen-Büro-Zelle meiner Folter.

Er knipst die Bürolampe an und richtet den Lichtstrahl voll auf die Tür. Die einzige Eingangstür. Sollte jemand durch das Schlüsselloch sehen, würde es ihn blenden. Im Übrigen legt er ein Tuch über das Schloss. Mit einem Gefühl von Verachtung und Angst sehe ich ihn all diese Vorsichtsmaßnahmen treffen. Er ist ein armes Schwein. Mir gegenüber hat er sich als der Typ aufgespielt, der vor nichts Schiss hat, der sich seiner saublöden Theorie über den Inzest sicher ist, aber in Wirklichkeit stirbt er fast vor Angst, geschnappt zu werden. Sie plagt ihn immer mehr. Und ich denke immer häufiger an das Messer.

Wenn uns jemand überraschte, würde er lügen – dessen bin ich sicher. Er würde beispielsweise sagen, ich wäre die verdorbene Schlampe. Die Nutte. Daher habe ich letztendlich fast ebensolche Angst wie er.

Er zeigt mir einen Fotoapparat. Eine Polaroidkamera. Wozu? … Mein Gott …

Er will, dass ich mich nackt ausziehe und dass ich bestimmte Posen einnehme. Dass ich ekelhafte Dinge tue während er mich fotografiert. Das erregt ihn. Er will eine Pornonutte aus seiner Tochter machen. Ein Einfall, schnell, worüber könnte ich mit ihm reden, um ihn daran zu hindern.

»Weißt du, ich wollte dir von meinen Schulnoten berichten.«

»Ich weiß Bescheid, sie sind schlecht.«

Er richtet eine Lampe auf mich und zeigt auf den leeren Schreibtisch. Ich muss darauf steigen und Posen einnehmen.

»Der letzte Aufsatz, den ich geschrieben habe … du weißt, er ging über …«

»Leg dich hin …«

»Bist du nicht in der Schule gewesen?«

Wenn ich ihn auf seine Jugend bringen könnte, auf die Schwierigkeiten, die er gehabt hat …

»Ich habe in deinem Alter nicht das Glück gehabt. Keine Eltern mehr, meine Schwester hat mich aufgezogen; da hieß es schuften, sich allein durchschlagen. Keine Schule. Wenn ich hätte lernen dürfen wie du …«

Es scheint zu funktionieren, mit Leidenschaft ergeht er sich in den Beschreibungen seiner Kindheit. Ich kenne das auswendig, und es interessiert mich einen Dreck, wichtig ist, dass er redet. Scheiße, er hält an seiner fixen Idee fest, er zieht mich an den Armen, an den Beinen, er rückt an meinem Körper herum, als wäre ich ein Gegenstand. Ein dreckiger Gegenstand, dessen intimsten Teile man fotografiert. Jedes Blitzlicht brennt in meinen beschämten Augen, und ich rede immer noch, immer noch, ich tue so, als dächte ich an etwas anderes, als sei diese Abscheulichkeit nicht wichtig, als kümmerte ich mich überhaupt nicht darum. Alles verschwimmt um mich herum. Es gibt zwei Nathalies: die auf diesem Schreibtisch, nackt, widerlich, und die, die spricht, ohne die andere Nathalie anzusehen. Ich starre unverwandt auf die Decke, ins Leere. Ich betrachte meine hoffnungslose Lage.

Er macht eine Aufnahme, wartet, dass sie aus dem Apparat herauskommt, betrachtet sie und beginnt von neuem. Warum tut er das? Um sich zu erregen? Nur deshalb? Wird er diese Scheußlichkeiten jemandem zeigen?

Ich habe meinen Vorrat an Schulgeschichten aufgebraucht. Ich werde mit knapper Not in die Sekunda versetzt werden, ihn kümmert das nicht im Mindesten, alles, was ihn interessiert, ist sein neues Spiel.

»Jetzt bin ich dran. Du wirst fotografieren, was ich dir sage … Nimm den Apparat.«

Nein! Das nicht! Ich will ihm nicht gleichen. Ich will nicht dieselben, genauso gemeinen, genauso entwürdigenden Dinge machen. Mich wird er nicht drankriegen! Wenn ich gehorche, ist's aus mit mir. Soll er mich doch schlagen, lieber heule ich unter den Hieben des Gürtels. Nachher werde ich in meinem Bett sowieso heulen. Ich heule die ganze Zeit. Ich heule nachts in mein Kopfkissen, bis ich fast daran ersticke. In mir ist so viel Heulen, ein Ozean aus entfesseltem Heulen.

»Ich befehle dir, diese Aufnahme zu machen. Verstanden?«

»Nein. Ich will nicht.«

Der Gürtel. Er schlägt.

»Du darfst dich nicht weigern. So etwas ist normal. Wenn man seinen Vater liebt, gehorcht man ihm. Ich will, dass du dir all diesen Quatsch aus dem Kopf schlägst, den die Gesellschaft darüber verbreitet. Die Gesellschaft ist marode. Das wird sich ändern. Verstanden? Der Inzest darf nicht gesetzlich verboten werden. Leute wie du und ich haben das Recht, zusammen glücklich zu sein. Wir sind das beste Beispiel.«

Er hält mich für schwachsinnig. Schläge und ein völlig hirnverbranntes philosophisches Gelabere. Das soll Glück sein: Schläge mit dem Gürtel und den Penis meines Vaters in Großaufnahme fotografieren! Das soll Liebe sein!

Er schreit:

»Wenn man liebt, macht man alles, was man will!«

Jetzt bin ich dran. Schließlich gehorche ich wie gewöhnlich. Ich trödle, stelle den Apparat nicht richtig ein, ich schließe jedes Mal die Augen, alles geht daneben. Aber das merkt er sofort, und ich muss es noch einmal machen. Blitzlicht folgt auf Blitzlicht, ich sehe überhaupt nichts mehr.

Jetzt darf ich mich nicht mehr beklagen. Ich verdiene, was mir zustößt. Es geschieht mir ganz recht. Ich habe mich darauf eingelassen. Ich bin wie er. Auf der Anklagebank sitzen drei. Er, der Apparat und ich. Ich bin eine dreckige Hure. Gut zum Abschießen, zum Krepieren. Gott hat gesehen, wie ich's getan habe, hier ist der Beweis, ein kleines viereckiges Stück Papier in Farbe und noch eines und noch eines. Schauen Sie, wie schmutzig Nathalie ist, schauen Sie, wie gut sie den Penis ihres Vaters fotografiert. Der Schuft hat den Krieg gewonnen. Er hat aus mir die Frau gemacht, die er wollte. So liebt er die Frauen.

Scheiße. Ich bin keine Frau. Ich bin fünfzehn Jahre alt.

Er ist zufrieden mit seiner kleinen Frau, mit seiner Schlampe. Ich kann mich schlafen legen. Ich habe einige Bilder mehr in meinem widerwärtigen Familienalbum.

Tobe, heul in ein Kopfkissen, Heuchlerin, du hast dich selbst verraten. Es ist aus mit dir, aus, aus, aus.

Das habe ich nie erzählt. Alles andere, den Gürtel, die Waschmaschine, all die Jahre der Prostitution, die er mir zu seinem Vergnügen aufgezwungen hat, habe ich berichten können. Aber das … jedes Mal, wenn ich von den Fotos sprach, hielt ich mir die Hände vor die Augen. Ein solches

Gefühl des Verrats hatte ich in dieser Nacht. Eine ungeheure Gewissheit, dass ich endgültig verdorben war, weil ich mich darauf eingelassen hatte, anstatt ihn zu töten. Ich hätte ihn töten müssen. Nie werde ich mir diese Fotos verzeihen. Nie. Ich konnte mich nicht mehr beklagen, denn ich hatte »eingewilligt«.

Merkwürdig. Das einfache Drücken auf den Auslöser eines Fotoapparates hat mich zur Komplizin werden lassen. Solange ich mit meinem Kopf Widerstand leistete, solange mein Körper nicht wusste, was er tat und nur ein hübsches Ding war, mit dem er sich vergnügte, solange hielt ich durch. Einigermaßen wenigstens. Nun nicht mehr. Ich begann, mich selbst zu hassen, ebenso heftig, wie ich ihn hasste. Ich sehe mich wieder in meinem Bett, nach dieser grauenhaften Posse, ganz zusammengerollt, die Zähne im Kopfkissen, sehe, wie sich die ganze Geschichte noch einmal vor meinen Augen abspult.

In erster Linie war es Francks Schuld. Wegen ihm ist es so weit mit mir gekommen. Ich hasse ihn, genauso wie ich meinen Vater hasse. Wie ich viele Männer hasse. Diese lächerliche Macht, die sie zu besitzen glauben, weil sie einen Penis haben, möchte ich ihnen ein für alle Mal nehmen. Keinen Penis mehr. Und dann? Was würden Sie wohl ohne dieses scheußliche Ding da zwischen den Beinen tun?

Mein Vater, dieser Kerl, der als mein Vater galt, hatte sich selbst auf sein Geschlecht ein Pik-Ass tätowiert. Er mag Tätowierungen, er hat viele, er ist stolz darauf, er findet das schön. Er hat die Technik dazu im Gefängnis gelernt. Weil er in seiner Jugend im Gefängnis gesessen hat. Er hat gestohlen, er ist in den Knast gekommen. Ich habe das später erfahren. Sein Penis war so wichtig für ihn, dass er ihn mit einem Pik-Ass verziert hat, einem Unglücks-Ass, dessen Spitze auf seinen Bauch zeigte. Ich habe das von nahem fotografiert: Ich habe es ins Visier genommen und auf den Auslöser gedrückt. Wahrscheinlich wollte er es in seiner ganzen Pracht. Wem wollte er es zeigen? Den Nutten? Ich ahnte noch nicht, dass dieses Pik-Ass mir eines Tages erlauben würde, ihn zu überführen.

Ich empfand Ekel vor mir selbst. Am nächsten Morgen schleppte ich mich mit diesem Ekel in die Schule. Ich war nicht mehr dieselbe. Genauso schuldig wie er, genauso verwerflich, genauso dreckig, garstig.

Wir sprachen vom Unterricht, vom Ausgehen, von Glimmstängeln. Als wenn nichts wäre. Das deprimierte mich. Ich konnte sie nicht mehr mit anhören, diese albernen Liebesgeschichten. Hast du mit ihm geflirtet oder nicht? Lässt dein Vater dich rauchen? Was hast du in dem Aufsatz über Montaigne geschrieben? Woher hast du diesen Pullover?

Warum bin ich mit diesem Vater geschlagen? Warum ich?

Ich ging nach Hause, lustlos, vollkommen ratlos. Der Schulweg war lang, seit wir in diesem schönen Haus mit den Rosen im Garten wohnten. Schon allein wegen der Rosen hätte ich es gekauft. Eine Rose ist etwas so Sauberes. Sie riecht gut, sie kann sich mit ihren Dornen verteidigen. Ich mag Rosen.

Die Woche verging sehr schnell, weil er im Augenblick keine Zeit hatte, mich vor dem Wochenende festzunageln. Ich konnte also vom Montag bis zum Freitag aufatmen. Aber die Tage vergingen rasch, das ist immer so, wenn man ruhig in seinem Winkel sitzt, und niemand einem auf die Nerven fällt. Oder wenn man Ferien hat oder glücklich ist, es geht zu schnell vorbei. Wogegen eine Sekunde der Angst so lange dauert wie ein ganzes Jahr.

April 1987 … Nächstes Jahr werde ich das College wechseln. Aber nicht die Familie. Meine Mutter hat mich fallen lassen. Sie liebt mich nicht mehr wie früher. Jedenfalls glaubte ich das in meinem sechzehnten Lebensjahr. Wenn sie mich geliebt hätte wie früher, hätte sie verstanden. Ich war ungerecht. Meine Mutter ist anständig, naiv, auch sie wurde wie eine Sklavin gehalten. Sie hat so viele Dinge von ihm erdulden müssen, von denen ich nichts wusste. Aber in dieser Zeit hatte sie mich fallen lassen. Ich war allein. Das war natürlich nicht ihre Schuld. Aber ich war wahrhaftig allein.

Mein einziger Freund, mein einziger Verbündeter war das Messer in meinem Kopf.

Auf der Autobahn. Es ist Freitag, Alptraumtag. Ich hasse den Freitag. Ich sitze im Mercedes. Ich hasse den Mercedes. Er fährt, er hält sich für einen Pascha.

»Ich fahre nach Lyon, Freunde besuchen.«

Fahr wohin du willst, Blödian.

»Es wäre gut, wenn du mit mir kämst.«

Gefahr. Ich fühle, dass da etwas faul ist.

»Ich möchte, dass du mit meinen Freunden schläfst …«

Mein Gott, das ist doch nicht möglich! Es ist ihm wieder etwas anderes eingefallen.

»Sonst geht's dir gut?«

»Sprich nicht in diesem Ton mit mir! Es ist zu deinem Besten. Ich werde dich nicht anrühren. Ich will, dass du mit anderen Männern schläfst.«

»Ich will nicht. Deine Freunde gehen mich einen Dreck an. Du wirst mich wohl nicht dazu zwingen?«

»Ich sage dir doch, es ist zu deinem Besten. Du musst einen Orgasmus bekommen. Es ist nicht normal, keinen zu bekommen. Ich will wissen, ob du bei anderen einen hast.«

»Machst du Witze?«

»Überhaupt nicht. Ich mein es ernst. Ich habe drei wunderbare Freunde. Bei denen wirst du viel lernen.«

Drei. Er will, dass ich mit drei Typen schlafe. Zu seinem Spaß. Weißt du, wo du dir deinen Spaß hinstecken kannst?

Ich will keinen Spaß. Ich will, dass man mich in Ruhe lässt. Dass man mich in Ruhe lässt, mein Gott, allmächtiger Vater, Pfaffen aller Kirchen, heiligste Jungfrauen, mit eurem Jesus auf dem Arm, lasst ihr das zu? Scheißreligion.

»Ich will nicht. Hältst du mich für eine Nutte?«

»Wir werden noch darüber sprechen.«

»Außer Frage, darüber noch einmal zu sprechen, ich will nicht, punktum.«

»Doch, wir werden noch darüber sprechen. Du brauchst jetzt einen anderen Mann als mich, du bist blockiert, das muss sich ändern.«

Ich habe einen Monat lang über diesen neuerlichen Einfall nachgedacht. Auch mir kam eine Idee. Er wollte mich mit anderen Männern zusammenbringen. Das kam nicht in Frage. Aber ich würde selber einen finden. Übrigens hatte ich in unserem neuen Viertel bereits einen Jungen gesehen, der mir vom ersten Tag an aufgefallen war.

Wenn ich selbst einen Jungen wählen würde, einen, der mir gefällt, und ich mit ihm schliefe, würde er mich vielleicht in Ruhe lassen, dieser Sadist. Ich sah für mein Alter schon ganz schön alt aus. Ich fühlte mich durchaus in der Lage, einen Mann aufzureißen, und so habe ich es versucht.

Meine Schwester kämmt ihre langen blonden Haare und zeigt beim Lachen ihre Zähne.

»Ach wirklich? Wie ist er?«

»Er ist achtzehn, er ist größer als ich, hellbraune Haare, dunkelbraune Augen. Weißt du, Augen, die die Farbe wechseln, manchmal sind sie grün. Er sieht gut aus …«

»Super. Wirst du ihn dir anlachen?«

»Und ob.«

»Wie willst du das anstellen?«

»Keine Ahnung, aber ich werd's schon schaffen. Ich brauch' ihn.«

Voll Bewunderung lacht sie hellauf. Sie ist so niedlich, so anständig, meine Schwester. Sie ist größer geworden. Schon vierzehn Jahre alt. Wenn er sie bloß nicht anrührt. Wenn er auch nur seine Hand auf sie legt, bring ich ihn um. Dann hätte ich die Kraft, zum Messer zu greifen. Zum richtigen. Nicht zu dem aus meinen Alpträumen.

»Wie heißt er?«

»Bruno.«

»Das ist ein toller Name. Siehst du ihn morgen?«

»Ja.«

»Erzählst du mir's dann?«

»Ja.«

Freudig hüpft sie auf mein Bett, eine Liebesgeschichte …

Eine Liebesgeschichte … Ich glaubte nicht wirklich daran. Anfangs waren die Dinge eindeutig. Da ich keine Freiheit über meinen Körper haben konnte, würde ich etwas anderes durchsetzen. Einen Jungen in meinem Leben. Was mein Vater wohl dazu sagen würde? Was könnte ihm dazu einfallen? Ich bin in dem Alter, wo ich ganz offiziell und für alle sichtbar einen Liebsten haben kann. Ich könnte ihn mit nach Hause bringen, zwei Jahre älter als ich, volljährig, Mama auf dem Laufenden, ich gerettet …

Kaltblütig arbeitete ich meinen Plan aus, ohne zu wissen, dass ich tatsächlich eine Liebesgeschichte erleben würde. Die schönste meines Lebens. Was ich da sage, ist idiotisch, mein Leben ist kurz, ich bin heute erst neunzehn Jahre alt; außer Bruno habe ich keine anderen Liebesgeschichten gehabt. Das macht nichts, es ist die schönste meines Lebens.

»Wer ist dieser Junge?«

Er spielt den Papa, der sich über den Umgang seiner Tochter Gedanken macht. Ich werde ihm sagen, wer es ist. Mit Vergnügen.

»Bruno.«

»Aha … Seit wann kennst du ihn?«

»Seit einigen Wochen. Ich mag ihn gern.«

»Arbeitet er?«

»Er geht das letzte Jahr ins Gymnasium.«

»Ah so.«

Das ist alles. Er brüllt nicht. Er verbietet mir nicht, mich mit Bruno zu treffen. Was geht da vor? Ich hatte mich auf einen Streit eingestellt und – nichts. Er wirkt zufrieden. Aber natürlich ist er zufrieden, bin ich dumm! Er ist jetzt gedeckt. Ich werde mit einem Jungen gehen, er läuft nicht mehr Gefahr, der Vergewaltigung angeklagt zu werden. Na, mir ist's Wurscht. Jedenfalls, entgehe ich den drei Freunden aus Lyon. Er wollte einen Mann in meinem Leben, es gibt einen.

Ich hatte noch nicht verstanden, dass er die Situation ausnutzen würde. Er würde sich nicht nur weiterhin an mir schadlos halten, sondern auch an Bruno. Wie naiv ich war! Ich glaubte mich erwachsen – gewiss, ich war es in vielerlei Hinsicht und gegen meinen Willen – aber ich blieb naiv wie ein kleines Mädchen. Bis dahin hatte ich wohl versucht, Flirts zu haben, aber ich behielt sie nie länger als zwei Wochen, und er wusste nichts davon. Ich brachte es nicht fertig, mit einem Jungen meines Alters weiterzugehen. Ich sah sofort den Kopf meines Vaters. Nahm ein Junge mich in die Arme, um zu flirten, ergriff ich die Flucht. Bruno war anders. Er gefiel mir wirklich. Ich wollte ihn. Und die Familie akzeptierte ihn ohne Schwierigkeit. Mit einem Mal fühlte ich, dass ich existierte …

Vor unserem neuen Haus ist ein Treffpunkt. Eine Betonplatte, kahl, leer, ohne Nutzen, außer für uns. Wir nennen sie das Quadrat. Wir, das sind Bruno und ich. Er hat mich abgeholt, wir haben uns auf dem Beton sitzend unterhalten und sind den ganzen Nachmittag spazieren gegangen.

Er legt seinen Arm um meine Schultern, und ich weiche unwillkürlich zurück.

»Was hast du?«

»Nichts.«

Außer dass ich es nicht ertrage, wenn man mich berührt. So ist das. Wir sitzen auf dem Betonviereck, das Haus steht vor uns. Das schöne Haus, auf Kredit gekauft. Es verändert mein Leben, dieses Haus. Zum ersten Mal haben wir jeder ein Zimmer. Meines hat rosa Tapeten, ich habe ein Bett aus hellem Holz mit einer Kommode, das ist mein Winkel, mein Loch, ein Ort, wohin »er« nicht kommt. Hier zünde ich abends meine Kerze an, hier träume ich, hier schreibe ich mein Tagebuch, hier bete ich zum lieben Gott, der mir keine Antwort gibt.

Bruno beugt sich über mich und küsst mich. Das ist mein erster Kuss. Seine Lippen ganz nah an meinen, wie ein Schmetterling. Noch nie habe ich ein Gesicht so dicht vor meinem gesehen.

»Warum küsst du mich so?«

»Wie so?«

»Weiß nicht, bis morgen also?«

»Salut. Bis morgen.«

Ich habe mich küssen lassen, um ihm einen Gefallen zu tun, und ich habe etwas X-Beliebiegs gesagt, einfach, um etwas zu sagen. Er geht fort, und ich laufe in mein Zimmer, springe auf mein Bett und ritze das Datum in den Bettpfosten aus hellem Holz: »13. Mai 1986.« Mein erster wirklich glücklicher Tag seit Jahren, seit meiner Kindheit – und dann plötzlich Misstrauen. Und wenn er mich gar nicht ernst nimmt? Wenn all das ein Ende nähme?

Freitag, Schule. Es regnet in Strömen. Ich hasse die Freitage und die Dienstage. Dienstags schließt mein Vater mich wegen der Rechnungen bei sich ein, weil mittwochs keine

Schule ist. Freitags auch, weil ich auch samstags keine Schule habe.

Als es dunkel wird, erfinde ich eine Ausrede:

»Kann ich mit Sophie ausgehen, Mama?«

»Wohin? Es schüttet ja buchstäblich.«

»Eine Viertelstunde, wir machen eine Runde.«

»Nicht länger, ja? Dein Vater wird nach Hause kommen.«

Ich scher mich einen Dreck um diesen Kerl. Ich renne mit meiner Schwester durch den Regen, auf der Suche nach Bruno. Das Betonquadrat ist leer, die Regentropfen zerplatzen in hässlichen Pfützen. Die Straße ist leer, das Viertel leer und ich auch. Kein Bruno. Meine Schwester ist genauso aufgeregt wie ich. Genauso enttäuscht.

Und dann das Geräusch eines Wagens, Sophie knufft mich in die Seiten:

»Du! Das ist er, sag ich dir …«

Ich sehe nichts, ich bin durchweicht. Aber nein, das ist er nicht. Es ist nur irgendein Auto und nur ein gottverdammter Freitag. Ich werde ihn nicht sehen. Und der andere wird nach Hause kommen.

»Ich sag dir, das ist er, schau doch, er winkt dir.«

Er ist es.

»Jetzt schau doch, er winkt dir, er grüßt dich …«

»Lass mich in Ruhe…«

»Aber was hast du denn … Wink ihm zurück …«

»Lass mich in Ruh', gehen wir heim.«

»Du hast sie nicht mehr alle … Er hat gesehen, dass du nicht reagiert hast …«

»Und wenn schon, umso besser.«

Warum habe ich das getan? Ich lief im strömenden Regen hinaus, in der Hoffnung, eine Minute lang bei ihm zu sein, er kommt, und ich renne wortlos davon. Ich hab sie nicht mehr alle. Es stimmt. Wir gehen nach Hause. Ich glaube nicht daran, ich glaube einfach nicht daran. Irgendein Kerl, der mich nicht ernst nimmt. Ein harmloser Flirt im Vorübergehen, und er wird sich aus dem Staub machen. Vergrab deinen Kopf im Kopfkissen, Nathalie. Für dich gibt es solche Geschichten nicht.

Ich schlafe nicht. Die Nacht ist lang. Die Kerze flackert. Trotzdem habe ich heute Abend Glück gehabt. Es gab wirklich nur Rechnungen. Nichts als Rechnungen. Keine Joints, kein Licht, das in den Augen brennt, keine Fotos, nur das Geräusch der Schreibmaschine. Und dann mein Bett für mich allein. Ich habe Angst. Ich habe kein Vertrauen. Er muss mich für eine Idiotin halten. Ich hätte stehen bleiben, mit ihm reden müssen. Stattdessen bin ich Hals über Kopf davongerannt wie eine Bekloppte. Ich will ihn und fliehe vor ihm.

Samstag, die Sonne scheint. Ich hänge Wäsche auf dem Balkon auf, ich höre ein Geräusch auf dem Quadrat. Ich renne hinaus.

Er ist da. Groß, fest, mit seinen dunkelbraunen Augen. Er geht auf mich zu, pflanzt sich vor mir auf:

»Hältst du mich für blöd? Ich lasse mich nicht auf den Arm nehmen.«

»Was habe ich getan?«

Lügnerin. Ich lüge, als wäre ich dafür geboren. Die ganze Zeit.

»Hast du mich etwa nicht gesehen?«

»Nein. Wir gingen gerade nach Hause, meine Schwester hat mir hinterher gesagt, dass du's warst.«

Er glaubt mir oder auch nicht, vielleicht ist das nur ein Spiel. Wir gehen spazieren. Ich habe ihn, er ist da. Pass jetzt auf, Nathalie. Wehr dich nicht gegen den Arm, der sich um deine Taille legt.

Dein zweiter Kuss kommt, da ist er. Sei ganz bei der Sache, weiche nicht zurück. Lass dir alles gefallen. Wenn du einen Jungen willst, musst du das Spiel mitspielen. Mach's wie die anderen Mädchen.

Ein Kuss. Ein richtiger, auf den Mund. Es tut gut, jemandem einen Gefallen zu tun.

»Sehen wir uns morgen? Ich zeig dir eine Stelle, du kennst dich hier noch nicht gut aus … Wirst sehen, es ist nett da.«

Ich möchte, dass er mir wichtige Dinge sagt. Dass ich schön bin, dass wir uns nie trennen werden. Ich möchte ihm genau so etwas sagen, aber mir fällt nur das Außergewöhnlichste ein:

»Also dann bis morgen, salut …«

Im Badezimmer schaue ich in den Spiegel. Mein Mund. Er hat meinen Mund geküsst. Er hat mich berührt, und ich habe standgehalten. Es wird gehen. Ab jetzt werde ich einen Typen in meinem Leben haben. Ich muss nicht nach Lyon und mit unbekannten Männern schlafen. Jedes Mal, wenn wir in seinem verdammten Mercedes auf der Autobahn fahren und ich das Schild mit der Aufschrift »Lyon 299 km« sehe, habe ich Angst. Angst, dass er's wahr macht, dass er mich zwingt, mit diesen Kerlen zu schlafen, eine Nutte zu werden. »Ich werde dich nicht anrühren, nur zusehen, das ist alles.«

Mach, dass du weiter kommst! Bruno wird mich da rausholen.

Sonntag. Schöner Sonntag. Hand in Hand, Bruno und ich. Brunos Arm um meine Taille. Im Gleichschritt, mein Kopf auf der Höhe seiner Schulter. Und ganz plötzlich das Geräusch des Motors. Ich erkenne es unter Tausenden, dieses Geräusch des Mercedesmotors. Brauche mich nicht einmal umzudrehen, er ist da, in seinem Auto, den Kopf aus dem Wagenfenster gebeugt, er fährt langsamer, hält neben uns. An seiner Seite sitzt Mama und lächelt. Er ist bleich. Mehr als bleich, weiß. Er befiehlt:

»Steig ein, wir fahren zu deiner Tante.«

»Nein. Wir machen einen Spaziergang.«

Ich sehe ihn nicht an. Ich sehe Mama an. Danke, lieber Gott, dass sie da ist.

Sie sagt zu Papa:

»Lass sie halt spazieren gehen, komm, fahren wir los.«

Er setzt den Motor in Gang. Er hat mich mit einem Jungen gesehen, der seinen Arm um meine Taille gelegt hatte. Ich könnte einen Riesenluftsprung machen … er hat mich gesehen und hat vor ihm nichts tun, nichts sagen können. Vor ihm. Ich bin in Sicherheit. Ich bin groß, ich bin in Bruno verliebt. Das ist mein Glück. Ich habe endlich einmal Glück. Danke, lieber Gott.

»Dein Vater ist nett.« »Findest du?« »Ist er's nicht?«

»Doch … doch …«

Sicher, zweifelsohne. Muss er wohl. Aber ich weiß genau, was geschehen wird. Er wird Bruno akzeptieren müssen. Er wird seinen Deckmantel haben, dieser Schuft. Er wollte einen, na bitte, aber ich habe einen Plan in meinem kleinen Kopf. Mit einem Mann kann man, wenn man alt genug ist, Liebe machen, Kinder haben, sich verheiraten und abhauen. Das ist der Ausweg aus meiner Not.

Ich werde in Bruno verliebt sein. Und das werde ich meinem Vater triumphierend ins Gesicht sagen.

»Nathalie, wer ist dieser Junge?«

Mama deckt den Tisch, er ist in seinem Büro. Oder sitzt vor dem Fernseher. Stundenlang bringt er vor diesem Kasten zu und schaut Kassetten an, er lebt neben uns her.

»Das ist Bruno.«

»Und was macht Bruno beruflich?«

»Ich glaube, er hat eine abgeschlossene Schreinerlehre.«

»Kennt ihr euch schon lange?«

»Vier Tage …«

Ich habe die Tage gezählt, die seit dem Datum, das ich auf den Bettpfosten geritzt habe, vergangen sind. Vier Tage voll Glück. Voll Regen und Sonnenschein.

»Und ihr fasst euch schon um die Taille?«

»Hör mal zu, Mama, wir tun nichts Schlimmes …«

»Ja, ja, aber du bist noch keine sechzehn …«

»Alle Mädchen in meinem Alter haben einen Flirt … und die Eltern machen kein Theater deswegen.«

Für Mama müssen die Mädchen bis zur Heirat Jungfrauen bleiben. Mama ist altmodisch. Und auf komische Weise naiv. Sie ist anständig. Er sagt, dass Mama kaputt, dass sie ständig müde, krank, deprimiert ist … Das stimmt, aber es ist seine Schuld, nicht ihre. Mama hält zu uns Kindern, nicht zu ihm.

Trotzdem bin ich böse auf sie. Eigentlich müsste sie die Rechnungen schreiben, nicht ich. Sie bräuchte es nur zu lernen, so schwer ist das nicht. Sie müsste mit ihm schlafen, nicht ich.

Heute schäme ich mich dafür, dass ich meine Mutter beschuldigt habe. Ich wusste nicht … ich glaubte zu wissen. Aber sie sprach nie von ihm. Sie schwieg. Bei den Quälereien, die sie von ihm erdulden musste, konnte sie sich nicht eine Sekunde lang vorstellen, dass ihre älteste Tochter genauso ein Opfer wie sie selbst war. Ich war unwissend, Mama. Verzeih mir. Das Leben ist dumm, blöd. Man hat nicht alle Zahlen zur Hand, um die Gleichung zu kapieren. Und meine war in ihrer Art tatsächlich faul. Ich glaubte, meine Mutter liebte mich nicht wirklich und interessiere sich nicht mehr so für mich wie damals, als ich ein kleines Mädchen war. Als ich ein anderes Leben führte.

Er hat mich in sein Büro zitiert. Ich bin aufs Schlimmste gefasst.

»Mir ist da etwas von einem gewissen jungen Mann zu Ohren gekommen. Er wohnt im Viertel.«

»Ja.«

Ich versuche, in seinem Gesicht zu lesen. Wie wirkt es? Heuchlerisch? Wird er den Gürtel holen?

»Gefällt er dir?«

»Ja.«

Diesmal wird es etwas setzen.

»Und wie heißt er?«

Mir ist Wurscht, ob er auf mich eindrischt, ich habe so etwas wie eine Leuchte im Kopf. Einen strahlenden Namen, den ich ihm ins Gesicht schleudern werde.

»Bruno.«

»Gut, gut.«

Ich warte. Eigentlich müsste er losschreien. Er müsste reagieren wie beim ersten Mal. Es ist Zeit für eine kleine Prügelei.

Nichts.

»Du hast nichts dagegen?«

»Nein, wieso? Das kann dir nur gut tun.«

Kein Wort von »verbieten!«. Er wirkt sogar befriedigt.

»Ist das alles, was du mir sagen wolltest?«

»Das ist alles.«

Dieses kleine schlaue Lächeln. Ich habe verstanden. Übrigens wusste ich es schon. Er hat seinen Deckmantel. Ganz gleich, was mir jetzt geschieht – wenn ich mit einem anderen Mann schlafe, wird man ihn nie behelligen. Wenn ich schwanger werde, dann von Bruno.

Er ist zufrieden. Aber ich scher mich einen Dreck darum.

Auch ich war ein armes Naivchen. Wie meine Mutter. In dem Augenblick hatte ich nicht verstanden, dass ich nicht frei war, wie ich glaubte, weil es EINEN MANN in meinem Leben gab. Oder weil es einen geben würde … Er sollte sich an mir schadlos halten, wieder und wieder und zudem noch Bruno einspannen. Dieser Kerl hatte wirklich das Talent, alles zu besudeln. Wie habe ich das nur ertragen? Wie nur?

Noch heute weine ich darüber, terrorisiert von dem Gedanken, dass ich all das ertragen habe, dass es mir im Grunde ganz natürlich schien. Es fällt mir schwer, das zu begreifen und niederzuschreiben. So bald mich dieser Gedanke beschleicht, gehe ich fast daran zugrunde.

Diese Vorstellung stammt von den anderen. Man hat mich so oft gefragt, warum. Warum bin ich nicht zur Polizei, zu meiner Mutter, zu der Nachbarin an der Ecke, zu irgendjemandem gerannt, um ihn anzuzeigen? Und ich hab dieses Warum satt. Ich werde Ihnen noch einmal darauf antworten: Weil man nicht eine ganze Familie zerstört, weil es meine Schuld wäre, wenn meine Mutter sich umbrächte, falls sie davon erfahren würde. Weil es zu früh geschehen ist, in einem Alter, wo man nichts dagegen unternehmen kann.

Genau das ist dringend erforderlich: Sofort etwas unternehmen, bei der ersten dreckigen Pfote, die sich auf dich legt, losschreien.

Ich spreche zu dir, Mädchen, dem das passieren wird. Hör mir gut zu, ich schreie so laut wie möglich, damit du mich verstehst. Mach dich aus dem Staub! Wehr dich! Augenblicklich!

Danach ist es zu spät. Man hofft wie ich, schnellstens erwachsen zu werden, um dem Diktator zu entkommen. Wartet, bis die kleine Schwester und der kleine Bruder groß sind, damit es, wenn es herauskommt, ohne allzu großen Schaden geschieht. Wartet, dass von anderer Seite etwas passiert. Dass ein Junge kommt und dich bei der Hand nimmt. Das dauert lange. Entsetzlich lange. Weil du außerdem die Männer hasst. Du musst dich zwingen, sie zu ertragen. Es ist ihre Schuld, dass sie einen Penis haben. Einer wie der andere.

Also schau, dass du wegkommst, wenn es dir zustößt, und schreie so laut du kannst. Erzähle alles dem erstbesten Polizisten, der vorbeikommt, dem Hausarzt, dem Lehrer, deinen Freundinnen, der ganzen Welt, bis man dir glaubt. Auch das wird schwer sein, aber so ist es halt. Biete ihnen die Stirn. Man wird dich für eine Rotzgöre halten, die herumfantasiert, die Geschichten verbreitet, um sich interessant zu machen. Man wird in deinem Gehirn herumgraben und auch sonst noch überall, um Beweise zu haben. Weil sie einen Beweis brauchen. Biete ihnen die Stirn. Sie werden ihn früher oder später haben. Du bist weder verrückt noch dreckig, noch eine Lügnerin. Du sagst die Wahrheit. Sage sie sofort. Ganz gleich, ob es der »Papa«, der Onkel, der Bruder, der Nachbar ist … Lass dich nicht ein einziges Mal anrühren, ohne etwas zu sagen, sonst bist du für lange Zeit verloren. Wie ich.

Bruno fährt für drei Wochen mit seinen Eltern weg. Drei Wochen sind eine Ewigkeit.

Heute Abend gehen wir tanzen. Aber heute Nachmittag will ich ihn für mich.

Das Zimmer. Die zugezogenen Vorhänge. Die Musik von Cabrel. Ich mag ihn und seine Musik. Er ist meine Hoffnung. Ich kann besser widerstehen, wenn ich sie höre. Besser weinen. Mir geht's dann besser.

Bruno und ich. Ich werde es Bruno zuliebe tun. Ich muss mit Bruno schlafen. Ich kenne die Gesten, den Rest jedoch nicht.

Sie sagte, ich bin schon zu lange gelaufen,
Mein Herz ist schwer von Geheimnissen,
Zu schwer von der Not.
Sie sagte, ich mach nicht weiter,
Was mich erwartet, hab ich schon erlebt,
Es lohnt nicht mehr.
Sie sagte, leben ist grausam,
Sie glaubte nicht mehr an die Sonne,
Noch an die Stille der Kirchen,

Sogar sein Lächeln machte ihr Angst,
Auf dem Grund ihres Herzens herrschte Winter.
Nie war der Wind kälter,
Die Nacht kälter als an diesem Abend,
Am Abend als sie zwanzig wurde,
Am Abend, an dem in ihren Augen
Das Feuer erlosch
In einem hellen Lichtstrahl.
Sie ist gewiss in den Himmel gekommen.
Sie leuchtet an der Seite der Sonne
Wie die neuen Kirchen
Und wenn ich heute Abend weine,
Dann wegen der Kälte in meinem Herzen.

»Warum hast du's nicht gesagt?«

Die Schallplatte ist von allein stehen geblieben. Auf meiner Bettkante sitzend wollte er wissen, warum und durch wen ich nicht mehr Jungfrau war.

»Warum hast du's nicht gesagt?«

Ich habe mich vor dieser Frage gefürchtet. Wie eine dumme Gans hatte ich gehofft, man würde es nicht merken.

Ich habe eine Geschichte erfunden. Es war Franck. Armer Franck, ich hatte ihm schon so vieles unterstellt, und nun erfand ich noch etwas hinzu.

»Ich wollte nicht, er hat mich gezwungen. Er war siebzehn und ich kaum zwölfeinhalb.«

»Wenn dieser Kerl mir über den Weg läuft, schlag ich ihn zusammen.«

Ich erfand also die Lüge, Franck hätte mich vergewaltigt, als ich zwölf Jahre alt war. Er, ein Großer, ich dagegen noch ein Kind. Wieder log ich oder vielmehr legte ich mir die Wahrheit auf meine Art zurecht, als könne es für mich keine Wahrheit mehr geben. Ich musste ständig etwas erfinden, mir

Vorwände, Erklärungen, Gründe ausdenken, um die Wirklichkeit zu vertuschen.

Auch die Liebe war Lüge. Schrecken. Einen Augenblick lang hatte ich gegen die Versuchung ankämpfen müssen auszureißen. Für einige Sekunden ersetzte ein anderes Gesicht das von Bruno. Ein wahnsinniges Entsetzen, eine Art Doppelgesicht.

Es war mein erstes Mal. Mein wirkliches erstes Mal und trotzdem musste ich mir verzeihen lassen. Er war enttäuscht, mein Liebster. Er wäre gern der Erste gewesen. Wenn er gewusst hätte …

Und trotzdem hatte ich gewollt, dass er der Erste ist. Das wird man mir nicht nehmen. Diesmal war ich einverstanden. Ich selbst habe die Vorhänge zugezogen, habe die Schallplatte auf den Plattenteller gelegt. Ich selbst habe mich auf mein Bett gelegt mit dem Mann, den ich mir ausgesucht hatte. Um diesen Augenblick nicht zu verpatzen, hatte ich das Recht zu lügen, mich bemitleiden zu lassen. Er glaubte mir, er würde mich von meiner Qual erlösen.

Und vor allem hatte ich einen ungeheuren Sieg über mich selbst davongetragen. Mein Körper hatte einen anderen Körper ausgehalten. Es war mir gelungen, Zärtlichkeit zu erhaschen, ich würde nie mehr davon lassen. Von nun an war sie mein einziger Rettungsring, wurde zu meiner Art zu leben. Zärtlichkeit. Eine ganz besondere Liebe. Mit ihren Grenzen, ihren Ängsten und ihren Alpträumen, die mich ganz plötzlich zurückweichen, kneifen ließen. Ich sah meinen Vater wie ein Gespenst auftauchen. Ein Gefühl, losheulen zu müssen. Bruno begriff natürlich nichts. Wenn ich mich dann wieder beruhigt hatte, war es zum hundertsten Mal die Schuld von Franck gewesen, der als Vergewaltiger meiner Kindheit herhalten musste. Er diente mir als Vorwand für plötzliche Verstörtheit. Für Zitteranfälle, Verweigerungen.

Wegen ihm konnte ich mich nicht nackt zeigen. Wegen ihm schlief ich angezogen. Wegen ihm raste ich unter die Dusche, zog ich mich wieder an, um fünf Minuten später erneut zu duschen.

Noch heute ertrage ich es nicht, nackt zu sein. Noch heute liebe ich auf meine Weise. Um dem anderen einen Gefallen zu tun. Nicht mir selbst. Ich kann nicht gut ein Kleid tragen. Kann mich unmöglich völlig entblößen. Zuweilen, wenn es mir nicht gut geht, schlafe ich in Hosen. Am liebsten streife ich einen Pullover über mein Nachthemd. Ich behalte meinen Slip an, ziehe Socken über.

Noch heute weiß ich nicht, was die Lust ist, von der alle reden. Sie kommt mir manchmal in den Sinn, sofern sich der Teufel nicht einmischt. Sofern ich nicht furchtbare Bilder an mir vorüberziehen sehe. Ich habe für meine Wohnung noch immer keine Waschmaschine gekauft. Verstehen Sie das?

An diesem Abend, dem wichtigsten meines Lebens, war ich so verrückt, meiner Cousine mein großes Abenteuer zu erzählen. Und sie lachte über meine Angst, schwanger zu sein.

»Man wird nicht schwanger, wenn man das erste Mal mit jemandem schläft, niemals.«

Sie war in meinem Alter, und sie glaubte an die Straffreiheit beim ersten Mal, wie an einen Zauber.

»Bist du sicher?«

»Ganz sicher. Also los, erzähl … Wie war's?«

Ich habe nichts erzählt. Ich habe gesagt, dass es wundervoll gewesen wäre. Dass ich verliebt und das Leben schön wäre, und dann bin ich ausgeklinkt. Ich habe alles vergessen, ich habe getanzt und mich aufgeführt wie eine Hysterikerin. Bruno mit mir, um mich herum, an diesem Abend war Bruno mein ganzes Leben. Eine fantastische Droge.

Am nächsten Morgen habe ich Bruno überall im ganzen Viertel gesucht, ich hatte vergessen, dass er weggefahren war, dass er sich bei mir für drei Wochen verabschiedet hatte. Ich weiß nicht, was in meinem Kopf vorgegangen ist. Ein schwarzes Loch. Das einzig Deutliche war das Gesicht von einem Freund, der mich überrascht anschaute, als ich ihn fragte:

»Wo ist Bruno? Hast du ihn heute Morgen gesehen?«

»Aber er ist doch weggefahren ... Nathalie, spinnst du oder was?«

Weggefahren. Ich war dem Wahnsinn nahe. Es stimmte, er war weggefahren, ich wusste es, und dennoch suchte ich ihn.

Er war für drei Wochen weggefahren, eine Ewigkeit.

Erneute Vorladung in das teppichbespannte Garagenbüro:

»Wie wär's, wenn wir einmal über Bruno sprechen würden?«

Heute ist er ganz der zuvorkommende Papa, Papa als Ausfrager, als Lehrmeister:

»Dass mir das ja nicht deine Schulergebnisse beeinträchtigt.«

Schweigen.

»Hat er dich gefragt, ob du mit ihm gehen möchtest?«

Ich tue so, als verstünde ich nicht. Er bringt es nicht fertig, die Frage direkt zu stellen.

»Ich meine, hast du Lust gehabt, mit ihm zu gehen?«

Er wird nicht darum herum kommen, es auszusprechen.

»Seid ihr zusammen gegangen?«

»Und wenn es so wäre, glaubst du, dir würde ich das sagen?«

»Hast du mit ihm geschlafen?«

Na also. Er hat's fertiggebracht, nachdem er so lange um den heißen Brei geredet hat. Ich hebe den Kopf und antworte: »Ja.«

»Hast du Lust empfunden?«

Er hofft, dass ich mit »nein« antworten werde. Das sehe ich an seinen Augen, höre es an seiner Stimme.

»Ja.«

Lüge ich ihn an? Er weiß es nicht.

Es ist fantastisch, ihm gegenüber im Vorteil zu sein. Wir sind zu zweit gegen ihn. Ich fühle mich stark.

»Jedenfalls bleibst du morgen bei mir.«

»Morgen ist Samstag. Ich habe Bruno versprochen, mit ihm auszugehen.«

»Versteh mich recht, Nathalie. Ich erlaube dir, zu schlafen, mit wem du willst, obwohl du minderjährig bist und ich absolut das Recht habe, es dir zu verbieten. Auch das Recht, es deiner Mutter zu erzählen. Du weißt, deine Mutter wäre nicht damit einverstanden. Du bist zu jung.«

»Zu jung? Und für alles andere bin ich nicht zu jung?«

»Das ist nun mal so. Ich verbiete nichts. Die anderen verbieten den Inzest. Nicht ich, nicht du. Wir wissen, dass es normal ist. Also, ich verbiete nichts unter der Bedingung, dass du mir gehorchst.«

»Gut, ich kann also heute Abend mit Bruno ausgehen?«

»Du kannst, aber morgen bleibst du bei mir.«

Die Erpressung. Er wusste, dass ich Angst hatte, meiner Mutter mit diesem Thema zu kommen. Er war stolz auf sich. Mama hätte mich umgebracht. Wie konnte ihr Baby mit einem Mann schlafen. Sie würde ein falsches Bild von mir haben. Ich konnte nicht zu ihr sagen: »Mama, ich schlafe mit einem Mann, um nicht in Lyon mit irgendwelchen ekelhaften Kerlen schlafen zu müssen.« – »Mama, ich schlafe mit einem Mann, um Papa zu entgehen.« – »Mama, ich schlafe mit einem Mann, um mir selbst zu beweisen, dass ich jemanden lieben kann.« – »Mama, es ist nicht einfach, mit einem

Mann zu schlafen, aber ich habe beschlossen, es zu tun, damit Papa mich in Ruhe lässt.«

Übrigens ließ er mich nicht in Ruhe. Ich wurde nur geschont, wenn Bruno zu Hause war. Aber ich wurde ruhiger. Ich konnte mit Mama sprechen. Besser als vorher. Von meiner Zukunft, zum Beispiel.

Ich werde Rechtsanwältin werden. Ich werde ein ausgefülltes Leben mit Kindern haben. Und sie, sie sprach mit mir über ein Abenteuer: Eines Tages würde sie eine Kreuzfahrt auf einem großen Überseedampfer machen, der niemals wieder in den Hafen zurückkehrte. Eine ewige Kreuzfahrt.

Ich träumte von einem Ehemann, der mich nie anrühren würde. Von einer Mutter, die ich ganz für mich hätte. Träume, die in der Küche umherschwirrten, mit den Möbeln aus hellem Holz und den karierten Vorhängen. Bis zu dem Moment, als das verhasste Motorengeräusch des Mercedes alles zunichte machte.

Aber ich lernte wieder, meine Mutter zu lieben. Ich wurde auch eine Frau. Ich hatte endlich auch ein Geheimnis für mich allein, ein ganz besonderes. Es hieß Bruno.

Und ich hatte dazu noch eine Freundin, eine richtige. Valerie, hübsch, blond, geschwätzig, intelligent. Sie kam aus Afrika, sie war in der Oberprima meiner neuen Schule, ich in der Sekunda. Mit Valerie konnte ich über alles reden, sogar über intime Dinge, die Bruno betrafen. Seltsamerweise mochte sie meinen Vater nicht. Sie fand ihn »undurchsichtig«. Wenn sie sich bei uns zu Hause begegneten, war sie genauso aggressiv wie er, er flößte ihr keine Angst ein. Sie fand seine Gewalttätigkeit und sein ständiges herrschsüchtiges Gehabe blödsinnig. Das war mir unangenehm. Als könne sie es instinktiv erahnen. Eines Tages hat mir Valerie eine Begebenheit erzählt, an die ich mich überhaupt nicht mehr erinnere.

Anscheinend habe ich sie eines Abends mit tränenerstickter Stimme von zu Hause aus angerufen. Ich stammelte, dass ich mich mit meinem Hund unter der Treppe versteckt hätte, dass es mir schlecht ginge oder dass ich mich fürchtete. Sie hat geglaubt, ich hätte getrunken oder irgendetwas genommen. Ich muss tatsächlich Tabletten genommen haben. Dienstags oder freitags, nach den fürchterlichen Szenen, packte es mich häufiger. Ich schluckte etwa zehn Beruhigungspillen, die ich aus dem Arzneischränkchen meiner Mutter gestohlen hatte, und ließ mich in die Bewusstlosigkeit fallen. Vielleicht nicht gerade, um zu sterben, aber um zu entschwinden, zu vergessen, dahinzudämmern. An diesem Abend holte sie mich ab, wir gingen zum samstäglichen Tanzfest, um Freunde zu treffen. Wir flüchteten auf die Toilette, um uns zu unterhalten, sie begriff nicht, was mit mir los war. Also knöpfte ich meine Bluse auf, ich habe ihr die Striemen der Schläge auf meiner Brust gezeigt. Ich habe so heftig geweint, dass ich mich nicht verständlich machen konnte. Mein Vater hatte mich geschlagen. Warum, das konnte ich ihr unmöglich sagen. Eine Prügelei, ein Streit, sie verstand meine Geschichte nicht. Später hat auch sie mich gefragt: »Warum? Warum hast du mir an diesem Abend nicht alles erzählt? Ich hätte dir geholfen.«

Scheiße. Was weiß denn ich. Ich hatte mir angewöhnt zu sagen, ich sei unglücklich, weil meine Eltern sich nicht verstünden. Das ließ keine der persönlichen Fragen aufkommen, die man mir hätte stellen können.

Bruno war zurückgekehrt. An diesem Wochenende hatte ich meine Ruhe. Mehr wagte ich nicht zu hoffen. In der übrigen Zeit ging mein Vater mir auf die Nerven, so war das halt. Eine Gewohnheit. Dienstag- und Freitagabend grauenhaft, verliebtes Wochenende. Es gab zwei Nathalies. Eine abgebrühte, verzweifelte. Die andere voller Hoffnung.

Valerie sprach von ihrem Abitur, sie wollte es schaffen, mir war's immer noch egal, obwohl ich vorgab, ich wollte Rechtsanwältin werden, Jura studieren. Auch in diesem Punkt gab es zwei Nathalies: eine, die nichts für die Schule tat, und eine zweite, die sich Witwen und Waisen verteidigen sah.

Ich war sechzehn, zwei Männer teilten sich meinen Körper, es musste zur Katastrophe kommen.

11. KAPITEL

In der Dunkelheit des Zimmers sieht Bruno mich an, er sucht meine Augen, er ist unglücklich.

»Ich verstehe nicht … du willst, dass wir uns trennen? Nach drei Monaten sagst du, dass du verschnaufen willst … Was soll das heißen ›verschnaufen‹? Möchtest du, dass wir uns nicht mehr sehen?«

»Nein … lass uns nachdenken.«

»Vertraust du mir nicht?«

»Doch, aber …«

»Für mich gibt es kein aber …«

»Nur für ein paar Tage, Bruno …«

Warum quäle ich ihn so? Diese Geschichte stimmt nicht. Wieder einmal eine Erfindung von der Komödiantin Nathalie. Ich möchte, dass etwas Wichtiges geschieht. Muss ihn in Alarmbereitschaft versetzen. Ihn beunruhigen. Ich benehme mich ihm gegenüber ekelhaft. Er liebt mich und ich? Ich ihn auch. Ich habe nur ihn. Hör auf mit diesen Dummheiten, Nathalie … Und wenn du ihn verlierst, weil du dich so blöd aufführst?

»Verzeih mir. Es war nur so wegen … wegen nichts …«

»Machst du dich über mich lustig?«

»Nein. Ich mache mir im Augenblick ziemlich viel Sorgen. Zwischen meinen Eltern kriselt es … Meine Mutter wird eines Tages abhauen, wenn mein kleiner Bruder groß ist … die Atmosphäre im Haus ist alles andere als angenehm … tut mir Leid. Denk nicht mehr dran.«

Plötzlich hatte ich Lust gehabt, alles kaputt zu machen, selbst mein einziges Glück; ich konnte der Versuchung nicht widerstehen, es zu zerstören. Bruno auf die Probe einer Trennung stellen ... Ein Blödsinn, noch so ein Theater in meinem verwirrten Kopf. Ich weiß nicht mehr, wie ich das wieder gutgemacht habe. Aber ich habe es wieder gutgemacht. Mich der Gefahr eine Minute lang auszusetzen hatte mir letztendlich genügt.

Idiotin. Ich hing an Bruno mehr als an irgendjemand anderem. Aber in meiner Lage war es schwierig zu glauben, dass man mich liebt. Kann man jemanden lieben, der so schmutzig ist wie ich? Eine solche Lügnerin? Muss man noch betonen, dass der Geschlechtsverkehr mit Bruno eine zusätzliche Lüge mit sich brachte? Sobald er mich berührte, log ich. Dennoch liebte ich, auf meine Weise, nur: Lieben wurde zu einer weiteren Falle.

Keine Regel. Diese verdammte Regel, diese gottverfluchte Regel will nicht kommen. Jeden Tag mustere ich mich voller Ekel und Misstrauen. Morgen wird sie kommen. Am nächsten Tag wieder nichts. In mir steckt das Geheimnis. Ein Kind? Ein kleines Baby? Aber von wem? WEM? Wer ist der Vater? Wer hat gewagt, mir das anzutun, obwohl ich noch nicht einmal Bescheid wusste?

Ein Kind von meinem Vater, ein Kind von Bruno, was habe ich? Was ist nur da drinnen?

Cabrel singt für mich:

Ich bin in eine Kirche gegangen,
Dort hab ich nichts gesehen,
Als die tonlose Stille der Gipsstatuen.

In der Dunkelheit meines Zimmers, beim Licht einer einzigen Kerze, liege ich bäuchlings auf meinem Bett und denke nach. Zuerst denke ich an meine Mutter: Sie wird besonders leiden. Sie wird mich nicht mehr lieben. Er wird Bruno beschuldigen, der Vater zu sein, und sich aus der Affäre ziehen, wie üblich. Und wenn ich es behielte? Vielleicht ist das meine Chance fortzugehen. Aber fortgehen mit einem Kind von meinem Vater? Wie später damit leben? Und wenn schon. Ich scher mich einen Dreck drum. Auf alle Fälle bin ich hin, das Baby ebenfalls. Wenn das so ist, gehe ich mit ihm in meinem Bauch und mit Bruno fort und werde nie ein Wort darüber verlieren. Das ist meine einzige greifbare Aussicht. Keine rosige Aussicht. Aber immerhin eine. Abhauen. Dann wird man weitersehen. Ich kann nicht mehr.

Mama wird zu Ohren kommen, dass ich mit einem Mann schlafe, Mama wird unglücklich sein. Und dann wird sie sich damit abfinden. Ich bin sechzehn, mit einer Ausnahmegenehmigung kann ich heiraten; jedenfalls wird er mich in Ruhe lassen, der andere, und zwar endgültig.

Cabrel singt für mich:

Ein Bettler ist mir begegnet, der sich verirrt hat,
Mit seinem Regenmantel sehe ich ihm ein wenig ähnlich,
Und dann habe ich dein Bild vor Augen,
Ich denke an dich.

Ich höre ihn wieder und wieder. Es tut gut, Worte wie diese im Kopf zu haben. Das benebelt. Das zaubert Träume hervor. Das lässt vergessen.

Samstag Garagenbüro. Mein Vater und ich.

»Ich werde dir einen Schwangerschaftstest kaufen. Das ist das einzige Mittel, Bescheid zu wissen. Wir wissen dann, was los ist.«

Möchte ich wissen, was los ist? Ich glaube nicht. Was ist ein Schwangerschaftstest? Ein Ding, das sagt, ob man schwanger ist oder nicht, aber es sagt nicht, von wem.

Er ist nervös. Nur ein bisschen. Als wenn die Sache ihn nicht wirklich anginge. Er hat für alles vorgesorgt.

»Deine Beziehung zu Bruno ist offiziell. Niemand wird etwas daran auszusetzen haben. Das wird uns erlauben, die Dinge mit deiner Mutter ins Reine zu bringen. Wenn du's bist, sprechen wir mit ihr, wir werden sehen, was zu unternehmen ist.«

»Weil Bruno der Vater ist?«

Er zuckt die Schultern. Daran besteht kein Zweifel.

Er selbst wird den Test kaufen.

Er kommt mit einer kleinen Pappschachtel zurück, die in einer weißen Papiertüte steckt.

»Mach es richtig, alles ist auf dem Zettel erklärt.« Im Badezimmer eingeschlossen, betrachte ich mich im Spiegel. Ich starre auf das kleine Glasröhrchen und warte darauf, dass sich dieses verdammte Zeug verfärbt. Mein Leben hängt davon ab. Ein anderes Leben ebenfalls. Also, verfärbst du dich nun endlich, du verdammtes Drecksding?

Orange. Das Ding sagt, dass ich schwanger bin. Alles ist orange. Die Erde ist blau wie eine Orange. Mein Bauch ist rund wie eine Orange. Ich will das nicht. Das Ding hat sich geirrt. Es kann nicht sein, es wird die Farbe wechseln, es wird grün werden, und ich werde überhaupt nichts im Bauch haben. Hab ich's vielleicht nicht richtig gemacht?

Ich lese den Zettel noch einmal durch. Es ist einfach. Da ist ein Ding, das man in den Urin hineingibt und ein Ding, das ihn färbt. Wenn es orange wird, ist man's.

Ich heule los. Ich laufe in diesem Badezimmer im Kreis herum, ohne zu wissen, was ich tun soll. Ich dusche, um mir Mut zu machen, um nachzudenken. Das kalte Wasser auf der Haut, auf der Brust, auf dem Bauch, ich hasse all das. Sie hatten kein Recht, mir das anzutun. Nein, doch nicht. Es ist meine Schuld. Wenn ich nicht da wäre, gäbe es meinen Vater nicht, gäbe es Bruno nicht, gäbe es all diese Scherereien um mich herum nicht. Alles ist meine Schuld. Meine Schuld, ganz allein meine Schuld. Ich werde nicht mehr zum lieben Gott beten. Ich weiß jetzt, dass in den Kirchen niemand ist.

Ich reibe mich ab, reibe mich wie eine Wahnsinnige unter dem kalten Wasser ab. Ich wasche mich mit Wasser und Tränen. Die anderen schlafen und dürfen nicht geweckt werden. Ich leide, sie schlafen. Ich beende meine Dusche, ich reibe mich immer noch ab, ich ziehe mich wieder an, ich gehe auf Zehenspitzen in den Flur, bis in mein Zimmer und laufe wieder unter die Dusche. Ich bin nicht sauber. Wie auch immer, ich werde es nie sein.

Auf Zehenspitzen, rot von dem eiskalten, wirkungslosen Wasser komme ich wieder heraus.

Ich werde mich hierhin setzen, in meinen Schaukelstuhl. Ich werde hin- und herschaukeln und Cabrel hören, wieder und wieder. Mach, dass ich's vergesse. Lass mich von der großen Liebe träumen, der idealen Liebe wie im Märchen.

Unsanft wird die Tür geöffnet, ich mache einen Satz nach hinten. Mein Vater kommt herein. In mein Zimmer. Ich kann das nicht ausstehen. Ich will ihn hier nicht haben. Hier bin ich. Nur ich. Oder Bruno.

»Was willst du?«

»Es wissen. Also?«

Er setzt sich aufs Bett, neben mich, die ich immer noch im Schaukelstuhl bin.

»Bringt's dich um den Schlaf?«

»Nein. Ich wollte wissen, ob es Neuigkeiten gibt.«

»Superneuigkeiten. Ich bin schwanger.«

»Ich werde dich am Montag zu einem Arzt schicken. Wir müssen wissen, ob es tatsächlich stimmt. Ich werde einen Termin vereinbaren, du wirst allein hingehen, hier hast du Geld.«

»Was soll der Arzt denn noch dazu sagen?«

»Er wird dich untersuchen und einen anderen Test mit dir machen, einen, der sicherer ist, und dann werden wir uns etwas einfallen lassen.«

Wir werden uns etwas einfallen lassen. Genau.

»Was wirst du dir einfallen lassen?«

»Wir werden sehen. Wenn es unbedingt nötig ist, könnte ich dich nach England schicken. Wenn es Schwierigkeiten mit Bruno gibt, beispielsweise. Aber das passt mir nicht. Es ist teuer, und ich könnte dich nicht allein fahren lassen. Du bist minderjährig. Wegen deiner Mutter werden wir später entscheiden.«

Er geht hinaus. Er hat mein Zimmer verpestet mit seiner Gauloise, seiner Gleichgültigkeit. Er hat nicht einmal Angst gehabt, der Schuft. Bruno ist da, um alles einzustecken. Bruno wird es seinen Eltern sagen müssen, und es wird ein schönes Debakel geben wegen mir, wieder einmal. Oder ich werde wie ein Paket nach London geschickt, um mir den Bauch auskratzen zu lassen, um dieses Baby daraus zu entfernen. Jetzt bin ich besudelt von einem Baby.

Ich weiß nicht, warum mein Vater mich während dieses ganzen bangen Sonntags in Ruhe gelassen hat. Er hat mir sogar Geld gegeben, damit ich mit Freunden ein Glas trinken gehen konnte. Als bräuchte ich eine Erholung. Hatte aber keinen Bedarf. Ich wollte niemanden sehen, außer Bruno. Ich bin mit ihm spazieren gegangen. Ich war die normale Nathalie, die Lügnerin Nathalie. Nathalie, die immer ein Geheimnis mit sich herumträgt, die zum Schweigen verurteilt ist, zu dem Spiel »alles ist in Ordnung, ich bin wie alle anderen«.

Montagmorgen. Ich habe Angst, alleine hinzugehen. Wenn ich herauskomme, werde ich zurück in die Schule müssen, wie immer.

Valerie, ich muss sie finden.

»Also was? Bist du wirklich schwanger? Ich hab am Telefon nichts verstanden, wer ist es? Wer ist der Vater?«

»Bruno.«

»Du siehst schlecht aus, du bist ganz weiß. Um wie viel Uhr ist es?«

»Um zehn. Ich hab Angst.«

»Ich bleib bei dir.«

»Ich hab Schiss. Er wird mich untersuchen.«

»Hör mal, das ist nicht so schlimm. Die Ärzte sind das gewöhnt. Ich warte auf dich. Ich versprech's dir.«

Das Gebäude, das Schild des Arztes. Gynäkologie-Geburtshilfe.

Warten. Es ist noch früh, niemand ist im Wartezimmer.

Ein sympathisches Gesicht, lächelnd. Zum Glück ist der Kerl nett. Das ist schon etwas. Ich hatte Angst, auf einen alten Knacker zu treffen.

Valerie drückt mir die Hand:

»Los … Geh schon, ich bleib hier.«

Ich gehe ins Sprechzimmer, er bittet mich, Platz zu nehmen.

»Nun?«

Ich hole den Test aus meiner Tasche, ich reiche ihn dem Arzt. Er nickt mit dem Kopf.

»Wie alt sind Sie?«

»Sechzehn.«

»Ihre Familie weiß Bescheid?«

»Mein Vater, er hat den Termin vereinbart.«

Er wirkt erstaunt.

»Ihre Mutter ist nicht mit Ihnen gekommen.«

»Wir haben's ihr noch nicht gesagt.«

»Erzählen Sie mir von dem Jungen.«

Ich erzähle von dem Jungen so gut ich kann. So und so heißt er, wir lieben uns. Die Familie … die Familie, ach, die wird's schon schlucken.

Er legt den Test auf seinen Schreibtisch und klärt mich auf, wobei er mit der Spitze seiner Füllfeder darauf deutet:

»Wenn der Test negativ ist, dann ist er es tatsächlich, verstehen Sie? Das heißt, dass die Frau nicht schwanger ist. Das ist sicher. Aber wenn er positiv ist, muss man eine Untersuchung machen, eine Blutabnahme und einen Urintest im Labor. Das wollen wir jetzt tun. Bitte ziehen Sie sich aus, ich muss Sie untersuchen.«

Ich will mich nicht vor diesem Mann ausziehen.

»Genieren Sie sich nicht, meine Kleine. Ich sehe täglich zig Fälle wie Sie. Los, Courage, das haben Sie schnell hinter sich.«

Ich muss eine Ewigkeit gebraucht haben, um nach und nach meine Klamotten auszuziehen. Er sprach die ganze Zeit mit mir, um mich aufzumuntern. Und plötzlich, noch bevor ich auf den Untersuchungstisch steigen konnte, habe ich so etwas wic ein merkwürdiges Frösteln gespürt, eine Schwäche in den Beinen und sofort danach war meine Unterwäsche blutdurchtränkt. Überall, eine Blutung, ein warmes und schales Rinnsal. Ein Horror. Ich war völlig verstört. Woher kam das? Woher? Seit drei Wochen wartete ich darauf, Tag für Tag und ausgerechnet jetzt musste es kommen, vor diesem Arzt, der genauso überrascht war wie ich. Von Panik ergriffen brach ich in Tränen aus. Es war fürchterlich, halb nackt vor diesem Mann zu stehen, mit dem ganzen Blut, das auf klägliche Weise aus mir herausfloss. Er hat mir geholfen. Er gab mir etwas zum Waschen. Riesige Baumwollbinden. Ich stand da wie eine Idiotin und hörte ihm zu, schämte mich zu Tode und war total verängstigt. Mit leerem Kopf und leerem Körper verschwamm mir alles vor den Augen, gleich würde ich in Ohnmacht fallen. Er hat mich zuerst beruhigt. Ich habe Tabletten geschluckt, um die Blutung zu stoppen. Ich schluchzte in mein Wasserglas während er versuchte, mir alles zu erklären. Seiner Ansicht nach hatte ich eben eine Fehlgeburt gehabt. Ich war sicherlich noch zu jung, um ein Kind zu behalten. Der psychische Schock der Untersuchung hatte sicherlich auch dazu beigetragen. Ich benötigte deshalb zusätzliche Untersuchungen, eine Ultraschalldiagnostik des Beckens.

Für mich kam es nicht in Frage, mich von anderen Ärzten untersuchen zu lassen. Nie mehr würde ich zu einem Frauenarzt gehen. Nie mehr. Ich wollte in die Schule zurückfahren, er hat mir Tabletten verschrieben, mir ein paar Worte für die Schulschwester mitgegeben. Und ich machte mich mit meiner Fehlgeburt davon. Man hat mich bis zum Ende des Unterrichts im Krankenzimmer untergebracht. Ich habe die Krankenschwester angefleht, meine Mutter nicht zu benachrichtigen. Sie hat es mir zugesichert. Ich war vollkommen ausgehöhlt, krank, erschöpft von der ganzen Seelenqual. Ich versuchte, zur Ruhe zu kommen, auf der Pritsche zu schlafen; der Anblick von all dem Blut hatte mich seltsam aufgewühlt. Ein Alptraum in Rot. Es gab kein Baby mehr.

War es eine Erleichterung? In jenem Augenblick, auf dem Bett des Krankenzimmers, wusste ich nicht mehr, was ich denken sollte. Im Übrigen konnte ich nicht mehr nachdenken. Es war zu fürchterlich, als dass ich einen klaren Gedanken hätte fassen können.

Man stelle sich nur einmal vor, ich hätte möglicherweise ein Kind empfangen, ausgetragen, aufgezogen, von dem ich wahrscheinlich nie gewusst hätte, ob es von meinem Vater oder von Bruno war. Ob es im Horror oder in Liebe empfangen wurde. Mit sechzehn war ich überzeugt, dass dies ein Mittel war, um zu entfliehen. Heute … Heute möchte ich lieber nicht mehr daran denken. Wirklich nicht. Ich will kein Problem aufrollen, das schmachvoll gestorben ist.

»Mama? Ich bin's.«

»Was ist los? Was hast du? Bist du krank?«

»Nein.«

»Du bist ganz blass, Nathalie, du bist krank! Was ist passiert?«

»Eine Freundin ist von einem Auto überfahren worden, ich hab solche Angst gehabt.«

»Du hast geweint. Ich sehe doch, dass du geweint hast …«

»Das geht vorüber, Mama, es war so Furcht erregend, weißt du, ich habe gemeint, sie stirbt.«

»Erzähl mir …«

»Da gibt es nichts zu erzählen. Was soll ich dir sagen … Sie ist ins Krankenhaus gebracht worden …«

»Wer ist es?«

»Du kennst sie nicht.«

»Ist sie schwer verletzt?«

»Sie hat viel Blut verloren … aber jetzt geht es. Es geht …«

Lügen, immer. Lügen, wie man Alkohol trinkt. Wie man raucht, um sich zu betäuben.

Mama beruhigt sich. Er beobachtet mich scharf. Ich brauche ihn nicht anzusehen. Er hat verstanden.

Mama ist in der Küche beschäftigt, er zieht mich hinaus:

»Ich gehe zu deiner Tante, du kommst mit mir, wir müssen uns sprechen.«

»Ich bin müde, ich kann nicht mehr …«

»Ich will wissen, was beim Arzt passiert ist. Los, komm schon, und mach keine Geschichten.«

Im Auto? Kreuzschmerzen, Bauchschmerzen, Kopfschmerzen, und er glaubt mir nicht.

»Alles Quatsch … Dieser Arzt hat dir irgendwelchen Mist erzählt. So etwas gibt es nicht …«

»Frag ihn selber, wenn du mir nicht glaubst.«

Verdammte Scheiße. Scheiße. Was glaubt er denn? Dass ich herumfantasiere? Und dann schleppt er mich auch noch zu seiner Schwester. Seiner Mutter-Schwester, seiner Ammenschwester, die ihn wundervoll findet, nur weil sie ihn aufgezogen hat. Ich hasse sie. Wenn er jemanden niederschlüge, würde sie sein Opfer vollends zur Strecke bringen, nur um ihm einen Gefallen zu erweisen.

Der Fernseher. Zu allem übrigen läuft auch noch der Fernseher. Und in diesem verfluchten Fernseher spricht ein schwangeres Mädchen von ihrer Lage, die sie in allen Einzelheiten schildert. Ich würde dieses ganze Wohnzimmer vollkotzen, wenn ich nur die Kraft dazu hätte. Ich bin krank, krank, krank in meinem Körper und meinem Kopf.

Rückfahrt im Auto.

Es versteht sich wohl von selbst, dass du mich mit deinen allwöchentlichen Schweinereien nicht behelligst.

Schweigen. Die dunkle Landstraße. Der weiße Mercedes. Bruno wird zur Bundeswehr gehen. Bruno verlässt mich, er lässt mich fallen wegen einer Uniform. Wir werden uns nur noch alle vierzehn Tage sehen. Ein schwacher Trost für mich.

»Es wird Zeit, dass du die Pille nimmst. Ich habe dieses Theater mit deiner Periode satt. Sprich mit deiner Mutter darüber. Sag ihr, dass es wegen Bruno ist.«

Das hat mir noch gefehlt. Mach, dass du wegkommst, du Dreckskerl, geh in Deckung. Bring dich in Sicherheit. Lass deine angebetete Tochter im Dreck waten und vollständig vor die Hunde gehen. Die Pille. Was ändert das für mich? Die Pille bedeutet sexuelle Freiheit. Ich habe keine sexuelle Freiheit. Ich mache nicht gerne Liebe, weder mit ihm noch mit Bruno. Selbst mit Bruno bleibe ich im Dunkeln, ich will nicht, dass er mich nackt sieht. Selbst bei Bruno gibt es Gesten, die ich nicht machen kann, Worte, die ich nicht aussprechen kann. Es ist unnötig, dass ich versuche zu sterben. Ich bin schon tot.

»Liebe machen«, »Hure«, »einen Orgasmus haben«, »Samenerguss«. Ich kann das nicht aussprechen. Ich zwinge mich hier, diese Worte niederzuschreiben, um Ihnen meinen Ekel verständlich zu machen, aber jeder Buchstabe ist für mich eine Quälerei. Weil er sie ausgesprochen hat, bevor ich alt genug war, um sie zu verstehen. Worte der Qual – das gibt es. »Orgasmus« ist ein schmutziges Wort. Noch nicht einmal vor einem Psychiater kann ich es richtig aussprechen. Ich bringe die Buchstaben durcheinander. Den Psychiatern muss man alles sagen. Sogar das Unsagbare. Denn dort hat das Übel seine Wurzeln. Ich weiß wohl, dass sie es nicht ausreißen werden. Dieser Mann hat mich hinter eine für immer verschlossene Tür gekettet. Sollte ich diese Tür eines Tages öffnen, wird es auch an mir sein, sie wieder zu schließen. An mir. Allein. Meine Tür, mein Schlüssel.

Mama wringt ein Wischtuch sorgfältig nach allen Seiten aus, faltet es auf dem Küchentisch auseinander und wieder zusammen.

»Die Pille? In deinem Alter willst du die Pille? Wegen Bruno?«

»Ja. Papa weiß Bescheid. Er meint, du sollst mich zu einem Frauenarzt mitnehmen, damit er mir die Pille verschreibt.«

»Nathalie … du …«

»Mama, ich kenne Bruno jetzt ein Jahr lang.«

»Ja, sicher, aber …«

»Das ist besser, als Großmutter zu werden, oder nicht?«

»Wie du dich verändert hast …«

»Ich werde halt älter. Papa ist auch damit einverstanden, dass Bruno am Wochenende hier im Hause schläft, wenn er Urlaub hat.«

»In deinem Zimmer?«

»Mama, ich werde dieses Jahr siebzehn …«

»Liebst du ihn wenigstens? Sag, liebst du ihn?«

» Ja.«

»Bist du deshalb so traurig, wenn er nicht da ist? Liebst du ihn so sehr?«

»Also, Mama, die Pille? Bist du einverstanden?«

Ich brauche diese Pille. Ich schicke mich drein. Ohne sie gehe ich einer Katastrophe entgegen. Vor allem jetzt. Seit Bruno bei der Armee ist, darf ich alle Register auskosten. Ich muss noch lange durchhalten. Widerstand leisten, wie die Widerstandskämpfer, die Revolutionäre, auf den Tag der Befreiung hoffen. Ich habe einen geheimen Plan für meine Befreiung. Mich verloben, warten, bis ich achtzehn bin, heiraten und mit Bruno fortgehen. Alles wird ein Ende haben, wird makellos sein, ich werde nichts zerstört haben, niemandem Schaden zugefügt haben, vor allem ihr nicht, Mama.

»Weißt du, irgendwann demnächst werden wir uns verloben. Bald ... nach dem Wehrdienst ...«

Mama ist beruhigt. Ihr Baby ist zu schnell groß geworden, aber was soll's, so ist das heute eben.

»Nehmen deine Freundinnen auch die Pille?«

»Fast alle, Mama, in der Sekunda und der Prima, das ist normal. Sogar die Lehrer sind einverstanden. Da müsste man heutzutage schon sehr altmodisch sein, wenn man seine Tochter nicht schützen wollte. Ich bin nun mal in dem Alter.«

Sie streicht mir übers Haar. Ich würde mich gerne an sie lehnen und ausheulen. Aber sie würde mich nicht verstehen. Wir führen ein klassisches Mutter-Tochter-Gespräch. Sie hält mich für glücklich, verliebt und alt genug, die Pille zu nehmen. Was gibt es Normaleres in dieser normalen Küche, in diesem normalen Haus, inmitten einer normalen Familie? Wenn ich weine, jetzt, hier, würde nichts mehr normal aussehen.

»Ich werde einen Termin vereinbaren.«

Mama faltet ihr Wischtuch auseinander und hängt es an der Wand auf. Ganz normal.

Dieser Besuch beim Frauenarzt war entsetzlich. Entsetzlich. In einen Schleier von Entsetzlichkeit gehüllt. Ich sagte mir: »Er wird es sehen. Er wird das Fürchterliche in deinem Bauch sehen. Das muss man einfach sehen.« Blödsinnige Gedanken schossen mir durch den Kopf; beispielsweise, er würde nach der Untersuchung sagen: »Dieses Mädchen schläft mit seinem Vater.« Als wenn das Foto dieses Dreckskerls in mich eingebrannt gewesen wäre. Panische Angst! Sich vor einem Richter ausziehen, auf diesen Tisch steigen, mit seinen Stützen, diesen fürchterlichen Dingern, um die Beine darauf zu legen ... Natürlich hat er nichts gesagt. Nur festgestellt, dass ich nicht mehr Jungfrau war. Er hat eine Menge Fragen über meine Periode gestellt, hat eine Verordnung für eine Blutentnahme ausgeschrieben und eine andere für die Pille. Endlich hatte ich sie. In der Apotheke schaute ich auf den Namen: Stediril. Sterilität. Mit einem Wort: etwas Sauberes.

Mein kleiner Bruder spielt mit der Schachtel blauer Pillen, die er in der Schublade meiner Kommode entdeckt hat.

»Frederic, gib das wieder her ...«

»Oh ... ich weiß, wofür man das braucht ... Das sind Bonbons, um die Babys rauszumachen, die man im Bauch hat ...«

»Wo hast du denn das her?«

»Wieso hast du so was? Das nehmen doch die Mamas.«

»Aber nein. Die Mädchen genauso, wenn sie groß sind.«

Er hat mich bestürzt angeschaut. Seine Schwester mit »blauen Bonbons, um die Kinder aus dem Bauch rauszumachen«. Das war zu kompliziert für ihn. Ich glaube, dass die sexuellen Beziehungen im Alter von neun oder zehn Jahren noch etwas sehr Unklares sind. Ich sage, ich glaube, weil ich selbst keine Erinnerungen mehr daran habe. Vorher war ich ein Baby. Danach, zwischen zwölfeinhalb und fünfzehn, ist ein schwarzes Loch. Die Zwangsvorstellung von der Qual hat alles ausradiert, das nicht Qual war. Von meiner Kindheit ist mir nur noch mein Teddybär geblieben. Der Inzest hat alles Übrige für immer ausgelöscht: Den Alltag, die kleinen Belanglosigkeiten, die Gewohnheiten, die Gesichter der anderen. Ich befand mich in einem Tunnel. Ich sah wieder Licht, als Bruno in mein Leben trat. Ein offenes Fenster zur Freiheit erlaubte mir endlich, die Welt zu sehen. Mich wieder bewusst für andere zu interessieren und nicht mehr im Zustand eines wachen Alptraumes zu leben. Aber der Alptraum ging trotzdem weiter.

Die Tür meines geheiligten Zimmers öffnet sich, und der Umriss eines Bademantels zeichnet sich ab. Alles in mir sperrt sich dagegen. Es darf nicht sein, dass er hier hereinkommt. Das ist mein privater Bereich. Bruno, das Einzige, was mich am Leben hält.

Ich entwische hinaus, bevor er hereinkommt.

»Zieh dich aus.«

Ein Befehl. Ruhig geht er in Richtung seines Büros davon. Ich trödle herum. Im Nachthemd gehe ich ins Zimmer meiner Schwester. Meine Cousine ist bei ihr, die beiden Mädchen unterhalten sich.

Meine Schwester ist erstaunt:

»Was tust du da? Schläfst du nicht?«

»Ich will Papa um Geld bitten. Ich brauch ein Paar Schuhe. Für vierhundert Francs.«

Wir sprechen über Schuhe. Sie müssen schlafen gehen. Wie er habe ich gelernt, Risiken zu vermeiden. Ich bleibe so lange bei ihnen, bis ich sicher sein kann.

Im Büro liegt das blaue Federbett auf dem Boden. Das Federbett ist das Zeichen für »alle Register«. Ich komme unters Messer, wenn das blaue Federbett da liegt. Das erinnert mich an meine Blinddarmoperation. Als ich unters Messer kam, war ich wehrlos, hatte Schmerzen, man schläferte mich ein, und mir wurde der Bauch geöffnet. Das ist für mich dasselbe. Ich komme unters Messer. Er ist der Anästhesist, der Shit ist die Betäubungsspritze, er ist der Chirurg, ich werde Schmerzen haben und danach zur Erholung schlafen gehen.

Er hat eine Videokamera aufgetrieben. Er will sein eigenes Pornokino. Besser die Kamera, als sein Flittchen zu sein. Ich habe heute Abend Glück. Du hast Glück, Nathalie. Sieh es doch von dieser Seite. Eines Tages werde ich in die Küche gehen und dieses Messer nehmen. Ich werde es richtig halten, mit der Klinge nach oben.

Wenn diese verdammte Kamera ein Messer wäre, würde sie dich in hundert Teile zerstückeln.

Wir wohnten nun seit zwei Jahren in dieser Stadt, seit zwei Jahren liebte ich Bruno. Das Leben mit meinem Vater wurde immer schwieriger, nicht nur für mich, sondern auch für meine Mutter. Sie hatte sein Verhalten satt. Manchmal hörte ich sie ganz allein in der Küche vor sich hin schimpfen; sie sagte dann dieselben Sätze wie ich: »Hab genug von diesem Dreckskerl im Haus …«

Für sie war er also ebenfalls ein Dreckskerl. Ich entdeckte, dass sie ihn hasste. Mama war jung, hübsch, warum ließ sie sich also nicht scheiden? Sie hatte es schon einmal versucht, und es war ihr meinetwegen missglückt. Auch sie saß in der Falle: Da waren drei Kinder, die sie daran hinderten abzuhauen, glücklich zu sein. Und zu jener Zeit ahnte ich auch noch nichts von ihrem heimlichen Martyrium.

Sonntag war der unerträglichste Tag für uns alle. Kaum war er aufgestanden, fing er an zu poltern. Der Kaffee war nicht stark genug oder er war zu stark. Der Kaffee … Niemals wird mich ein Mann bitten, einen Kaffee zu machen. Meinem Vater einen Kaffee machen bedeutete, mich seiner blödsinnigen Autorität zu beugen. Er schleuderte es hin, wie man einem Sklaven einen Befehl gibt:

»Nathalie, mein Kaffee!«

Ich hasse Kaffee, ich hasse Brillen mit Metallfassung, ich hasse Männer in Autos der Marke Mercedes. Was ich mag? Das Lachen von Kindern. Kinderlachen ist etwas wundervolles. Es reinigt alles. Wenn mein kleiner Bruder sich vor Lachen kugelte, begleitete ich ihn wie die zweite Stimme in einem Lied. Wir lachten, wir lachten, bis wir Tränen in den Augen hatten.

Und der andere, der Vater, trampelte auf allen herum. Auf seiner Frau, seinen Töchtern, seinem Sohn. Nichts in der Familie passte ihm. Jeder hatte den Mund zu halten, und ihm zu gehorchen, der wie wahnsinnig »schuftete«, um uns alle zu ernähren. Ich allein wusste, warum er wie ein Wahnsinniger schuftete: für den Shit, die Pornos, die Prostituierten.

Eines Tages habe ich ihn bei einem Telefongespräch überrascht. Er sprach von einer nicht eingehaltenen Verabredung. Dann hörte ich: »Bist du allein heute Abend? Gut, einen Schmatz von mir, wir machen's so, wie wir gesagt haben, mein Häschen …«

Ich habe gefragt:

»Wer war denn das?«

»Eine Kundin, eine Freundin …«

Einmal habe ich die »Freundin« kommen sehen. Im Minirock, der knapp ihren Hintern bedeckte, mit hochhackigen Schuhen, dauergewellten Haaren. Angemalt wie ein Pornostar. Seine Geliebte. Eine von ihnen, wahrscheinlich. Sie schien ein wenig verstimmt zu sein, mich da vorzufinden. Er überhaupt nicht. Sie hat sich auf den Schreibtisch gesetzt und die Beine übereinander geschlagen. Ich tippte auf meiner Rechenmaschine, blitzschnell errechnete ich die Mehrwertsteuer, umso rasch wie möglich verschwinden zu können. Sie hieß Nathalie … die Nutte, war kaum zwanzig … Und an einem Abend, als ich wieder einmal unters Messer kam, erzählte er mir von ihr. »Du solltest dir die Haare locken lassen … du solltest Röcke tragen … weißt du, meine Freundin Nathalie … ich hätte so gerne, dass sie jetzt hier wäre …«

Er verglich mich mit ihr. Was wollte er eigentlich? Dass ich eine Hure werde?

Zuweilen erwähnte er sogar meine Cousine Sylvie, die Tochter seiner eigenen Schwester, seine Nichte. Er hätte sie gern ebenfalls dazugeladen … Mit hinterhältigem Blick sagte er zu mir: »Und wenn wir Sylvie einladen würden?«

Ekelhaft.

Und währenddessen versank meine Mutter in einer fürchterlichen Depression. Schlafmittel, Beruhigungsmittel. Mein Vater sagte, sie sei plemplem, ihre Familie sagte es ebenfalls. Wie konnte man deprimiert sein, wenn man mit einem so wundervollen Kerl wie ihm zusammenlebte? Einem unermüdlichen Arbeiter, einem so fürsorglichen Vater?

Ich bin in meinem Zimmer, im Dunkeln mit meinen Kerzen, deren Lichter wie kleine Gespenster wirken. Ich höre einen Schritt im Flur. Seinen. Jetzt wird eine Tür geöffnet, die vom Zimmer meiner Schwester.

Mit angehaltenem Atem lausche ich. Rühr du bloß meine Schwester an, und ich bring dich um, Dreckschwein! Versuch's nur …

Die Wand ist dünn, zuerst höre ich nur ein Murmeln, dann die Stimme meiner Schwester:

»Hör auf, Papa, ich mag das nicht!«

Sie hat losgepoltert, laut. In einem autoritären Ton. Auf meinem Bett sitzend zögere ich eine Sekunde, bereit aufzuspringen, aber die Tür schlägt zu, und er geht fort.

Hat eins auf die Schnauze gekriegt, der Alte. Die wird er nicht bekommen. Sie wird sich das nicht gefallen lassen, sie ist schon zu groß. Hast du vergessen, dass man sie schon in der Wiege nehmen muss, du Dreckskerl? Im Puppenalter? Sie ist vierzehn und hat schon kleine Flirts, zu spät für deine dreckigen Pfoten. Zudem hat sie einen schwierigen Charakter. Die Nacht verstreicht. Eine schlaflose Nacht. Immer die Angst, dass er an meine Tür klopft. Ich, Sklavin für alle Zeiten, die ich nicht mehr reden kann, so schuldig fühle ich mich, so unterjocht. Nebenan ist er rausgeworfen worden, es könnte gut sein, dass er sich bei mir dafür rächt.

Er hat sich wohl mit ein paar Joints über sein Pech hinweggetröstet.

Am nächsten Tag habe ich meine Schwester beobachtet, in der vagen Hoffnung, sie käme zu mir, um mit mir zu reden. Sie hat nichts gesagt. Er hat es noch ein paar Mal versucht, so als wäre nichts, vor allen, indem er vorgab, einen Scherz zu machen. Eine Hand, die auf der Brust herumtatscht … Aber sie ist ihm ganz ruhig ausgewichen. Das missfiel ihm, sie verdrückte sich, und er musste es wohl oder übel hinnehmen. Ich beneidete sie glühend. Sie, sie hatte die Möglichkeit, ihm zu entgehen. Ich hatte sie nicht gehabt. Das war ungerecht. Ungerecht. Gemein.

12. KAPITEL

März 1987. Es ist Sonntag. Strahlende Sonne auf der Terrasse. Familientreffen. Wir werden uns ein wenig entspannen können, ohne dass er uns alle anschreit. Mama sieht fröhlich aus. Meine Schwester benimmt sich affektiert. Mit dem Heranwachsen ist sie zickig geworden. Pubertätskrise, nun auch bei ihr. Ich fühle mich alt. Mein kleiner Bruder spielt wie wild mit einem Minimotorrad.

Wir haben die Schwägerin meines Vaters, ihren Mann und ihre Kinder eingeladen. Ich höre Geräusche, Lachen auf der Terrasse, als ich die Tür zum Büro hinter mir schließe. Mir ist die lästige Arbeit mit den Rechnungen aufgebürdet worden, während er sich in der Frühlingssonne aalt, vor einem Bier oder einem Kaffee. Nathalie ist die musterhafte Angestellte, sogar an den Feiertagen schuftet sie. Das geschieht ihr recht. Sie hätte nur ihren Mund zu halten brauchen, als sie jünger war, anstatt zu sagen: »Ich mag Buchhaltung, Papa, du wirst keine Sekretärin nötig haben …«

Ich stapele Rechnungen und Briefe aufeinander, dann gehe ich auch ein bisschen Sonne schnappen.

Chantal, die Schwägerin von Tante Marie, gefällt mir sofort. Sie ist zweiundzwanzig, sie wohnt an der Küste, nah am Meer, und ihr Mann ist Matrose. Begeistert und voll Wärme erzählt sie von ihm. Sie wirkt glücklich. Glückliche Menschen sind faszinierend. Die Côte d' Azur ist faszinierend. Hier sind wir von Bergen umgeben. Ich beginne, vom Meer mit seinen Möwen zu träumen, von einer einsamen Insel.

Unvermittelt sagt Chantal:

»Soll ich die Kinder für die Osterferien ans Meer einladen?«

Die Ärmste, sie weiß nicht, was sie da aufs Tapet gebracht hat. Mama wird sicherlich nein sagen, sie möchte nicht von uns getrennt sein. Was ihn betrifft, weiß ich die Antwort im Voraus. Es ist Monatsende, die ganze Buchführung muss dem Buchprüfer vorgelegt werden. Er wird mich nicht einfach so gehen lassen. Die Gelegenheit, mich ganze Nächte lang einzusperren, ist zu günstig. Dieser Besessene braucht mich immer nötiger. Mama lässt ihn abblitzen, sie will ihn nicht mehr in ihrem Bett. Mach dir keine Illusionen, du Ärmste, Ferien am Strand gibt's nicht für dich … Eine Woche Freiheit, weit weg von seiner dreckigen Visage … Eine Woche, um aufzublühen, zu lachen, was könnte ich dem lieben Gott geben, damit er's zulässt?

»Papa, wir sind noch nie irgendwohin gefahren … Nur eine Woche …«

»Ich habe nein gesagt, verstanden? Wer wird mir die Buchhaltung machen, wenn du dich am Strand amüsierst? Du bleibst zu Hause, punktum.«

Bruno ist in seiner Kaserne. Mama sagt nichts. Keiner hilft mir. Ich brauche diese Woche Freiheit.

»Also gut, hör zu, ich schlage dir Folgendes vor: Heute Abend arbeite ich ganz zügig, morgen auch, ich mache alles fertig, und am Dienstag lässt du mich mit Chantal fahren …«

Chantal lächelt meinen Vater besänftigend an.

»Sie verdient es … oder nicht?«

»Kommt gar nicht infrage. Dein Bruder und deine Schwester, meinetwegen, aber nicht du.«

Chantal wirft ihm einen vielsagenden Blick zu. Ich übersetze: »Armes Schwein, blöder Kerl.« Sie hat es gespürt, sie mag ihn nicht. Ich mag Leute, die meinen Vater instinktiv, von der ersten Begegnung an, nicht mögen. Das verschafft mir ein Gefühl der Erleichterung.

»Geh wieder an die Arbeit, wo du schon so schlau bist … du bist noch nicht fertig … du glaubst wohl, Arbeit ist das reine Vergnügen?«

Ein kalter Wind weht über die sonnige Terrasse, und ich schleiche davon. Er geht mir nach, wutentbrannt. Die Bürotür am helllichten Tage verschlossen, das ist ein böses Vorzeichen. Ein Gefühl der Leere, Schweigen und Schrecken ergreifen mich wieder. Ich werde bestraft, weil ich zu hoffen wagte.

Er hält mir eine Standpauke, die an mir vorüberrauscht, bis ich höre:

»… und dann, wenn du eine Woche wegfahren würdest, könnten wir uns nicht sehen, wir wären weit voneinander entfernt. Du wirst mir fehlen, der Gedanke, dass du weit fort bist, gefällt mir nicht …«

Verfluchtes Ungeheuer. Du hast Angst, dass ich dir entwische. Du brauchst deine Widerwärtigkeiten jeden Abend. Straßenmädchen, deine Frau, mich … Wahnsinniger.

»Außer wenn wir …«

Welche Falle wird er mir jetzt stellen?

»Außer wenn wir die verlorene Zeit nachholen. Ja, so ginge es. In zwei Nächten können wir die Arbeit für eine ganze Woche erledigen. Heute Abend wirst du die Aufstellung der Rechnungen zu Ende bringen, und danach bleiben wir zusammen … Okay? Nur wir beide … Auch wir werden feiern, auf unsere Weise … Das ist eine gute Idee … Ich freu' mich … du nicht?«

Darauf kann ich nichts antworten. Nichts, du Dreckskerl! Halte dieses Schweigen meinetwegen für ein Einverständnis. Was bleibt mir schon anderes übrig? All das sind bloß Worte. Wenn ich nein sage, bin ich trotzdem dran. Du kannst mich mal.

Er ist wieder auf die Terrasse gegangen, mit einem schmutzigen Lächeln auf den schmalen, bösartigen Lippen. Wie ein Superdaddy hat er allen triumphierend verkündet, er wäre einverstanden. Monsieur war zum Nachgeben bereit. Die Kinder würden mitkommen, unter der Bedingung, dass Nathalie, ihr wisst schon, die Idiotin, die jeden Tag die Rechnungen schreibt, ihre Arbeit erledigt. Ihre ganze Arbeit.

Und alle freuten sich, alle klatschten ihr Beifall, der Künstlerin. Die Künstlerin musste nur zwei Nächte durchhalten. Was sind schon zwei Nächte? Gar nichts …

Ich habe durchgehalten. Die Künstlerin hat ihre ganze Arbeit geleistet. DIE GANZE.

Und als ich am folgenden Dienstag meine Reisetasche in Chantals Auto untergebracht hatte, war ich – was soll ich Ihnen sagen – stolz auf mich. Ich hatte mir meine Woche am Strand, in der Sonne verdient. Ich würde allein und in Ruhe schlafen können, ohne die Angst zu hören: »Zieh dich aus«, und all das andere. Mit Qual und Ekel hatte ich mir ein bisschen Glück verdient. Wie eine Prostituierte das Geld für ihre Miete oder das Essen für ihre Kinder verdient oder den Alkohol, der sie vergessen lässt, wer sie ist. Ja, ich war stolz, glücklich, glücklich, glücklich, verflixt noch einmal! Dank dieser Frau. Sie mochte mich gern, ich sie auch. Ich betrachtete ihre schwarz gelockten Haare, ihr hübsches Kostüm, ihr strahlendes Lächeln, ihre Lässigkeit. Ich wurde ungeheuer vergnügt.

Zum ersten Mal in meinem Leben entkam ich dem Stacheldrahtzaun meines Lagers, meinem Folterknecht, eine Woche lang würde ich leben … Armseliges Geschöpf auf der Autobahn zur Sonne …

Und weit weg, im Licht, am Fernziel meiner endgültigen Flucht, stand mein Verlöbnis mit Bruno im Mai 1987, mein Ausbruchsticket.

Im Augenblick erfasste mich eine Art hinterlistige Ruhe, ein unglaublicher Wille, die bösen Stunden, die bösen Leute aus meinem Kopf zu scheuchen.

Wir fuhren fünf Stunden lang, und jetzt, zum ersten Mal auf der Straße zur Freiheit, habe ich wieder an meine Selbstmordabsichten gedacht. Ganz klarsichtig. Warum mich umbringen? Das Leben beenden? Warum meines und nicht seines?

Ich sah mich, wie ich einige Monate zuvor dagestanden hatte, mit einem Messer in der Hand, irgendeinem Messer, alle Messer waren mir recht. Die aus der Küche, die nicht scharf waren, das vom Wurstregal, selbst das für die Butter, ein völlig ungefährliches. Mir genügte, dass sie eine Klinge hatten. Ich sehe mich an dem Tisch sitzen, mit übereinandergeschlagenen Beinen, eine Serviette über den Knien, mit einer märchenhaften und weit entfernten Musik im Kopf, die meinen Geist betäubte, und intensiv an den Tod denken. Den Tod, den man nicht kommen sah. Der einen überrascht, der einem an der nächsten Straßenecke auflauert. Ich wartete auf einen Tod, der nicht kam. Er mochte mich nicht, dieser Tod, er verabscheute mich, er hatte keine Lust, sich um meinen Fall zu kümmern. Und das, obwohl ich ihn anflehte; ich warf mich auf die Knie, damit er verstand, dass ich ihn brauchte. Er musste mir zu Hilfe kommen, er musste mich töten.

Jedes Mittel war mir recht, ich brauchte sie dringend, die hilfreiche Hand des Todes. Wir mussten krepieren, uns da oben wieder finden. Da oben würde ich mich seiner annehmen können, es ihm heimzahlen. Ich lebte beständig mit einer inneren Stimme, die vom Tod sprach. Millionen Stimmen in einer einzigen, die alle gleichzeitig sprachen, und Millionen Messer schrien mir zu: »Töte ihn, töte ihn.«

In dem Auto, das mich in die Ferien fuhr, frei, frei, sodass mir die Lungen bersten, habe ich zum letzten Mal den Kopf geschüttelt, damit das ein für alle Mal aufhört. Nein. Ich wollte weder sterben noch an seiner Stelle bestraft werden. Ja, das Übel kam von seiner Seite, nicht von meiner.

Endlich hatte ich Klarheit im Kopf, Schluss mit der Feigheit, den Selbstmordabsichten, der Unterjochung. Ich war nicht mehr allein auf der Welt, ich hatte eine Hoffnung: Bruno

Ein Ziel: meinen Vater töten.

Auf der ganzen Strecke hatte ich nur diesen Gedanken im Kopf. Meinen Vater töten. Ganz dicht neben ihm stehen, eine feine und lange Klinge in ihn stoßen und sie in alle Richtungen drehen. Ihn quälen, so wie er mich gequält hatte. Ihm alles herausreißen, so wie er mir meine Jungfräulichkeit entrissen hatte, meinen Körper, meine Reinheit, meine Kindheit. Ihn nächtelang vor Schmerz und Qual brüllen hören. Ihn in einem Keller einsperren, um ihn zu foltern, damit alle seine Schreie hörten, da niemand meine gehört hatte.

Das war mein sadistischer Traum. Dahin also brachte mich eine Woche Freiheit in der Sonne, eine Woche weit weg vom Henker.

Ich hatte einen einzigen Freund, das Messer, den Gedanken an das Messer, alle Messer der Welt. Das Messer ließ mich nicht im Stich, es ließ mich nicht fallen.

Erschreckt Sie das? Dann deshalb, weil Sie nicht wissen, was das ist: Inzest. Dass ein Vater Sie stundenlang auspeitscht, weil Sie keinen Orgasmus bekommen. Sie wissen nicht, was das bedeutet, nackt neben seinem nackten Vater zu liegen, vor ihm, unter ihm, ihm ganz ausgeliefert.

Schwarz auf weiß stehen die Worte in diesem Buch, aber sie reichen nicht aus, damit Sie mich wirklich verstehen … Wenn Sie am Schluss des Buches angelangt sind, wird Ihr Leben sich nicht sehr verändert haben. Es wird alles nur ein bisschen in Ihrem Gedächtnis herumspuken.

Aber mein Gedächtnis kann ich nicht ändern. Mein ganzes Leben lang werde ich dieses Wort mit mir herumtragen. Inzest. Unauslöschlich. Nichts kann es zum Verschwinden bringen. Kein Lösungsmittel, keine Seife. Und wenn man sich die Haut herunterrisse, es ist da, für immer sichtbar. Für mich, für Sie nicht.

Wir können uns jetzt duzen, du, Leser. Du hast dir Mühe gegeben, du gefällst mir, du hast dich entschlossen, dich harten Fakten, keiner leichten Kost, auszusetzen. Das heißt, du bist nicht passiv geblieben, also bist du mir sympathisch. Weil du mitfühlend bist, denn du interessierst dich ein wenig für mich. Wenn jeder wie du wäre, gäbe es keine geschlagenen, besudelten, vergewaltigten Kinder mehr.

Ich träume von einer Welt ohne Sadisten. Hilf mir. Jedes Mal, wenn du ein Kind siehst, schau es dir gut an, schließ es in dein Herz. Hilf ihm, wenn es dir seine ängstliche Hand entgegenstreckt, gib ihm Liebe, wie man Brot gibt. Rette es aus seiner seelischen Not, wie aus einer Hungernot. Tu's, du kannst es tun, denn du bist diesem Dreckskerl nicht ähnlich.

Das Meer. Die Fischerboote, die milde Luft. Ich habe keine Sorgen mehr, keinen Zorn, keine Ängste.

In der hellen Wohnung erwartet uns eine Katze, Gribouille. Und ein Freund von Chantal. Ein junger, fröhlicher, überschäumender Mann, ein Matrose. Er erklärt mir den Lauf der Wellen.

»Schau, wenn die siebente Welle kommt, das ist die stärkste, die mächtigste, kannst du darauf springen wie auf ein Pferd im Galopp, sie wird dich weit weg bringen.«

Meine Schwester will sich die siebente Welle aus der Nähe ansehen. Der kleine Bruder auch, ich möchte ganz ungestört sein, an Bruno schreiben, mich ausruhen. So lange schon habe ich mich nicht erholen können.

»Los, komm schon! Du benimmst dich ja wie eine alte Frau …«

Ich bin alt. Ich könnte endlos schlafen. Sie wissen nicht, dass meine Ferien für mich das Fehlen von Angst bedeuten. Das Meer ist schön, doch ein sauberes Bett hunderte Kilometer entfernt vom Grauen ist noch etwas Schöneres.

Wir zählen die Wellen auf der Schiffsbrücke, vier, fünf, sechs, sieben, und die siebente peitscht uns mit voller Wucht ins Gesicht. Ich laufe mit ihr mit, ich bespritze mich mit Freiheit, mit Glück. Das Meer hat eine gute Seele. Der Himmel hat mich fallen lassen, aber ich habe das Meer gefunden. Es hat mich verstanden, es reinigt mich von Grund auf, rollt mich in den Sand, macht mich so blau, wie es selbst ist. Es ist mein wieder gefundenes Paradies.

Wenn ich für immer hier bleiben könnte, in diesem blauen Wasser, würde ich mich sauber fühlen.

Wenn ich wieder auf den Boden zurückkomme, die Straße, die Wohnung, das Bett wieder finde, das mich erwartet, finde ich auch den Schmutz wieder.

Gaukelspiel der Wellen. Ich bin immer noch die schmutzige Nathalie. Die sich wäscht, sich wie wahnsinnig unter der Dusche abreibt, bevor sie sich in ein sauberes Bett legt. Um das wenigstens nicht zu besudeln.

Chantal kommt in das Zimmer, das sie mit mir teilt, und schaut mich merkwürdig an.

»So willst du schlafen? Ganz angezogen?«

»Das ist eine Angewohnheit von mir.«

»Aber hier ist es warm … das ist doch lächerlich.«

»Ich friere leicht, ich schlafe immer so. Daran kann ich nichts ändern.«

»Hör mal, Nathalie, es ist nicht gesund, so zu schlafen.«

»Ich bin müde.«

»Zieh wenigstens deine Jeans aus.«

»Nein, nein. Das geht so. Ganz sicher … Schlafen wir. Ich bin müde.«

Ich schließe die Augen, damit sie aufhört. Zum ersten Mal sieht jemand, dass ich vollständig angekleidet schlafe. Zunächst will sie noch etwas hinzufügen, findet mein Verhalten sonderbar, möchte es verstehen. Ich bin nicht zu Hause. Er wird nicht in der Nacht auftauchen, mich nicht mit seinen großen widerlichen Händen berühren, und trotzdem habe ich Angst. Ich muss mich schützen.

»Gute Nacht, Nathalie, träum was Schönes …«

Diese Woche ist so schnell verstrichen; am Vortag meiner Abreise hatte ich das Gefühl, aus einem Koma zu erwachen. Nizza, Antibes, Cannes, Juan-les-Pins, überall das Meer, die siebente Welle, die mich mit sich fortriss wie ein Pferd im Galopp. Aus. Zurück zu dem verdammten Kerl.

Chantal hilft mir, meinen Koffer zu packen. Sie ist nachdenklich.

»Weißt du, als ich dich das erste Mal bei dir zu Hause sah, fand ich dich kalt, fast mürrisch. Du schienst auf alle böse zu sein. Ich glaube, heute geht es dir besser.«

»Ich weiß. Manchmal ist mir nicht bewusst, was für ein Gesicht ich mache. Deswegen bleibe ich für gewöhnlich lieber allein, auf diese Weise stört mich niemand, und ich gehe auch niemandem auf den Wecker.«

»Du hast dich bei uns doch wohl gefühlt, oder?«

»Wenn ich könnte, würde ich bleiben. Wenn ich könnte, würde ich nie mehr dorthin zurückkehren.«

»Was sagst du da? Dort – das ist doch dein Zuhause, deine Familie! Sie lieben dich. Dein Vater hat dich jeden Abend angerufen.«

»Um ein Uhr morgens, willst du wohl sagen … Das nenne ich nicht Liebe. Übrigens fehlt mir die nun überhaupt nicht …«

»Sag so etwas doch nicht, Nathalie, du liebst deinen Vater, dessen bin ich sicher. Du musst dich freuen zurückzufahren. Hier warst du in den Ferien.«

»Verlange nicht von mir, dass ich mich freue. Wenn ich achtzehn bin, hau ich ab. Ich komm hierher zurück. Ich ertrag das Leben dort nicht mehr. Hilfst du mir, wenn ich zurückkomme?«

»Natürlich, aber sag mal, warum eigentlich?«

Es ist das erste Mal, dass ich so ausführlich darüber rede. Auch das erste Mal, dass jemand wirklich mit mir spricht, wahrhaftige, ernsthaft freundschaftliche Worte an mich richtet.

Meine Schwester kommt ins Zimmer, und ich verstumme. Ich habe ja sowieso schon zu viel gesagt.

Am 29. Dezember 1988 werde ich achtzehn Jahre alt sein. Das ist noch weit. Etwas mehr als ein Jahr Gefängnis muss ich noch durchstehen. Ein Jahr Gefängniszelle.

Aber da ist Bruno und die Hoffnung. Aber da ist Chantal, meine Freundin, das Meer und die siebente Welle, die mir helfen werden zu entkommen.

In einem Jahr werde ich allen Ernstes meine Sachen packen. In einem Jahr werde ich meinen Weg allein gehen, wird er mir nichts mehr antun können, werde ich das Recht auf meiner Seite haben. Und werde im Vollbesitz meiner Kräfte sein. Ich will nicht mehr sterben, nie mehr. Acht Tage lang habe ich erfahren, was Leben bedeutet. Ich weiß jetzt, wie das wahre Leben ist. Ich werde es nicht loslassen! Unterdessen werde ich mir Überlebenspläne ausdenken. Meine Verlobung mit Bruno ist der erste Plan. Der Ring kümmert mich wenig, mir geht es ums Prinzip. Offiziell zu einem Mann gehören. Gemeinsam haben wir das Datum, den Mai 1987, festgelegt, das ist in einigen Wochen. Danach werde ich durchhalten, ich werde bis zum Dezember 1988 meinen

Mund halten. Das macht dann fünf Jahre Knast. Im Voraus bezahlt. Die Hauptsache ist, dass Mama, meine Schwester und mein Bruder keinen Schaden erleiden. Dass der ganze Dreck nicht vor mir an die Oberfläche kommt. Dass er mich nicht vor aller Augen beschmutzt. Reden, die Dinge aussprechen, anklagen – das heißt, mich selbst anklagen. Ich muss allein damit fertig werden. Muss mein eigener Richter sein und ihn verurteilen. Und abhauen.

Ich war noch keine siebzehn, und ich wusste nicht, dass ich viel früher reden würde. Ich hatte vorgehabt, zu fliehen und zu schweigen. Ich glaubte, es durchhalten zu können und auf diese Weise da herauszukommen. Auf welche Weise? Was weiß ich! Aushalten, so hieß die Parole. Ein Langstreckenlauf, ein verdammter Marathon, mit einer Ziellinie in Form eines Happy Birthday Nathalie, blas die Kerzen aus, und mach dich mit deinem Verlobten davon, spring auf die siebente Welle, ertränk dein Geheimnis im Meer. Erstick daran für alle Zeiten.

Kindisch. Ich weiß. Widersprüchlich. Nur die Wahrheit wäscht rein, wenn überhaupt … und auch dann nicht wie Kristall.

13. KAPITEL

Mama empfängt uns mit grauem Gesicht und einem traurigen Lächeln. Sie scheint innerlich gebrochen, wie eine mechanischen Puppe, die nicht mehr funktioniert. Er hat ihr diese Woche sicherlich das Leben zur Hölle gemacht. Er braucht ständig ein Opfer, ich war nicht da, also hat er sie genommen. Ich sehe es genau, ich kann die stumme Qual jetzt erkennen. Seit Jahren schon verstehen sie sich nicht, und seit Jahren erträgt sie ihn wegen uns. Es ist zu blöd.

»Mama …«

Mama … Mama, gequältes Herz, ich tröste sie mit meinem Glück aus einer Woche Freiheit. Alles ist falsch, nie wird etwas ausgesprochen. Aber ich habe noch etwas, einen Riss, den ich vom Meer mitbringe. Bis jetzt habe ich mir mehr schlecht als recht einen Panzer des Widerstands zurechtgezimmert, aber dieser kleine Trip hat ihm einen Knacks gegeben. Wenn man einen Tropfen Freiheit gekostet hat, möchte man die ganze Flasche. Sie drückt uns alle drei an sich. Glücklich, uns wiederzuhaben, unglücklich über dieses Glück, das wir ohne sie erlebt haben. Sie sammelt uns um sich, wir sind die Teile im Puzzle, die ihr fehlten. Ich verstehe besser, was ich wiederholt in der Schule sage, und zwar allen, die mich seit Jahren befragen. Wenn ich erkläre: »Meine Eltern verstehen sich nicht, meine Eltern streiten sich«, so weiß ich nicht im Einzelnen, wovon ich rede. Heute, im Licht dieser Rückkehr, betrachte ich die Katastrophe ihrer gescheiterten Ehe, die sich auf ihren tiefen Augenrändern, ihren vor Unglück zusammengekniffenen Lippen abzeichnet.

Ich höre, wie in der Küche nach meiner Schwester gerufen wird. Gerufen, nein gebrüllt:

»Sophie, mach einen Kaffee, aber dalli!«

Hitler bereitet uns seinen Empfang. Er übernimmt wieder die Herrschaft über seine Haussklaven. Lieber Gott, wenn ich meine Reisetasche wieder nehmen und unter dem Stacheldraht hindurch entwischen könnte.

Jetzt schreit er schon wieder im Garten, diesmal nach meinem Bruder. Der Kleine bekommt einen Tennisball an den Kopf. Wozu dieser Tobsuchtsanfall? Es sieht so aus, als hätte seine kleine Truppe ihm wie eine Droge gefehlt, als hätte er seinen Ärger aufgestaut und reagierte ihn nun auf einen Schlag an uns ab. Seit einer Woche hat er uns nicht gesehen, und alles, was ihm einfällt, ist, seinem Sohn einen Tennisball an den Kopf zu schleudern.

Er ist verrückt. Er ist ein Geisteskranker, der interniert gehört.

Ich sehe ihn von hinten, wie er in der Küche sitzt, ich habe noch nicht mit ihm gesprochen, noch nicht einmal »Guten Tag, Papa« gesagt … Meine Schwester gießt ihm Kaffee ein, er trinkt einen Schluck, spuckt ihn wieder aus und schreit: »Ihr nervt mich! Ihr seid alle vollkommen verblödet! Noch nicht mal fähig, einen richtigen Kaffee zu kochen! Schon das ist zu viel verlangt!«

Ich habe Lust, ihm die Kaffeekanne an den Schädel zu werfen. Stattdessen sage ich in einem ruhigen und überlegenen Ton: »Hör mal, Papa … ich werde dir einen anderen machen, aber reg dich ab, ja?«

Ich stelle die Tasse vor ihn hin, ich sehe ihn mit dem schmutzigen Vergnügen des Ekels trinken. Mein Kaffee ist gut, du Dreckskerl. Trink ihn und krepier.

Ich renne in mein Zimmer, um meine Nerven zu beruhigen. Chantal, meine Freundin, meine Freiheit, ist sprachloser Zeuge dieser Heimkehr. Ich hoffe, sie versteht, was ich versuche, ihr mitzuteilen.

»Siehst du? Siehst du, wie er ist?«

»Weine nicht, beruhige dich doch, er ist gereizt, das passiert jedem mal. Hör auf zu weinen, das bringt nichts.«

»Es ist immer so. Verstehst du? Nein, du kannst das nicht verstehen. Ich hab's satt. Bis oben hin.«

»Das wird sich geben … weine nicht. Es ist sicher nicht leicht, er ist ein schwieriger Mensch, aber bald bist du volljährig, die Sachlage ist dann anders, und du kannst mich in meinem Haus besuchen.«

»Ich kann ihn nicht mehr ertragen. Ich will hier nicht mehr leben, ich schwör's dir, ich will nicht mehr.«

»Na, na …«

Sie wiegt mich in ihren Armen, tröstet mich wie ein kleines Kind. Stellt keine indiskreten Fragen. Von neuem schließt sich die Eiterwunde. Ich werde wieder ruhig. Keinen Mut, den Eiter herauszubringen, der mich vergiftet. Er würde alle zur selben Zeit wie mich vergiften.

Banalitäten. Das ist alles, was man von sich gibt, selbst im schlimmsten Unglück. So etwas wie: »Ich kann nicht mehr, ich möchte verschwinden, er ist saublöd.«

Man braucht sich also nicht zu wundern, dass man darauf andere Banalitäten zur Antwort bekommt, wie: »Das wird vorübergehen … Das kann nicht lange andauern.«

Chantal ist zu Meer und Sonne zurückgekehrt, zu ihrer Freiheit. Ich befand mich wieder im Gefängnis, dieses Mal mit der Gewissheit, dass ich nicht allein darin war. Meine Mutter ebenso. Wenn man Kind ist, weiß man nicht, was sich tatsächlich zwischen seinem Vater und seiner Mutter abspielt. Ich wusste nicht, dass sie dieselben Misshandlungen erduldete wie ich. Genauso wenig, wie sie von den meinen wusste. Dieser Wahnsinnige hatte zwei Frauen in seiner Gewalt, wie ein Pascha in seinem Harem. Zudem hatte er es geschafft, dass sie sich nicht untereinander verständigten. Meine Mutter aus Scham. Ich aus einem Schuldgefühl heraus. Jetzt, da ich es weiß, ist es noch schlimmer. Aber was ist denn das Schlimmste? Ich ertrage unaufhörlich das Schlimmste. Eine Erinnerung ist schlimmer als die andere.

10. Mai 1988, ein wichtiges Datum. Ein Sonntag. Mamas Geburtstag. Sie hatte vorgehabt, zur Feier des Tages für den Nachmittag Freundinnen einzuladen. Freudig machte sie sich an die Vorbereitungen. Sie war frühmorgens aufgebrochen, um meinen Bruder zu einem Judowettkampf zu bringen. Ich war allein im Haus. Bruno sollte an diesem Tag wieder in seine Kaserne zurückkehren. Ein Monat ohne ihn. Ich putzte die Küche, es war elf Uhr morgens. Ich war beinahe ruhig. Der Scheuerlappen, der Schrubber, das Chlorwasser, ich putze gern. Einen Fliesenboden reinigen, ihn zum Glänzen bringen, die geringste Spur von Schmutz entfernen, das wäscht mich ebenfalls rein. Durch ein Fenster scheint die Sonne herein, der Geruch von Sauberkeit ist eine Linderung.

»Mach mir meinen Kaffee, aber dalli!«

Er steht da, in seinem braunen Bademantel, noch nicht richtig wach, dreckig, widerwärtig anzuschauen von all dem, was in seinem Kopf vorgeht. Die dreckigen Hände, der dreckige Mund, der schreit:

»Los, wird's bald!«

»Kannst du nicht einen Moment warten, der Boden ist noch feucht.«

»Machst du mir einen Kaffee, ja oder nein? Ihr geht mir auf den Wecker in dieser Scheißbude!«

Man sieht ihm an, dass er die Nächte schlecht verbracht hat, er muss Unmengen Joints geraucht, sich allein wie ein

Schwachsinniger in seiner Ecke seine Pornofilme reingezogen haben.

Meine Schwester sitzt auf einer Treppenstufe, im Eingang, sie heult wie ein Schlosshund.

»Ich fühle so einen Stich im Herzen. Er hat mich angeschnauzt, ich weiß nicht, warum.«

Sie zittert vor Erregung. Ich setze mich neben sie ohne ein Wort zu sagen. Nicht antworten, nicht darüber sprechen. Er ist da, vor uns, sitzt in der Küche, in seinem braunen Ding, vor seinem verdammten Kaffee, in den er noch nicht einmal Zucker geben kann, dieser Wahnsinnige.

Wir müssen warten, bis Ruhe einkehrt. Keinen Lärm machen, sich nicht beklagen. Das Maul halten. Immer das Maul halten.

Seit unserer Rückkehr bekommt er immer häufiger Tobsuchtsanfälle. Ein richtiger Paranoiker. Jetzt schaut er uns an, wie wir auf dieser blöden Treppe sitzen wie verlassene Hunde. Kein Mitleid für die Tränen meiner Schwester. Er hat sie in seinen Harem einreihen wollen, sie hat ihn ein für alle Mal zum Teufel geschickt, also wird sie stückweise bezahlen, ohne zu verstehen, warum.

Wir warten auf Mama, damit sie uns erlöst. Wenn sie da ist, steckt sie es ein. So schützt sie uns am besten gegen die Ausbrüche seines Wahnsinns. Niemand weiß, wodurch sie ausgelöst werden. Sie entzünden sich immer an irgendeiner Dienstleistung. Denn wir stehen in seinen Diensten.

»Was ist los?«

Mama hat sofort gemerkt, dass etwas passiert ist.

»Ach, nichts! Er schreit wie gewöhnlich wegen irgendwelchen Belanglosigkeiten herum …«

»Ich werde die Einladung absagen. Dafür ist jetzt nicht der richtige Zeitpunkt. Ich will nicht, dass meine Freundinnen ihn so sehen.«

Also auch sie schweigt vor den anderen. Wir halten es geheim. Es ist scheußlich, das alles vor den anderen auszubreiten. Eben all das … ihn, letzten Endes. Er ist die Scheußlichkeit, die man vor den anderen verstecken muss, als wäre es unsere Schuld, mit ihm zu leben.

Bruno kommt. Er will sich verabschieden, mit uns zu Mittag essen, wie in einer normalen Familie. Wie ein normaler Verlobter. Und plötzlich wird mein Vater ruhig. Wer hätte geglaubt, dass er noch eine Minute zuvor alle verprügeln wollte? Vor Bruno, meinem Bruno, spielt er die Komödie des ruhigen Papas.

Kein entspanntes Mittagessen. Wir versuchen alle, keinen neuen Ausbruch zu provozieren. Er befiehlt, wir gehorchen. Allein die Tatsache, ihm die Wasserkaraffe zu reichen oder ein Stück Brot ist eine Erniedrigung. Für uns, die Frauen. Bruno spürt die Spannung nicht, mein kleiner Bruder vergisst sie, er ist noch zu klein, um länger als fünf Minuten einen Gedanken an ein Drama zu verschwenden. Mittagessen wie im schlechten Theater.

Jetzt empfängt er seine Familie, seine Kumpels. Sie treffen alle auf einmal ein, die heimlichen Bewunderer des Nazis. Seine Schwester, die ihn aufgezogen hat und ihn in den Himmel hebt. Seine Freunde vom Pornoabend, von der Spritztour bei den Huren von Lyon. Haschraucher und hinterwäldlerische Spaßvögel.

Mama, meine Schwester und ich haben uns ins Wohnzimmer geflüchtet und schauen uns die sonntäglichen Albernheiten im Fernsehen an.

»Nathalie, schenk allen zu trinken ein!«

Gehorchen. Den Mund halten. Befehle empfangen. Seit meiner Heimkehr ist er außer Rand und Band. Irgendetwas hat ihn gepackt, keine Ahnung, was. Die Angst, dass ich etwas verraten habe, oder die Tatsache, dass man ihm entkommt, und sei es für eine Minute …, oder auch nur der Anschein von Revolte, der sich bei uns zeigt. Uns, meiner Mutter und mir.

Ich weine in dem finsteren Flur, kann es mir nicht verbeißen. Es stürzt nur so aus mir heraus. Meine Mutter kommt vorbei.

»Mama, ich kann nicht mehr. Ich hab's satt.«

Ganz plötzlich ein Ausbruch.

»Pack deine Sachen zusammen, wir gehen fort.«

Sie läuft ins Zimmer meines Bruders:

»Fred, nimm deine Sachen, wir gehen fort. Los, Mädchen, beeilt euch … Wir gehen fort! Ich sag euch, wir gehen fort, jetzt, auf der Stelle!«

Endlich! Endlich platzt ihr der Kragen. Endlich ein vernünftiges Wort. Weggehen. Wir gehen weg! Wir rennen aus dem Haus, als sei im Inneren ein Feuer ausgebrochen, Mama drängt uns, zieht uns, fasst uns am Ärmel, öffnet die Türen ihres Autos, verstaut uns darin, alles geht so schnell … Sie lässt den Motor an, fährt zurück, die Reifen knirschen auf dem Zement im Hof, wir warten darauf, dass sich der Wagen in Richtung Straße bewegt, da bremst sie plötzlich. Eine Auto versperrt uns die Einfahrt. Es gehört einem Freund meines Vaters. Unmöglich, daran vorbeizufahren. Mama öffnet die Tür, stößt meinen Bruder hinaus:

»Sag Thomas, er soll seinen Wagen zurückfahren, mach schnell.«

Frederic, der arme Kleine, spielt den Boten. Und ich sage mir im Stillen, dieser Kerl hat seinen Wagen absichtlich dort hingestellt … Es ist aus. Alle kommen aus dem Haus, um uns anzuschauen. Mein Vater an der Spitze. Er betrachtet sein Trüppchen, das sich im Auto zusammendrängt … in die Enge gedrückt, Flucht verpatzt. Er geht auf die Wagentüre zu, öffnet sie und befiehlt meiner Mutter:

»Steig aus!«

Ich erinnere mich nicht mehr daran, was er noch gesagt hat. Ich sehe mich wieder starr vor Angst auf dem Nebensitz sitzen, ich höre Worte, ohne zu verstehen. Ich sehe, wie Mama beginnt, ihn mit Fäusten zu traktieren. Im selben Moment sage ich mir, er wird sie verletzen, und es ist meine Schuld. Ich besaß die Kühnheit zu sagen, ich hätte es satt, sie wird an meiner statt bezahlen. Ich sehe mich aus dem Wagen steigen und mich zwischen sie werfen, um sie zu trennen. Ich weiß nicht, was ich schreie, was er schreit, es ist ein verschwommener Alptraum, an dessen Laute ich mich nicht mehr erinnere. Er zieht Mama ins Haus, wir kommen im Wohnzimmer zusammen. Er entreißt ihr die Autoschlüssel und geht hinaus, lässt uns einfach stehen. Er wendet sich wieder seiner Familie, seinen Freunden zu, spielt den Herrn des Hauses.

Wie lange haben wir dort gesessen, weinend, aneinandergedrängt, und versuchten erfolglos, Mama zu trösten. Es war dunkel, als er wieder hereinkam. Kein Licht, außer im Flur. Ich sah nur unsere Schatten auf dem Kanapee sitzen und ihn in der Tür stehen. Er gräbt in seiner Tasche, holt die Autoschlüssel hervor und wirft sie Mama an den Kopf:

»Wenn du abhauen willst, tu's! Ich brauch euch nicht zum Leben, ich komme allein zurecht.«

Und er ging in sein Büro und schlug die Tür hinter sich zu.

Wir blieben mucksmäuschenstill. Mama saß da mit ihren Schlüsseln in der Hand, sie sagte nicht mehr »wir gehen fort«. Wir liefen nicht zum Wagen. Wir brachen nicht mehr aus. Von neuem festgeleimt. Es musste etwas getan werden.

Ich musste handeln.

»Mama, ich werde mit ihm sprechen. Ich sag ihm, was ich von ihm denke.«

»Nein. Geh nicht, er ist zu aufgeregt.«

Ich verstehe nicht. Sie hat die Schlüssel der Freiheit in der Hand, sie bräuchte nur dieses Zimmer zu durchqueren, über die Schwelle zu treten, aber sie bleibt wie gelähmt.

»Mama, lass mich hingehen!«

Es tobt in mir. Ich möchte ihm alles ins Gesicht schreien, die Dinge in die Hand nehmen. Ihn aufs Schlimmste erniedrigen und erhobenen Hauptes hinausgehen!

»Bleib ruhig.«

Wiederum das Geräusch der Tür, er kommt zurück:

»Beweg dich ein bisschen, Nathalie, du wirst mir einen Brief tippen, aber dalli. Und beeil dich, ihr habt mir lange genug auf den Nerven herumgetrampelt!«

Mama hat nichts gesagt. Es war still, und das Verlangen nach Revolte, das meine Mutter einige Augenblicke zuvor noch beherrscht hatte, war ausgelöscht. Warum?

Ich bin aufgestanden, ich bin in sein Büro gegangen. Ich habe das Konzept für den Brief gesehen. Ich habe mich hingesetzt, ich habe den Brief getippt, ich habe ihn mit einer kurzen Bewegung von der Rolle gerissen, in der Hoffnung, es zu zerreißen, aber das Papier war zu fest.

Also habe ich ihn auf seinen Schreibtisch geknallt. Innerhalb eines Bruchteils einer Sekunde musste ich mir etwas zu meiner Verteidigung, zu unserer Verteidigung einfallen lassen. Er hat mich angestarrt, als wollte er mich mit seinem Zorn hypnotisieren. Meine Knie zitterten, meine Kehle war wie zugeschnürt, ich nahm meinen Mut in beide Hände und sagte:

»Was du heute getan hast, war widerwärtig. Du wusstest, dass wir Mamas Geburtstag feiern wollten. Aber dich hat das einen Dreck gekümmert. Du bist wirklich ein Idiot, du widerst mich an.«

Ich muss das letzte Wort mehrmals wiederholt haben. »Du widerst mich an, du widerst mich an, du widerst mich an.« Mir fiel nichts anderes ein. Und er darauf:

»Sprich nicht in diesem Ton mit mir. Was bildest du dir eigentlich ein? Ihr vergiftet meine Existenz, ihr geht mir auf die Nerven, verstanden? Andauernd seid ihr eingeschnappt, niemand zeigt ein bisschen guten Willen in diesem verdammten Haus! Ihr werdet schon sehen, das wird nicht so bleiben, ich bin hier der Herr, und ihr werdet das zu spüren kriegen!«

Ich stand ihm zum letzten Mal in diesem verfluchten Büro, seinem vermaledeiten Elfenbeinturm gegenüber. Ich war mir dessen nicht bewusst, die Dinge nahmen schneller ihren Lauf, als ich geglaubt hatte. Ich habe meine Hand auf die Türklinke gelegt, er hat gebrüllt:

»Wohin gehst du? Du bleibst heute Abend hier! Bei mir!«

Kommt gar nicht in Frage. Das nicht, das steht ganz außer Frage, und wenn er mich umbringt, aber das nicht. Ich bin vor seinen Möchtegern-Minister-Schreibtisch getreten, ich habe meine beiden Hände darauf gestützt, ich habe ihm gerade in die Augen geblickt, lange schon hatte ich ihn nicht mehr so anschauen können, so direkt in die Augen.

»Was hast du gesagt? Du willst, dass ich heute Abend bei dir bleibe? Kommt gar nicht infrage.«

»Ich habe dir gesagt, ich befehle hier!«

»Hast du noch nicht kapiert, dass du mir seit fünf Jahren auf den Wecker fällst? Ich hab's satt, jetzt ist Schluss!«

»Du hältst den Mund, und du bleibst bei mir!«

»Nein. Nein und nein. Nein und nein.«

Daraufhin bin ich sofort zur Tür hinausgewischt, um im finsteren Wohnzimmer neben meiner Mutter Zuflucht zu suchen.

»Was hast du zu ihm gesagt, Nathalie?«

»Dass er ein Idiot ist.«

»Das hättest du nicht sagen sollen …«

Musste ich jetzt auch gegen sie ankämpfen? Wie sollte ich es bewerkstelligen, ohne ihr den Rest zu sagen?

»Du hast ihn nur noch mehr erregt. Wir müssen noch ein bisschen durchhalten. Wir werden fortgehen, morgen, übermorgen, aber wir gehen fort, das schwör' ich dir …«

Der Plan lautete, Auseinandersetzungen zu vermeiden, ihn im Glauben zu lassen, er hätte gewonnen, er würde immer noch befehlen, damit wir uns in aller Stille davonmachen könnten.

Hitler zeigte sich von neuem, wie immer herumbrüllend, Geräusche von zerbrochenen Flaschen in der Küche, Flüche, ein Befehl:

»Nathalie, kehr das zusammen!«

Wir stehen uns erneut Auge in Auge gegenüber. Er wollte vorbeigehen, ich stand ihm im Wege. Er hat sich aufgeregt, er hatte wohl die Hand gehoben, um mich zu schlagen – ich habe es nicht bemerkt – und meine Mutter hat sich auf ihn geworfen, um ihn daran zu hindern …

Das Tohuwabohu war entsetzlich, es hörte überhaupt nicht mehr auf. Eine fürchterliche Prügelei, an deren Auslöser sich niemand mehr erinnerte. Deren wirklichen Grund nur er und ich, wir »allein« kannten. Meine Mutter glaubte, ihren zu kennen, meine Schwester und mein kleiner Bruder glaubten, mein Vater sei einfach brutal oder betrunken. Es war Ekel erregend, unbegreiflich. Mir drehte sich der Kopf, ich hörte Weinen, Schläge, er hat meinen kleinen Bruder auf sein Zimmer geschickt, er hat meiner Mutter noch einmal die Autoschlüssel ins Gesicht geworfen und dabei erneut gesagt, sie solle verschwinden, abhauen, sich aus dem Staub machen, wir würden ihm das Leben vergällen, wir könnten hingehen, wo wir wollten, ihm wär's egal, er würde besser ohne uns leben. Als er hinausging und wieder die Tür zu seinem Büro zuknallte, entdeckte ich, dass er die Scheibe des Küchenfensters zerbrochen hatte, dass er alles, was ihm in die Hände gefallen war, kaputtgeschlagen hatte.

Wir hatten alle Angst. Wieder war es ihm gelungen, uns so sehr zu terrorisieren, dass niemand sich von der Stelle zu rühren wagte. Meine Schwester drückte sich an die Wand, meine Mutter war auf einem Stuhl zusammengebrochen, und ich stand unter dem Schock einfach nur da. Die Schreie hallten unaufhörlich in meinem Kopf wider, ich machte in die Hose. Aus Angst. Die nackte Angst. Wegen der du dich nicht rühren kannst. Du stehst da, wie ein Stein, du erwartest, dass man jeden Moment auf dich eindrischt, und du machst dir in die Hose. Du wirst zum Tier. Er hatte uns in ein jämmerliches kleines Trüppchen Tiere verwandelt, das vor Angst gelähmt war.

Ich weiß, dass wir auseinander gingen, um zu schlafen. Ich weiß, dass ich die ganze Nacht nicht geschlafen habe, zusammengekrümmt vor Angst, schweißgebadet unter der Decke, in der Hoffnung, unsichtbar zu sein, sollte er kommen, um das letzte Wort zu haben. Das war dumm und wirkungslos, das wird mir jetzt klar. Aber mir blieb nichts anderes übrig. Ich erinnere mich auch, dass ich am frühen Morgen gebetet habe, um dem lieben Gott dafür zu danken, dass er mich in meinem Zimmer allein gelassen hatte. Dass er mir diesmal die Folter, den Gürtel, den obligatorischen Inzest erspart hatte. Verdammter lieber Gott, er hatte eine ganze Weile gebraucht, um zu kapieren. Um mir zu helfen. Um die Familie zu sprengen, um mir Kraft zum Widerstand zu geben. Zum Neinsagen und gewinnen.

Noch ein Tag, meine Mutter bei der Arbeit, ich im Gymnasium, die Kleinen in der Schule.

Er ist weggefahren, als wäre nichts geschehen. Als hätte er uns endgültig in seine Gewalt gebracht.

Und dennoch war das Eitergeschwür aufgeplatzt. Wegen einer lächerlichen Kleinigkeit. Es ist merkwürdig, wie die kompliziertesten Situationen sich ganz plötzlich wegen einer Kleinigkeit lösen können. Der Tropfen Wasser, der das Fass zum Überlaufen bringt. Ein Tropfen Gewalt mehr, ein Tropfen kindischer Autorität, eine Tasse Kaffee …

Es ist verrückt, wenn ich daran zurückdenke. Dieser entscheidende Tag hatte mit einer vermurksten Tasse Kaffee begonnen. Eine zu viel. Der Tyrann hatte verloren.

Ich schreibe diese Zeilen in dem Moment nieder, wo der Tod des rumänischen Tyrannen über alle Fernsehbildschirme flimmert. Ein Volk unter Zwangsherrschaft hat sich von seinem Hitler, seinem Dracula befreit. Eines Tages hat es die Kraft gefunden, nein zu sagen.

Wir waren auch ein kleines Volk unter der Zwangsherrschaft eines Tyrannen, eines Folterknechts.

Nur habe ich eben nicht das Bild des toten Tyrannen vor Augen. Ich kann mich an diesem Schauspiel nicht ergötzen, mich davon überzeugen, dass das Scheusal tot ist und keinen Schaden mehr anrichten wird.

Er war also in aller Ruhe wie gewöhnlich zur Arbeit gefahren. Und währenddessen organisierten wir, das kleine Volk, unsere Flucht. Es war unsere einzige Lösung, wenn man von derjenigen absah, die mir seit Jahren im Kopf herumging. Ich, ein Messer und er.

Ich habe Chantal angerufen, dort unten, am Meer. Dies war der Unterschlupf, den wir zunächst brauchten, weil sie unsere Freundin geworden war, weil sie verstanden hatte und auch, weil er ihre Adresse nicht kannte. Sie verstand überhaupt nichts. Sie bat uns, an die Folgen zu denken, man verlässt ein Haus, ein ganzes Leben nicht so ohne Weiteres. Aber was für ein Leben?

»Wir haben hier kein Leben, Chantal. Das ist unmöglich mit ihm. Es ist aus, Mama will sich scheiden lassen, und wir haben genug von ihm.«

Schließlich hat sie verstanden und versprochen, uns am darauf folgenden Tag, einem Dienstag, abzuholen.

Ich ging zu Brunos Eltern, um ihnen Bescheid zu geben, dass ich wegführe und dass sie sich keine Sorgen machen sollten. Ich war erwachsen. Diese Abreise bedeutete meine Volljährigkeit, die tatsächliche.

Montagabend mussten wir ganz unauffällig unsere Koffer packen, mit ganz wenigen Dingen, wie Diebe im Dunkeln, und sie unter die Betten schieben.

Meine Mutter ist zur Polizei gegangen, um ihnen eine wichtige Frage zu stellen. Was würde in dem Falle geschehen, dass sie die eheliche Wohnung verließe? Die Antwort hat uns am Boden zerstört. Wenn sie mit ihren Kindern wegginge, würde der Vater alle Rechte über das jüngste, Fred, meinen Bruder, haben.

Mama war zwanzig Jahre zurückgeworfen worden, in die Zeit, wo sie zum ersten Mal, mit mir als Baby, fortgehen wollte. Man geht nicht einfach so davon. Der Vater, selbst wenn er ein Scheusal ist, hat Rechte. Rechte …

»Wir fahren doch nicht, Mädels …«

Sie war ganz blass, als sie das sagte. Fast durchsichtig.

Ich konnte nicht mehr zurück. Ich weigerte mich, einem polizeilichen Druckmanöver zu weichen.

»Nathalie, es gibt Dinge, die du nicht weißt. Als du klein warst, wollte ich mit dir auf und davongehen, er hat gedroht, er würde dich töten, wenn ich dich mitnähme. Deshalb bin ich geblieben.«

»Das hätte er nicht getan! Das ist Quatsch.«

Wenn ich daran denke, dass sie Angst gehabt hat. Ich habe all das durchlebt, all diesen Horror, weil sie Angst hatte, er würde mich töten, als ich zwei Jahre alt war. Vielleicht wäre es besser gewesen …

»Mama, wenn du nicht mit Sophie und Frederic fortgehst, geh ich allein …«

Wenn sie wüsste. Wenn ich ihr sagte … hier, jetzt, um sie endgültig loszureißen. Nichts zu machen. Es bleibt mir in der Kehle stecken. Ich liebe sie, sie wird mich danach verabscheuen. Ich werde nicht mehr ihre Tochter sein.

Sophie kommt mir zu Hilfe: »Ich gehe mit ihr.«

Sophie fühlt die Gefahr. Sie hat sie nur gestreift, Gott sei Dank, sie ist noch ein Kind, aber ihr Instinkt warnt sie. Er hat Hand an sie gelegt, sie weiß nicht, dass ich es weiß, sie hat die Möglichkeit zur Flucht, sie greift zu. Es ist eine Notwendigkeit für uns. Für sie, für mich …

»Mama …«

Die Ergriffenheit verwandelt ihr Gesicht innerhalb weniger Sekunden.

»Also dann gehen wir alle fort. Einverstanden. Packt eure Sachen zusammen, wie abgemacht. Versteckt sie gut unter den Betten. Auf keinen Fall darf er etwas ahnen.«

Wir haben gewonnen. Ich jubele innerlich. Meine Knie zittern. Wir brechen aus. Endlich brechen wir aus, danke, lieber Gott. Danke, Mama.

An diesem Montagabend wagten wir nicht, uns zu rühren. Wir lagen auf der Lauer wie Tiere vor ihrem Jäger. Jedes Mal, wenn ich durch den Flur ging, schaute ich auf die Tür. Durch diese Tür gehen, sie öffnen, sie hinter sich schließen. Das ist verrückt mit der Tür. Das fasziniert mich. Die Tür seines Büros, die Haustür. Eine Tür zwischen Horror und Freiheit. Nur eine Tür … offen oder geschlossen.

Er hat nichts gesehen, nichts geahnt, nichts gemerkt. So überzeugt war er von seiner Macht, seiner Beherrschung und davon, dass sich sein kleines Volk mit der Sklaverei abfand.

Schlaflose Nacht. Stille im ganzen Haus. Sterne in der Nacht. Ein letztes Mal habe ich meine Kerze angezündet. Ich habe mich vollständig angezogen ins Bett gelegt, lauschte auf jedes Geräusch, auf das geringste Schlurfen von Schritten im Flur. Ich war bereit, selbst zum letzten Opfer, wenn es seiner bedurfte, damit er keinen Verdacht schöpfte. Zum letzten Gefecht. Wenn doch die Nacht schon vorüber wäre, wenn sie doch schon vorüber wäre, mein Gott, mach, dass sie schneller vorbei ist, mach, dass es Tag wird! Ich war trunken von Hoffnung.

Dienstagmorgen. Stillschweigende Panik. Wir müssen warten, bis er zu seiner Arbeit aufbricht. Bis er seinen verfluchten Kaffee getrunken hat, bis er seinen Wagen gestartet hat. Chantal hat sich an einer Ecke, ein Stück weit entfernt, versteckt; sie wartet, bis sie ihn vorbeifahren sieht.

Mama packt in einem Zimmer einige Dinge in Abfallsäcke.

Wir gehen alle drei in die Schule wie gewöhnlich. Mein kleiner Bruder weiß von nichts. Mama soll ihn um zehn Uhr in der Schule abholen. Dann Sophie, dann mich. Um zehn Uhr dreißig erklärt Mama dem Direktor des Gymnasiums, dass wir das Departement verlassen. Man bittet sie, ein Papier zu unterzeichnen, auf welchem steht, dass sie die gesamte Verantwortung für ihr Handeln übernimmt. Das bringt mich in Rage. Wofür hält man sie? Sie ist meine Mutter! Sie hat mich auf die Welt gebracht, sie hat das Recht, alle Rechte über mich.

Endlich auf der Autobahn. Der Wagen ist mit Taschen voll gestopft. Das kleine Volk macht sich in seine Freiheit auf, inmitten von Abfallsäcken, in denen wir unsere Klamotten verstaut haben. Uns ist egal, ob wir ärmlich aussehen. Wir brauchen keine Kroko-Koffer.

Fred ist ratlos. Mama sagt zu ihm: »Weißt du, wir haben das Haus verlassen, weil ich nicht mehr mit deinem Vater leben will. Aber ich verspreche dir, dass du ihn sehen wirst, wenn du Lust hast. Weine nicht.«

»Ich will mit euch beiden leben.«

Armer Kleiner. Es ist sein Vater. Er hat noch einen Vater.

Ich bin glücklich. Nie habe ich ein solches Glücksgefühl empfunden. Nie. Diese Straße, ich könnte Meter für Meter ihren Boden küssen. Er weiß es noch nicht, er weiß noch nicht einmal, dass wir vor ihm ausreißen, er ist da unten in seiner Werkstatt und macht sich wichtig wie immer, ohne im geringsten zu ahnen, dass er den härtesten Schlag seines Lebens verpasst bekommt. Heute Abend wird er ein leeres Haus betreten. Er wird nicht wissen, wo wir sind. Er wird toben vor Wut.

14. KAPITEL

Er hatte uns nie aus den Augen gelassen, nie hatten wir weit entfernt von ihm die Ferien verbracht, abgesehen von der kurzen Woche der Freiheit. Er hielt uns ununterbrochen unter seiner Fuchtel. Wir brauchten für alles seine Genehmigung. Wir wurden kontrolliert wie in einer Fabrik. Bewacht von einem Sträflingsaufseher. Niemand ging irgendwohin, ohne dass er Bescheid wusste. Ich bin nun seit anderthalb Jahren von ihm getrennt und kann immer noch nicht an die Freiheit und das Glück glauben. Ich werde in zwei Wochen neunzehn Jahre alt sein, und habe immer noch Angst zu lächeln, Angst, glücklich zu sein. Es kommt mir so vor, als hätte ich nur ein einziges Recht: die Vergangenheit zu ertragen. Jedes Mal, wenn mir das Leben einen Moment des Glücks schenkt, fange ich an, vor ihm zu fliehen. Wie ich vor meinem Vater geflohen bin. Ich fliehe vor mir selber, vielleicht aus Angst zu entdecken, wer ich bin. Er hat das Kind, das ich war, getötet, er hat die Frau, die ich werden sollte, getötet, und ich stehe dazwischen. Ich schwanke zwischen dem Kind und der Frau hin und her, ohne je meinen Platz zu finden. Also ziehe ich es im Augenblick vor, die Kind-Frau zu bleiben, die ich bin, anzufauchen, wen ich will und wer es verdient. Was ist das, Glück? Ich habe nur ein einziges Glück gekannt, das Glück an jenem Tag. Ein ungewisses Glück, das mir wieder entglitt. Ich hatte erst die Hälfte des Martyriums hinter mich gebracht. Büßerin, die ich war, musste ich mir erst noch meine Erlösung verdienen. Und es ist noch nicht zu Ende. Deshalb macht mir das Glück, dem ich begegne, Angst. Fast möchte ich sagen, ich hätte kein Recht darauf.

Aus Sicherheitsgründen werden wir von einem Freund Chantals aufgenommen. Von dem, der mir die Sache mit der siebenten Welle erklärt hat. Er lebt mit seiner Tochter in einem kleinen Zweizimmerappartement, aber er hat eingewilligt, uns aufzunehmen, bis wir eine Wohnung haben. Einen Tag nach unserer Ankunft beschließt Mama, die Scheidung zu beantragen. Wir haben kein Geld. Wir müssen einen Anwalt finden, der bereit ist, mit rechtlicher Hilfe die Unterlagen zusammenzutragen. Ich suche im Telefonbuch, wir brauchen eine Frau. Eine Frau wird Mamas Problem verstehen. Von meinem will ich gar nicht reden. Davon werde ich nie reden.

Wir müssen uns nach Schulen umsehen, Plätze für Fred, für Sophie und mich finden. Aber aus Sicherheitsgründen werden wir nicht sofort hingehen. Einen Monat lang müssen wir uns verstecken. Er hat sicherlich seine Kumpels hinter uns hergeschickt, die uns überall suchen, und jedes Mal, wenn ich die Nase hinaus stecke, habe ich einen Knoten im Hals. Die geringste Ähnlichkeit bei einem Menschen lässt mich davonlaufen. Die Angst. Eine andere Angst, die, er möge uns wieder finden.

Großmutter ist am Telefon. Mama vernimmt, dass er, falls sie sich weigert, mit ihm zu sprechen, Selbstmord begehen wird.

»Tu das nicht, Mama … sprich nicht mit ihm.«

»Er ist euer Vater, Nathalie. Eine Scheidung ist eine Scheidung, aber ich kann ihm die Auskunft über euch nicht vorenthalten. Er hat Rechte über euch. Das ist normal.«

Die Falle. Mama lässt sich scheiden, das ist ihre Angelegenheit. Sie kann nicht mehr mit ihm leben, das ist ihre Angelegenheit. Folglich muss sie die Erziehung ihrer Kinder gewährleisten und dafür Sorge tragen, die Scheidung gewinnen. Mama befindet sich in einer normalen Situation. Aber ich? Es macht mich krank, dass sie mit ihm spricht. Es ist auch meine Scheidung, und ich müsste eigentlich ein Wort mitzureden haben. Dieses verdammte Schweigen. Dieses verdammte ständige Lügen. Ich lausche, auf der Erde zusammengekrümmt.

Er weint am Telefon. Er … weint. Er will, dass sie mit den Kindern nach Hause zurückkehrt. Sie sagt nein, sie sagt, den Kindern gehe es gut. Und dass sie nur bereit ist, mit ihm zu sprechen, um ihm das zu sagen. Er drängt, er sagt noch einmal, dass er sich umbringen wird. Der Magen dreht sich mir um, ich nehme den Nebenhörer, und es dringt zu mir:

»Wenn du nicht zurückkommst, töte ich mich. Ich verkaufe das Haus, nehme den Wagen und bringe mich damit um.«

»Das kannst du den Kindern nicht antun … Beruhige dich. Ich leg jetzt auf.«

»Wenn du auflegst, bringe ich mich um. Ich schwöre dir, ich bring mich um.«

Ich weine. Ich höre nicht mehr auf zu weinen. Es ist widerlich, so zu weinen. Man könnte glauben, ich wollte mich mit ihm umbringen. Ich verziehe mich auf die Terrasse, um mich allein auszuweinen. Er wird sich nie umbringen. Er ist ein Heuchler, ich kenne ihn zu gut. Er ist ein Erpresser. Er spielt mit der Sanftmütigkeit meiner Mutter. Es hat das erste Mal geklappt, sie ist zurückgekommen. Also versucht er es noch einmal. Dieser Kerl benimmt sich wie ein verwöhntes Kind, er glaubt, es genügt, mit dem Fuß aufzustampfen, um sich zu schlagen und zu heulen, um an sein Ziel zu kommen. Er ist lächerlich. So etwas bringt sich nicht um, schade.

Sie hat aufgelegt. Er hat sich nicht umgebracht.

»Nathalie, das Einzige, was ich ihm zugestehe, werden die Ferien sein. Er hat das Recht, euch in den Ferien zu sehen.«

»Ich werde nicht zu ihm gehen. Ich geh arbeiten. Ich lass die Schule sausen und arbeite, damit bin ich aus dem Schneider.«

Mama schaut mich merkwürdig an. Sie fragt sich, woher ich diesen Hass habe. Woher der ihre kommt, weiß sie nur allzu gut. Aber ich? Ich bin das Kind meines Vaters. Warum verabscheue ich ihn so sehr?

»Ich habe Angst, dass du dich wieder mit ihm zusammentust. Dass du aus Mitleid nachgibst. Dass du nicht durchhältst. Er wird nicht aufhören, dich zu erpressen. Deswegen weine ich.«

Mama hatte nicht die Absicht, sich erpressen zu lassen. Ich wusste nichts über ihr Leben, ihre Nächte mit ihm, so wie sie von meinen nichts wusste. Ich habe später erfahren, dass wir uns in ähnlichen Situationen befanden. Dass sie diesen Sadisten ertragen hatte wie ich. Sie, um uns zu schützen. Ich aus Angst. Sie als Frau, ich als Kind. Da ist kein Unterschied.

Dennoch nahte der Tag, an dem ich reden sollte, endlich mit ihr reden. Es war ein Freitag. Sie sollte den Zug nehmen, um in unserer früheren Stadt irgendein Schreiben des Gerichtsvollziehers zu unterzeichnen. Sie ist morgens aufgebrochen. Ich wollte nicht in die Schule gehen. Ich hatte Angst. Ich stellte mir eine Menge Schauergeschichten vor. Er würde an der Straßenecke lauern, sie überreden, sie schlagen, was weiß ich … und man würde uns holen kommen und uns wieder in sein Gefängnis bringen. Ein Tag der Angst. Ich wollte frei bleiben, mich nicht ins Klassenzimmer einsperren lassen, auf alle Eventualitäten vorbereitet sein. Es war mir gelungen, Chantal zu überreden, in der Schule anzurufen und zu sagen, ich sei krank. Bruno, der auf Urlaub war, sollte am selben Abend kommen. Ich musste wachsam sein.

Um den Tag auszufüllen, hat Chantal mir vorgeschlagen, ihr beim Abreißen der alten Tapete im Badezimmer behilflich zu sein. Wir arbeiteten alle beide, ich beruhigte mich nach und nach inmitten des Chaos von Schüsseln und Wassereimern, und dann klingelte das Telefon. Anne-Marie, die Freundin von Mama, wollte sie dringend sprechen. Ich habe den Nebenhörer abgenommen. Selbst ein Anruf von dort, der Stadt, wo er war, machte mir Angst. Als könne er mich erreichen.

»Ich hatte ihren Mann am Telefon. Er sagte mir, er wollte nichts mehr von seinen Töchtern wissen. Nur seinen Sohn würde er anerkennen. Er war sehr erregt. Komisch. Wie dumm, dass sie nicht da ist, ich sollte besser mit ihr selber sprechen.«

Was sollte das heißen? Eine neue Erpressung?

Chantal hat aufgelegt, zehn Minuten später ein erneuter Anruf.

Diesmal bin ich selber hingegangen. Wieder ist es Mamas Freundin.

»Bist du es, Nathalie? Dein Vater hat mich gerade wieder angerufen. Ich weiß nicht mehr, was ich ihm antworten soll. Er will wissen, wo ihr seid. Vor zehn Minuten hat er geschrien, er würde sich von seinen Töchtern lossagen, und jetzt will er wissen, wie's euch geht.«

»Sag ihm, dass es uns gut geht. Ich muss jetzt auflegen, ich muss zur Schule.«

Zehn Minuten später erneutes Klingeln.

Diesmal konnte ich nicht den Hörer abnehmen, offiziell war ich ja in der Schule. Wieder der Nebenhörer. Wieder dieselbe Gesprächspartnerin.

»Er hat wieder angerufen. Er hat mich gebeten, Folgendes auszurichten: ›Wenn Nathalie mich nicht vor morgen Abend anruft, habe ich gute Gründe, die ihre Mutter in den Selbstmord treiben werden.‹«

Chantal spricht weiter, sie versteht nicht, ich wohl. Ich höre nicht mehr darauf, was mir durch den Nebenhörer ans Ohr schallt. Die Drohung hallt in meinem Kopf wieder. Er hat das letzte Argument in die Waagschale geworfen: Mama alles zu sagen. Vor mir. Ihr auf seine Weise all die Jahre der Folter zu erzählen. Mich in Mamas Augen zu einer kleinen Nutte zu degradieren. Er hofft, dass sie das nicht ertragen wird. Dass sie aus Scham, aus Kummer darüber sterben wird.

Mir verschwimmt alles vor den Augen. Ich verliere vollständig die Fassung. Das Messer. Ihn umbringen … er soll krepieren. Solange er am Leben ist, wird er mir schaden, ganz gleich ob er fünfhundert oder zehntausend Kilometer entfernt ist.

»Nathalie? Was ist los? Was hat er sagen wollen? Verstehst du das? Was bedeutet dieser dumme Satz?«

Ich halte meinen Kopf mit beiden Händen fest, damit er nicht zerspringt, damit ich nachdenken kann. Ich weine, ohne zu weinen, nichts kommt heraus, ich ersticke. Unmöglich, den Mund zu öffnen, um ein Wort zu sagen.

Ich muss furchtbar ausgesehen haben. Unter Schmerzen bin ich von der Lüge entbunden worden. Mein ganzer Körper hat wehgetan. Ich habe mich schließlich zwischen fürchterlichen Atembeklemmungen die Worte herauspressen hören:

»Ich kann das nicht mehr für mich behalten.«

»Was? Wovon sprichst du?«

»Vor fünf Jahren ist etwas Schlimmes passiert.«

»Sag es, Nathalie. Rede … Wir sind ganz allein … Rede … ich flehe dich an, sag mir alles … sag es …«

»Er hat mich …«

»Ruhig … ruhig … hör auf zu weinen, atme tief durch … Rede, ich bitte dich, dir wird dann leichter ums Herz sein … vertrau mir …«

»Er hat mich vergewaltigt.«

Es war ausgesprochen. Es war ausgesprochen. Ich hatte endlich geredet. Ich hatte die Worte vor jemandem ausgesprochen. Und die Erde bebte nicht unter meinen Füßen, der Himmel stürzte nicht über mir ein. Es gab nur ein freundliches Gesicht, versteinert vor Bestürzung.

Ich habe alles erzählt. Die fünf Jahre Inzest. Es ging ganz schnell. Das lässt sich in einem Satz zusammenfassen: »Er hat damit angefangen, als ich zwölfeinhalb war, es hat erst aufgehört, als wir fortgegangen sind.«

»Weiß deine Mutter Bescheid?«

»Nein. Sie darf es nicht wissen. Ich werde diesen Dreckskerl anrufen, ich werde tun, was er will, aber sie darf es nicht wissen.«

»Du musst es ihr sagen, Nathalie …«

»Nein!«

Ich habe gebrüllt. Ich war schmutzig, ich war eine Nutte, eine Hure. Ich wollte nicht, dass es meiner eigenen Mutter unterbreitet wurde. Ich wollte nicht das Bild zerstören, das sie von mir hatte. Das ging über meine Kräfte. Aber ich konnte nicht mehr. Weinen, mich zusammenrollen, mich verstecken, nützte nichts mehr. Ich hatte jahrelang geschwiegen, umsonst gekämpft, es war ihm wie eine ekelhafte Spinne von ihrem tiefen Loch aus gelungen, mich zum Reden zu zwingen. Warum? Was wollte er? Dass ich zurückkomme? Oder einfach Schaden anrichten? Nein, er hatte Angst, ich könnte ihn anzeigen. Und er setzte auf meine frühere Zuverlässigkeit. Und auf die Zuverlässigkeit, mit der Mama sterben würde, wenn sie davon erführe. Deshalb hatte ich geschwiegen und auch, um in den Augen meiner Mutter und der anderen nicht wie die dreckige Nathalie zu erscheinen. Jetzt war es zu Ende, ich hatte geredet, ich konnte nicht auf halbem Wege stehen bleiben.

Ich verdanke meine Erlösung dieser jungen Frau. Ihrem Feingefühl, ihrem Verständnis.

Ich gebrauche das Wort Erlösung. Es ist nicht angemessen. Denn es war eine Art Tod. Reden hat mir Erleichterung verschafft, das stimmt. Aber nur von der Lüge. Nur von der alltäglichen Lüge, verstehen Sie? Nicht von allem übrigen. Nicht von ihm. Von ihm werde ich nie erlöst werden, niemals. Ich träume davon, ihn zu töten, um erlöst zu werden, aber selbst wenn er tot ist, wird er mich noch beschmutzen.

Chantal hat verhindert, dass ich mich erpressen ließ, sie hat für mich die Entscheidung gefällt. Sie hat alles in die Wege geleitet, damit ich es meiner Mutter gestehen konnte. Sie hat sogar einen Arzt verständigt für den Fall, dass Mama einen Schock erlitte. Meine schon ohnehin so zerbrechliche, depressive, erschöpfte Mama würde dazu noch meine Schmutzgeschichte verdauen müssen.

»Und wenn sie nichts mehr mit mir zu tun haben will?«

»Ich werde einen vorübergehenden Unterschlupf für dich finden. Aber denk nicht daran. Deine Mutter liebt dich.«

Sonst noch was? Nicht daran denken, wo ich seit Jahren an nichts anderes denke! Angst vor den anderen, von mir aus, dreckig vor den anderen, einverstanden. Aber vor ihr, seiner Frau, meiner Mutter! Meinem Richter. Ich war leichenblass. Chantal hat mir Alkohol verabreicht, um mir Mut zu machen. Mir schwirrte der Kopf. Ich dachte nur an den Tod. Nichts war sauberer als der Tod meines Vaters oder mein eigener. Bis dahin hatte ich mich damit begnügt, davon zu träumen. Die Wirklichkeit holte mich im Galopp ein. Die einzig mögliche Ruhe bot der Tod, und ich lebte …

Der Zug hatte Verspätung. Der Alkohol hatte mich verwirrt. Ich hatte eine Hand voll Tabletten geschluckt, Unmengen Glimmstängel geraucht. Ich hieß nicht mehr Nathalie. Ich war eine andere. Die andere frivole, beschmutzte, kaputte. Dass man mir das Geheimnis entrissen hatte, bedeutete noch keine Befreiung, Erleichterung für mich. Es meiner Mutter zu sagen hieß auch, es allen zu sagen. Ich war in einer Sackgasse. Es gab in mir zwei Nathalies, und während ich auf dem Bahnsteig auf meine Mutter wartete, fühlte ich mich alt.

Der Zug ist eingefahren. Mama lächelte. Chantal sprach mit ihr. Sie bereitete sie darauf vor. Mama glaubte, den Kindern, den anderen, den Kleinen sei etwas Schlimmes zugestoßen. Dann hat sie »zugehört«. Chantal sprach von mir. Ich weiß, dass sie so etwas sagte wie:

»Er hat deine Tochter Nathalie fünf Jahre lang missbraucht.«

Ich verstand Wortfetzen. »Das ist unmöglich! Der Schuft! Das Dreckschwein … Dafür wird er bezahlen … Er wird krepieren, dieses Scheusal.«

Sie ist durchgedreht. Und ich, zwei Meter von ihr entfernt, brachte kein Wort hervor. Ich weinte.

Lange danach gelang es mir zu sagen:

»Wenn du willst, Mama, kann ich gehen.«

Sie machte einen Satz auf mich zu, drückte mich an sich: »Du bleibst bei mir. Wir gehören zusammen. Das wird er büßen.«

Später wollte sie Näheres wissen. Aber das konnte ich nicht. Sie war zu verstört. Ich begnügte mich mit dem Wesentlichen: Es hat angefangen, als ich zwölfeinhalb Jahre alt war, es hat aufgehört, als wir fortgegangen sind … Er hat mich geschlagen. Ich durfte nicht darüber sprechen. Er weckte mich nachts, du schliefst. Deswegen das Rechnungenschreiben.

Und Bruno ist gekommen, auf Urlaub. Der Himmel musste auch über ihm zusammenstürzen. Ich musste mich von allem zur gleichen Zeit befreien. Vielleicht würde er endlich verstehen, warum ich weinte, ihm auswich, wenn er mit mir schlafen wollte. Wenn er mich liebte …

»Versprich mir, dass du mich ausreden lässt, ohne mich zu unterbrechen.«

Er hat es nicht wirklich begriffen. Er hat es erst später verstanden. Vor dem Gericht, das meinen Vater richten sollte. Erst da hat er alles entdeckt, die fürchterlichen Einzelheiten, die ich noch niemandem erzählt hatte, vor allem nicht ihm. Ihm, den ich zuweilen zurückstieß, wenn das Gesicht meines Vaters sich vor seines schob.

Ihm, auf den die Wahl meiner Liebe gefallen war. Ihm, der mich ohne sein Wissen mit meinem Vater geteilt hatte.

Er hat mir an diesem Abend zugehört, fast ohne mich zu unterbrechen, ernst, benommen, ohne zu reagieren. Er hat mich nicht zurückgestoßen, aber ich sah wohl, dass es ihm schwer fiel, mir zu glauben. Dazu hätte es der Einzelheiten bedurft, über die ich noch nicht sprechen konnte wie heute.

Die Einzelheiten. Alle Einzelheiten. Alle, an die ich mich erinnere, alle, die den Schleier der Kindheit durch stoßen haben. Nicht die Pubertät. Mit ungefähr vierzehn Jahren ist mir in aller Deutlichkeit das Furchtbare meiner Situation bewusst geworden. Davor liegt eine Art Alptraum, wo es nur Ungeheuer, Waschmaschinen, den Gürtel, den braunen Bademantel, die schrecklichen Schläge gibt. Fotografien, unveränderliche Bilder, Worte, die mich vor Angst erstarren lassen.

Ich erklärte Bruno, warum mein Vater zuerst seine Erlaubnis zu unserer Verlobung zurückgezogen hatte, im vorigen Jahr, obwohl alles vorbereitet war, die Blumen, der Champagner, die Einladungen. Aus heiterem Himmel hat er eine Show abgezogen: Ich wäre zu jung, wir sollten uns bis zum nächsten Jahr gedulden …

»Er hatte Angst. Um sich selbst, verstehst du. Ich war dabei, ihm zu entkommen, und wenn ich ihm entwischte, bestand die Gefahr, ich könnte es irgendwann erzählen. Du dientest ihm als Vorwand. Wäre ich schwanger geworden, warst du es gewesen … Deswegen hat er dich so schnell im Haus toleriert und sogar in meinem Zimmer …«

Armer Bruno, er hatte geglaubt, einen netten, jungen, coolen Schwiegervater in spe zu haben …

Im Oktober haben wir uns getrennt. Ich habe monatelang ohne ihn gelebt … ohne Liebe, allein, und schlug mich mit einer elenden Beweisaufnahme herum, die alle meine Kräfte in Anspruch nahm. ALLE.

Die Beweisaufnahme … Wenn du redest, und du musst es tun, wenn du überleben willst, musst du wissen, dass reden zu Anfang nichts bedeutet. Man wird dich bitten zu erzählen, dich genau auszudrücken, Beweise zu erbringen … du musst beweisen, dass du nicht lügst. Du musst dich verteidigen, obwohl du das Opfer bist … das ist der Gipfel, oder nicht?

Wie oft hat man mich gefragt, warum ich nicht früher den Mund aufgemacht habe? Ich hab's satt, das zum hundertsten Male zu erklären …

Weil es Gründe dafür gegeben hatte! Massenweise!

Zuerst die Rechtsanwältin, die mit der Scheidung beauftragt ist. Mama nimmt mich mit zu ihr, um das neue Faktum zu erörtern. Ich bin das neue Faktum. Ich bin der Inzest. Antwort: »Machen Sie sich keine Sorgen, ich werde um einen Termin bei einem Jugendrichter ansuchen.«

Ein ganzes Juristenkauderwelsch, das auf uns, die wir in Tränen aufgelöst sind, einprasselt. Die gute Frau war davon nur mäßig berührt. Sie betrachtete die Angelegenheit als ein juristisches Problem. Ich war zu einem juristischen Problem geworden.

Wir mussten eine Woche lang warten, bevor wir die Antwort vom Jugendgericht bekamen. Hatte es nicht besonders eilig, das Jugendgericht …

Ich verbrachte eine Woche damit, Beruhigungspillen zu schlucken, zu rauchen, ratloser als je zuvor, entsetzlich allein, überzeugt, dass niemand mich verstehen würde. Niemand.

Mama hat es mit dem Katholischen Hilfswerk versucht. Eine tüchtige Frau hat uns geraten, selbst zum Gericht zu gehen und nicht zu warten.

Das Gericht war riesig und unpersönlich. Wir warteten seit einer halben Stunde auf den Richter. Dann tauchte eine Sekretärin auf:

»Aus welchem Grund möchten Sie diesen Termin?«

»Wegen eines Inzestfalles.«

Das war der juristische Begriff. Ich.

Sie ist ein paar Schritte auf die Tür des Richters zugegangen, die immer noch geschlossen war. Dann hat sie gefragt:

»Sind Sie das Opfer? Wollen Sie bei Ihrer Mutter bleiben?«

»Ja, warum?«

»Warten Sie eine Minute.«

Sie ist wieder weggegangen mit ihrem niedlichen, gut sitzenden Kostüm, ihren wohlfrisierten Haaren und kam zurück, um uns zu sagen:

»Es tut mir Leid, aber der Jugendrichter kann Sie nicht empfangen, wenn Sie bei Ihrer Mutter bleiben wollen. Dagegen können Sie den Erziehungsberater sprechen, er kümmert sich um Minderjährige.«

So ein Mist. Wozu sollte ein Jugendrichter da sein? Um Minderjährige anzuhören und eine Lösung für ihre Probleme zu finden. Nicht, um Kinder ins Gefängnis zu schicken oder sie in Pflegefamilien unterzubringen, oder um sie vor einem Erziehungsberater wie Ping-Pong-Bälle hin- und herzuwerfen. Ich wusste nur allzu gut, dass mich niemand verstehen würde. Dass die Justiz nicht für uns, für mich, gemacht ist.

Hätte ich also dieser blöden Sekretärin sagen sollen, ich wollte nicht bei meiner Mutter bleiben, damit ein Richter mich anhört?

Was ist das für ein Blödsinn? Hat man etwa Angst, dass meine Mutter mich zwingt, Geschichten zu erzählen, um bei ihrer Scheidung zu gewinnen? Da liegt der Hund begraben. Das ist der richtige Dreh. Hätte der richtige Dreh denn für mich daraus bestanden, dass meine Mutter mich im hohen Bogen hinausschmeißt? Dass sie mich nicht mehr liebt? Das, was ich jahrelang befürchtet hatte, was dann nicht eingetreten ist, wollten die Richter etwa das? War das ihre Art und Weise, mit dem Problem umzugehen? Man nahm das von ihrem Vater vergewaltigte Mädchen, steckte es in eine öffentliche Einrichtung, man fragte sie aus wie eine dreckige kleine Lügnerin, für die man sie zuerst hielt, und danach, erst danach, ließ man sich zu einem Gespräch herab? Sonst noch was? Blödmänner.

Jetzt sitze ich vor dem Erziehungsberater. Es interessiert ihn nicht im Mindesten, was ich ihm erzähle. Er zeichnet komische Figuren auf sein Papier, und, von Zeit zu Zeit, stellt er mir Fragen über bestimmte Details. Indiskrete. Zwei Stunden lang erzähle ich ihm mein Leben. Was habe ich davon gehabt, als ich wieder herauskomme? Nichts.

Ah, doch, ein intelligenter Mensch. Eine Sekretärin, die auf uns zuläuft und zu uns sagt:

»Sie müssen zuerst auf dem Polizeikommissariat Anzeige erstatten, wenn Sie Erfolg haben wollen. Hat man Ihnen das nicht gesagt?«

Nein, leider nicht. Das konnte er wohl nicht zu Anfang sagen, der Erziehungsberater? Dieser Knallkopf. Anstatt mich all diese Scheußlichkeiten für nichts und wieder nichts erzählen zu lassen. Begriff er nicht, dass ich nur unter großen Schwierigkeiten darüber sprechen konnte? Wen berät er eigentlich?

Also begeben wir uns zum Kommissariat, Mama und ich. Ich kann mich vor Müdigkeit kaum auf den Beinen halten, ich könnte Monate, Jahre schlafen. Ich kann nicht mehr. Ich glaub nicht mehr daran. Wozu das alles?

Überraschung, eine Polizistin. Eine zweite Josiane Balasko. Sympathisch. Endlich ein menschliches Wesen in diesem Wirrwarr von Dummköpfen.

Sie bietet mir eine Zigarette an, lächelt mich an, nimmt mir meine Befangenheit und warnt mich: Das wird sich lange hinziehen. Sie öffnet eine Flasche Soda. Mama geht hinaus. Nun bin ich an der Reihe.

Vier Stunden. Ich kann nicht mehr. Ich bin dermaßen blockiert, dass sie ihre Vermutungen aussprechen muss und ich nur mit dem Kopf nicke, wenn sie Recht hat. Sie macht eine gründliche Beweisaufnahme, und ich verstehe, dass es etwas gibt, worauf ich mich einzustellen habe: Ich muss absolut alles sagen. Sie wird mir helfen. Die einzige, die ihre Aufgabe korrekt erfüllt. Eine Superpolizistin! Sie weiß, dass ich es noch nicht durchgestanden habe. Dass es erst beginnt.

Sie hat sich die nötige Zeit genommen, um mein Schweigen zu brechen. Sie hat verstanden, warum ich nicht vorher geredet habe. Sie hat schon andere vor mir gesehen.

Mama hat ihre Strafanzeige unterschrieben. Sie hat von meiner Kenntnis genommen. Die Maschinerie hatte sich in

Bewegung gesetzt. Nun mussten wir warten, bis die Untersuchung begann.

Das war im Sommer 1988, das Meer war voller Urlauber, Sonnenöl und Butterbrotpapier. Die Julisonne brannte all diesen Sommerfrischlern auf die Köpfe. Und ich wartete auf die Gerechtigkeit.

15. KAPITEL

Zufällig erfuhr ich, dass der Verdächtige, mein Vater, für 48 Stunden in Haft genommen worden war. Polizeigewahrsam.

Dann musste ich zur Gendarmerie, in diese Stadt, die mir solche Angst einjagt. An den Ort des Verbrechens.

Der Zug, die Nacht, Bruno ist in diesem Augenblick noch an meiner Seite. Vier Uhr morgens, die Gendarmerie. Der Polizeikommandant ist ein anständiger Mann. Er sieht wie ein Familienvater aus, ein richtiger, wie ich ihn mir gewünscht hätte. Aber das hier ist eine Vernehmung. Erzähle von dem Dingsda, Nathalie ... Wie Dingsda, dein Vater, begonnen hat, dich zu vergewaltigen. Erzähl deine Kindheit. Du brauchst einen Anfang. Erzähl das mit der Waschmaschine.

Mutig werfe ich mich hinein. Ich grabe in meinem Gedächtnis, ich engagiere mich, so gut ich kann, in der Hoffnung, dass ich es das letzte Mal erzähle. Es wird der Tag kommen, an dem mich niemand mehr fragen wird: »Wann und wie hat es angefangen?«

Bis elf Uhr morgens habe ich geredet, bis ich keine Stimme mehr hatte. Es ging so weit, dass man mich fragte, welche Stellung meine Vater mich einnehmen ließ ... abscheulich.

Es gab noch Abscheulicheres. Der Staatsanwalt wollte eine Konfrontation zwischen meinem Vater und mir.

Um elf Uhr komme ich aus der Gendarmerie. Um zwei Uhr nachmittags, desselben Tages, muss ich dem Ungeheuer gegenübertreten.

Was soll ich ihm sagen?

Ich will nicht! »Es ist unerlässlich«, sagt der Polizeikommandant, »das ist Vorschrift.«

Das Gesetz! Verfluchtes Gesetz! Wenn ich nur ans Ende der Welt verschwinden könnte. Ihn wieder sehen ... mich neben ihn setzen ...

Ich will nicht.

Trotzdem muss ich. Und plötzlich sage ich mir: Nathalie, altes Mädchen, du wirst diesem Ungeheuer kein schuldbewusstes Gesicht zeigen. Hör auf zu weinen, putz deine Nase, pudere deine Wangen, kämm deine Haare, richte dich auf, wirf die Schultern zurück. Los. Du hast kein Messer, aber du hast diesmal die Gendarmen an deiner Seite. Und den Staatsanwalt. Zeig ihm, dass du stark bist, es würde ihn nur zu sehr freuen, wenn er dich am Boden sähe. Siege, lieber Gott! Siege.

Meine Beine zittern, aber das sieht man nicht. Man bittet mich, in einem Sessel Platz zu nehmen, gegenüber dem großen Schreibtisch. Der Polizeikommandant setzt sich mit seiner Schreibmaschine dahinter. Hinter ihm der Staatsanwalt.

Ich spüre den elektrischen Schock in meinem Rücken. Die Tür öffnet sich, er kommt herein, Handschellen an den Gelenken, zwischen zwei Gendarmen. Man lässt ihn neben mir Platz nehmen, und ich schaue woanders hin, angespannt, konzentriere mich auf meine Kräfte. Selbst zwischen den Gendarmen flößt er mir Angst ein. Ich darf nicht zusammenbrechen. Ich ertrage nicht mehr, dass sich sein schmutziger Blick auf mich richtet. Ich müsste sonst kotzen. Aber ich halte durch.

Man nimmt ihm die Handschellen ab. Er scheint wohlauf zu sein. Ich bemerke, dass man ihm die Brille, seine Uhr, seinen Ring weggenommen hat. Er kaut einen Kaugummi und wiegt sich auf seinem Stuhl ständig hin und her.

Ich habe mich seinem Blick noch nicht ausgesetzt, ich registriere diese Details, indem ich ihn von der Seite beobachte.

Erste Frage:

»Monsieur … geben Sie zu, Ihre Tochter Nathalie in der Zeitspanne von deren zwölften Lebensjahr an bis zum Alter von siebzehneinhalb Jahren vergewaltigt zu haben?«

»Nein. Ich habe Nathalie nie angerührt. Alles, was sie sagt, hat ihre Mutter erfunden, um die Scheidung zu gewinnen.«

Na, bitte. So hat er sich bis zum Prozess verteidigt. Nein, ich habe sie nicht angerührt, sie hat alles erfunden, sie fantasiert, ihre Mutter zwingt sie zum Lügen.

Ich hätte ihn auf der Stelle wie eine Küchenschabe zerquetschen können!

Doch niemand glaubt ihm.

Die andere Frage richtet sich an mich. Ich antworte. Er schweigt.

Ich erinnere mich nicht mehr im Einzelnen, ich antwortete wie ein Automat, meine Beine zitterten, ich presste meine vor Angst feuchten Hände zusammen.

Irgendwann muss ich etwas auf eine Frage geantwortet haben, das ihm missfiel, er hat eine Bewegung zu mir hin gemacht, hat versucht aufzustehen, und ich bin vor Angst hochgeschreckt. Die Gendarmen haben ihn gezwungen, sich ruhig zu halten. Und der Staatsanwalt hat ihn vor versuchter Einschüchterung des Zeugen gewarnt. Ein Minuspunkt für ihn.

In diesem Augenblick wollte ich mich wegstehlen, hinausgehen, so schlecht fühlte ich mich. Nach einer Stunde der Konfrontation waren wir immer noch nicht weiter gekommen. Er stritt alles ab. Meine Mutter hätte die ganze Sache erfunden.

Er war lächerlich. Dumm. Blöd. Eine Niete.

Wie konnte man glauben, eine Mutter ließe ihre Tochter derartige Dinge erzählen, zwänge sie, sich öffentlich zu besudeln, wegen eines simplen Scheidungsgesuches? Heute kann sich jeder scheiden lassen. je mehr man ihm den Stumpfsinn seiner Verteidigung vorwarf, desto mehr hielt er daran fest.

Eine lächerliche Gestalt.

Drei Tage lang habe ich mich mit Beruhigungspillen vollgestopft, zahllose Zigaretten geraucht. Alles lebte wieder in mir auf. An Schlaf war nicht zu denken. Er war über mir, sein gemeines Gesicht, seine schmutzigen Hände ... Alle auf meinen Kopf gedrückten Kopfkissen der Welt konnten nicht verhindern, dass ich ihn auftauchen sah. Wie die Erinnerung an ihn auslöschen? Ich wäre gerne verrückt geworden, anstaltsreif, wenn diese Erinnerungen zur selben Zeit verschwunden wären.

In diesem Zustand befand ich mich, als der Polizeikommandant der Gendarmerie mir drei Tage später am Telefon eine unglaubliche Geschichte ankündigte.

»Nathalie, nachdem Sie gegangen sind, hat Ihr Vater zum Staatsanwalt gesagt, er habe einen Beweis dafür, dass Sie lügen.«

»Einen Beweis? Wie denn einen Beweis? Welchen Beweis?«

»Das kann ich Ihnen jetzt nicht sagen. Morgen werde ich zur Vernehmung da sein.«

Die ganze Nacht habe ich den Satz in meinem Kopf gewälzt. Was hatte er wohl erfinden können? Was ist in solchen Fällen ein Beweis? Die einzigen Beweise, die er haben konnte, verurteilten ihn. Die Fotos? Die Pornokassetten? Unmöglich. Im Übrigen hatte er alles, was er konnte, zu Beginn der Untersuchung verschwinden lassen, kurz bevor er festgenommen wurde. Die Gendarme hatten bei ihm nur ein leeres Büro vorgefunden. Der Teppichboden an den Wänden und am Boden war herausgerissen, die Videokamera verschwunden … Nichts oder fast nichts, abgesehen von zwei geliehenen Videofilmen, die er vergessen hatte. Horrorzeugs, von dem es den Untersuchungsbeamten schlecht wurde. Tiere mit Frauen … Das war typisch für meinen Vater, er war krank. Ein wahnsinniger Sadist. Dem man seine Krankheit nicht ansah.

Ein Beweis … Vielleicht hatte er Zeit gehabt, sich eine Lüge auszudenken, aber welche? Schlaflose Nacht.

Am nächsten Morgen um neun Uhr schleppe ich meinen von Müdigkeit zerschlagenen Körper, meinen benommenen Kopf zur Gendarmerie. Ich bin am Ende meiner Kräfte. Ich bin ein Nervenbündel, und meine Nerven zittern ohne Unterlass.

Der Polizeikommandant fragt:

»Nathalie, kannst du mir sagen, welche Tätowierungen dein Vater hat? Die Stellen, die Farbe, die Abbildungen, sofern du dich daran erinnerst.«

Ich muss, um ihm zu antworten, den nackten Körper meines Vaters im Geist Revue passieren lassen. Ihnen ist es gleich, ob mich das fertig macht. Aber ich antworte trotzdem.

»Auf einem Finger hat er ein blaues Stiefmütterchen, das ist für seine Mutter. Unten an der Schulter eine Art Tier … auf dem anderen Arm … nein, auf dem Unterarm eine Schlange, die sich um einen Dolch, ein Messer schlängelt.«

Ich habe so oft auf dieses Messer gestarrt. So oft habe ich gewünscht, ich könnte es mit Händen greifen und herausreißen, ich wäre dann in der Lage gewesen, ihn damit umzubringen. Aber es war in seine Haut eingeritzt. Es gehörte mir nicht, ich würde es nie besitzen. Verboten, es zu berühren. Dieses Messer sah aus wie er. Schmutzig, hässlich.

»Sprich weiter, Nathalie …«

»Auf der anderen Schulter war etwas anderes, ich habe nie herausgefunden, was es darstellte …«

Scheiße … Scheiße …

Ich muss es wohl laut gesagt haben dieses »Scheiße«, denn der Polizeikommandant fragt mich:

»Was ist los?«

Das ist los: Dass ich glaube, den lächerlichen Trick erraten zu haben, den er versucht hat, aber ich sehe nicht, inwiefern er ihm nützen sollte.

»Er hat auch ein Pik-Ass. Schwarz oder blau, ich weiß nicht.«

»Wo hat er das?«

»An einer ganz bestimmten Stelle.«

»Das heißt?«

»Auf … eben auf einer Stelle.«

»Du willst sagen, dass dieses Pik-Ass auf dem Glied deines Vaters eintätowiert ist?«

»Mmm, ja, genau.«

Ich kann das Wort Glied nicht aussprechen … oder Begriffe, die dasselbe bedeuten. Unmöglich, es bleibt mir im Halse stecken. Man könnte meinen, ich würde daran ersticken.

»Erinnerst du dich an seine Farbe?«

»Schwierig zu sagen … das hängt ab von … ich meine, das hängt vom Licht ab … manchmal sah ich es blau, manchmal sah ich es schwarz …«

»Danke, das ist alles.«

»Warum haben Sie mich das gefragt?«

»Dein Vater hat dem Staatsanwalt versichert, dass du nichts von dieser Tätowierung wüsstest … und das wäre der Beweis, dass du lügst.«

Es war beinahe komisch, das schwör' ich Ihnen. Wie die Leute, die bei Beerdigungen einen nervösen Lachanfall bekommen. Ich verstand nicht. Er wusste, dass ich es wusste! Warum verteidigte er sich so? Er hoffte, ich würde den Gendarmen nicht alles sagen. Ich hatte Schamgefühl. Rechnete er damit? Aber du elender Dummkopf, du hast mir meine Scham mit allem übrigen genommen! Ich habe keine mehr, oder fast keine. Meine intimen Gefühle, meine Reaktionen auf den Horror, den Ekel, die Beschreibungen der erzwungenen Sexualakte … Das musste man mir entreißen, und das war Aufgabe der Ärzte, der Psychologen. Aber dieses alberne Pik-Ass mit seiner zum Bauch hin gewandten Spitze, dieser verfluchte Unheilbringer, der dein ganzer Stolz ist, weil du ihn selbst darauftätowiert hast! Das war so wenig neben all dem anderen!

Letztendlich war der Trick schlauer, als ich dachte. Im Augenblick hatte ich nichts begriffen. Später habe ich verstanden, dass er damit weiszumachen versuchte, meine Mutter habe mir dieses Detail enthüllt, und zwinge mich folglich zum Lügen.

Es war unglaublich schäbig von ihm, sein Geschlecht zu seiner Verteidigung zu Hilfe zu nehmen! Schäbig. Jetzt hatte er Angst. Er begann zu begreifen, dass die Gendarmen ihn nicht so einfach wieder gehen ließen.

Einige Tage später wurde er dann inhaftiert. Hinter Schloss und Riegel gesteckt. Wenigstens das hatte ich erreicht. Zwar nur Untersuchungshaft, aber er begann zu bezahlen. Er hat Angst vor dem Gefängnis. Er ist schon einmal drin gewesen. Er erträgt es nicht. Keine Joints, keinen Kaffee mehr, keine Videopornos, keine Kumpel, keine Huren mehr … Das ist im Grunde nicht viel, aber immerhin etwas. Ich muss mir Mut machen. Denn für mich ist es schlimmer.

September 1988. Ich muss in die Schule zurück. Ich habe so viel nachzuholen, dass ich mit Ach und Krach das Pensum der Oberprima B schaffe. Nichts interessiert mich. Mir bleibt nur noch Bruno. Aber ich bin zu unausgeglichen. Ich muss einen Schlussstrich unter die Vergangenheit ziehen. Also beschließe ich eines Tages, die Beziehung ohne ersichtlichen Grund zu beenden. Ich muss frei, muss ohne Mann sein. Ich habe mich von meinem Vater gelöst, nun ist noch Bruno da. Ich liebe ihn, meinen Bruno. Aber ich kann keinen Mann mehr sehen. Das ist kompliziert. Aber so ist es halt. Ich habe nicht die Absicht, mich vor Ihnen zu entblößen. Ich liebte Bruno zwar, aber ich wollte keinen Mann mehr. Im Moment ertrug ich einfach keinen. Ich glaube, er hat es verstanden, das ist die Hauptsache. Heute machen wir wieder den Versuch, uns zu lieben wie die anderen. Jeder sagt mir, dass es nicht gehen wird. Ich gebe nicht auf. Er liebt mich, ich liebe ihn, wir werden's schon schaffen.

Die Beweisaufnahme ging ohne mich weiter. Wurde ohne mich abgeschlossen. Neuerliches langes Warten bis zum Prozess.

Mama hatte im Fernsehen eine Sendung über geschlagene und vergewaltigte Kinder gesehen. Man sprach darin von einem Verein, der sich »Kinder und Trennung« nannte. Carole Bouquet, diese wunderbare Schauspielerin, so schön, so schlicht, so berühmt, unterstütze ihn.

Mama wollte, dass ich der Präsidentin, France Gublin, schreibe. Sie war so unglücklich, meine Mutter, dass sie in diesem Moment überall Unterstützung suchte. Es kam ihr so vor, als sei unser Fall einzigartig. Ich musste ihr helfen, sie verteidigen.

Sie haben meinen Brief erhalten, sie haben mich gebeten, ein Register zu erstellen. Noch eines. Bei mir wimmelte es schon von Strafregistern.

Aber das Wichtige bei diesem war, dass der Verein einen Rechtsanwalt stellte. Er würde mich vertreten und im Namen des Vereins als Nebenkläger auftreten. Wichtig war auch, dass ich dadurch außergewöhnliche Leute getroffen habe. Ich wusste nicht, dass Erwachsene, Frauen, sich für uns, vom Inzest mundtot gemachte Kinder, einsetzten. Sie wollten das Schweigen brechen. Damit diejenigen, die davon wussten, die Erwachsenen, ebenfalls den Mund aufmachten.

Also habe ich einen wahrhaften Kreuzzug begonnen. Ich wollte allen Mädchen in allen Ecken und Enden Frankreichs sagen, sie sollten sich nicht verstecken, wie ich es getan hatte, und keine falsche Scham haben. Schämen sollten sich die anderen, nicht sie.

Ich geriet in ein Räderwerk. Zuerst eine Fernsehsendung für FR 3 Nizza. Ein Versuch, das Tabu zu brechen. Das war zu Anfang schwierig, aber ich habe mich überwunden. Nach diesen ersten Schritten haben sich alle des Themas angenommen. Das Fernsehen, die Zeitungen, die Medien. Ich war ein bisschen benommen davon, die Ereignisse wuchsen mir über den Kopf, aber ich spürte, dass das Ganze ein fantastischer Sieg war. Es machte mich stark, mich um die anderen zu kümmern, mit ihnen zu sprechen. Fast ein Glück …

Ende des Glücks. Neuerliche Vorladung, diesmal vor den Untersuchungsrichter. Erneute Konfrontation mit dem Ungeheuer. Ich nenne ihn jetzt das Ungeheuer. Er ist nicht mehr mein Vater. Das ist zu Ende. Ich habe einen gehabt, vor langer Zeit, in einem anderen Leben. Er ist also das Ungeheuer.

Das Ungeheuer ist mit seinen Anhängern gekommen, seiner Familie, die der Überzeugung war, dass ich log. Ich glaube, er log im Wesentlichen deswegen. Damit diese Familie ihn nicht im Stich ließ. Ich war allein mit meiner Mutter.

Das Ungeheuer war in einem schlimmen Zustand. Nervös, mit bleichem Gesicht. Ich sah gut aus. Das vertrug er schlecht. Ich tat alles, um meine Angst zu verbergen. Mein Stolz war alles, was ich hatte.

Der Richter wirkt freundlich.

»Nathalie, können Sie Ihren Vater anschauen und ihm sagen, dass Sie ihn anklagen?«

»Ja.«

Natürlich kann ich das! Und ob! Dieser Satz soll ihm ins Herz schneiden wie eine Messerklinge.

»Ich klage Sie an, mich fünf Jahre lang vergewaltigt zu haben.«

Er wird weiß. Ich glaube, er glaubte nicht daran. Hoffte er, dass ich kneifen würde? Dass ich mich schämte? Oder Angst hätte? Es ist wahr, ich habe einen großen Schritt nach vorn getan, er hingegen ist eingesperrt. Über nichts ist er auf dem Laufenden. Er weiß nicht, dass man über eine Menge Leute wie ihn zu Gericht gesessen hat, wegen schändlicher Vergehen. Dass man sie verurteilt hat, dass man darüber spricht, dass das Tabu endlich durchbrochen worden ist. Und ich war sicher, dass es auch ein wenig mein Verdienst war. Weil ich das Wort ergreife, weil ich mich gegen einen Prozess unter Ausschluss der Öffentlichkeit sträube. Minderjährig? Das kümmert mich wenig. Ich will brüllen, meine fünf Jahre Schweigen hinausschreien. Das ergibt ein ungeheuerliches Geschrei! Wenn der Richter nicht anwesend wäre, würde ich ihn beleidigen, bis mir Atem und Worte ausgingen.

Stattdessen habe ich ihn mit »Sie« angeredet, um ihn gemäß der Vorschrift ruhig anzuklagen, wie es sich gehört.

Aber er antwortet, dass ich lüge, mit einer süßlichen, tiefen, heuchlerischen, unerträglichen Stimme. Also wende ich mich an meinen Rechtsanwalt und frage ihn:

»Würde es meinen Fall verschlimmern, wenn ich ihm voll ins Gesicht schlage?«

»Bleiben Sie ruhig.«

Mir schmerzt der Rücken. Ich bin mit den Nerven fertig. Wie werde ich das fünf Stunden lang durchstehen? Ich habe keine Ahnung. Fünf Stunden in diesem Büro Lügen und dreckigen Unsinn anhören, den er anzubringen versucht, um der Justiz zu entgehen. Fünf Stunden … eine Ewigkeit … und jetzt versucht er's noch mit etwas anderem. Er steht auf, er hält sich für einen Vater!

»Ich habe meiner Tochter noch nicht alles gesagt, was ich ihr zu sagen habe …«

Doch so etwas schätzt der Richter nicht:

»Monsieur … nicht Sie arrangieren diese Gegenüberstellung. Ich muss Sie bitten, sich zu setzen und zu schweigen.«

Er hat den Mund gehalten. Es blieb ihm nicht anderes übrig, als seine alberne Autorität hinunterzuschlucken.

Niemand kann verstehen, was Tage wie diese bedeuten. Ich habe vor Angst gezittert. Die Justiz entschloss sich noch nicht, ihn endgültig unter Anklage zu stellen. Wann?

Wann wird man ihm endlich ein für alle Mal das Maul stopfen? Es machte mich krank, dass man ihn reden ließ, dass man Fragen an ihn richtete wie an einen normalen Menschen, dass er einen Anwalt zu seiner Verteidigung hatte. Ihn töten, etwas anderes kam doch nicht in Frage.

Manchmal ängstigt mich meine Rohheit, mein Bedürfnis nach Rache, das mich vergiftet.

Ich habe eine Woche gebraucht, um mich davon zu erholen. Ihn wieder zu sehen, das war schlimmer als alles andere. Diesmal sagte ich mir, gut, es ist zu Ende. Jetzt wird man dich in Ruhe lassen. Nun brauchst du nur noch auf den Brief zu warten, der ankündigt, dass das Ungeheuer am genannten Tag um die und die Uhrzeit verurteilt werden wird …

Nur leider war es weder so einfach noch so leicht. Ich war lediglich ein unbekanntes Mädchen, das in einer Masse Unbekannter unterging. Wenn die Justiz den Fall eines Ministers oder eines Mannes des öffentlichen Lebens in die Hand nimmt, meint man, ein Kampf werde vorbereitet. Das Schwurgericht debattiert Tage, ja zuweilen Wochen hindurch. Ich, Nathalie, war ein Nichts. Ein Stück Dreck.

Nur ein vergewaltigtes Kind. Nichts Wichtiges. Man ließ mich warten, und letzten Endes sollte das Schwurgericht nur einen Tag lang für mich tagen. Dieser Verbrecher würde also in aller Eile abgeurteilt werden, wie viel würde man ihm aufbrummen? Zehn Jahre … es handelt sich schließlich um ein Verbrechen … aber nicht lebenslänglich. Oh, nein. So schlimm ist es nicht. Darauf hatte mein Rechtsanwalt mich schon im Voraus hingewiesen. Die Todesstrafe? Die gibt es doch gar nicht mehr. Die lebenslängliche Freiheitsstrafe? Die ist für bewaffnete Raubüberfälle, für Terroristen, für diejenigen, die sich an bedeutenden Menschen und Dingen vergangen haben … Er hingegen … er würde zehn Jahre bekommen, vielleicht zwölf …

Also haben die Alpträume wieder begonnen. Das Messer in der Hand, die Spitze nach unten, gelang es mir nicht, ihn zu töten, ich wachte schweißgebadet auf … ich überstand die Tage nur mit Hilfe von Beruhigungstabletten, die Nächte waren fürchterlich.

Zuweilen sah ich mich wieder ganz allein im Haus, vor Angst gelähmt auf einem Kanapee, mit dem Gefühl, verrückt zu werden, den Verstand zu verlieren …

Dann sah ich ihn plötzlich in einem Türwinkel, hinter einem Fenster, auf der Straße auftauchen …

Ich erlebte wieder die allerschlimmsten Stunden. Wusch mich dreimal hintereinander wie eine Wahnsinnige, legte mich vollständig angezogen, unter einem Berg von Decken, zu Bett.

Einen Tag lang schlafen, ohne erschrocken aufzufahren, weil er mich an den Füßen zieht, mir auf den Kopf schlägt … nicht mehr hören: »Heute Abend bleibst du da …«

Mein Gott, wie löscht man das aus? Lässt sich das nicht ausradieren?

In diesem Zustand befand ich mich, als ein weiterer Brief vom Gericht kam. Der Untersuchungsrichter hielt es für notwendig, dass ich bei einem Psychologen, einem Psychiater und einem Gynäkologen vorsprach.

Um zu beweisen, dass ich keine Geschichten erzähle.

Auflehnung. Ich wollte diese Blödmänner nicht sehen. Ich weiß, was ich sage. Unnötig, dass man es mir auch noch beweist. Ich misstraue euren Worten, nicht meinen.

Ich sitze im Büro des Psychologen. Bockig. Keine Lust, mit ihm zu sprechen. Er stellt mir pausenlos blöde, komische Fragen. Kann mich an nichts erinnern. Alles geht mir auf den Geist, ich bin müde.

Zwei Stunden später bin ich in einem anderen Büro, dem des Psychiaters. Er ist verrückter als ich, dieser Kerl. Ich brauche ihn nicht, um zu wissen, was wahr ist. Ich bin aggressiv, und wenn schon, das muss er hinnehmen.

»Wollen Sie's genau wissen? Ich bin fünf Jahre lang vergewaltigt und misshandelt worden, er hat mich mit Drogen voll gestopft, und anschließend wollte er mich auf den Strich schicken. Reicht Ihnen das? Wollen Sie noch weitere Einzelheiten?«

Ich kann keine Einzelheiten mehr hören. Ich nähere mich dem Ende dieses Buches, das ich wollte. Das ich mehr will als je zuvor. Aber ich habe die »Details« satt. Ich kriege jedes Mal Bauchweh, Brechreiz, wenn man mich nach »Details« fragt.

Ihr braucht keine Details, Ihr Mädchen wie ich, die Ihr noch schweigt. Dieses Buch ist für euch und auch für mich. Wir teilen es uns. Ohne die Details.

Jetzt bin ich in der Praxis des Gynäkologen: Nach den Ärzten für den Kopf muss ich mir auch noch gefallen lassen, dass mich ein Gynäkologe befingert. Ein Gynäkologe ist für mich etwas Fürchterliches. Meine Kleider ablegen, mich ganz ausziehen, mich von innen besehen lassen. Ich bin sicher, dass ich gebrandmarkt bin. Dass da drinnen geschrieben steht: »Von ihrem Vater vergewaltigt.«

Dennoch komme ich nicht darum herum, dieser Mann will mit Bestimmtheit wissen, ob die Vergewaltigung auf meine Kindheit zurückgeht. Ich war zwölfeinhalb, verdammt noch mal, das weiß er doch. Aber er will es sehen. Er erklärt, dass die Geschlechtsbeziehungen schon lange zurückliegen. Alle Geschlechtsbeziehungen.

Es macht sie nicht sauberer, es nun amtlich zu haben.

Ich ziehe mich wieder an und gehe hinaus, erniedrigt.

Und aufs Neue macht sich Niedergeschlagenheit breit.

Es ist zu Ende. Ich warte auf das rosarote Papier vom Schwurgericht. Ich befinde mich in einem elenden Zustand, als ich mein Französischabitur mache. Wie üblich sind die anderen Mädchen um mich herum normal, sie haben einen Vater, er ist nicht im Gefängnis, sie zerbeißen sich nicht die Nägel vor Angst bei dem Gedanken, die rechte Hand zu heben und vor einem Gericht sagen zu müssen »ich schwöre«. Ich schwöre, dass mich mein Vater fünf Jahre lang unter Zuhilfenahme von Schlägen und Einschüchterung vergewaltigt hat.

Dann streckt mir jemand seine Hand entgegen; François de Closets lädt mich zu einer Sendung in einem großen staatlichen Fernsehprogramm ein. Ein wundervoller Mensch. Ein richtiger Mann. Und ich hatte schon geglaubt, so etwas gäbe es nicht mehr.

Ich werde ihn vor Ihnen nicht über den grünen Klee loben. Er ist mein Freund geworden.

Die andere Hand ist das hier: dieses Buch. Ein Verleger, der mich dazu ermutigt. Seither kritzle ich in Windeseile alles in ein Heft, ich schreibe, wie man sich wäscht, wie man frische Luft einatmet. Ich empfinde dabei ein starkes Gefühl der Befreiung.

Tausend Dank.

Ich warte auf das rosarote Schreiben. Ich weiß im Voraus, dass ich verlieren werde. Es wird keine Todesstrafe geben, das heißt, ich werde verlieren.

4. Oktober 1989, neun Uhr morgens. Ich stehe vor dem Gericht. Die Sonne ist kalt. Ich hasse diese Stadt. Aber es ist mein großer Tag. Der einzige, den man mir bietet. Auf dem kleinen Platz stehen sich die Zeugen die Beine in den Bauch und warten darauf, dass man sie in den Gerichtssaal lässt.

Sein Familiengrüppchen, seine Freunde, die Leute von seiner Verteidigung.

Mein Grüppchen besteht aus meiner Mutter, meiner Schwester, Bruno und den Freundinnen, die bei der Zerstörung meiner Pubertät zugegen waren. Insbesondere Anne-Marie, die als Erste einen Verdacht hatte, die mir die ersten Fragen gestellt und meiner Mutter geraten hatte, mich zu einem Psychologen zu schicken. Damals umsonst.

Da ist der Polizeikommandant der Gendarmerie, verantwortlich für die Untersuchung, ein so anständiger Mann, Familienvater, dass mein Vater daneben noch mehr wie ein Tunichtgut aussieht.

Auf ihn warte ich. Ich bin besessen davon.

Innerlich bin ich vollkommen auf den Hund gekommen; man hat mich mit Beruhigungspillen vollgestopft. Um mein Äußeres aufzupolieren, trage ich ein hübsches Kostüm, goldene Ohrringe und Schuhe mit Absätzen. Ich bin achtzehn, bald neunzehn Jahre alt, ich bin eine Frau. Zumindest müsste ich eine sein, wenn es ihn nicht gegeben hätte. Es ist mir wichtig, wie ich aussehe, wichtig sind mein Stolz, meine Rache. Ich halte mich daran fest, um nicht umzufallen.

Die Stafette der Gendarmerie trifft auf dem kleinen Platz ein und betritt den Hof des Justizpalastes.

Er ist drinnen, der Verbrecher, in Handschellen, bewacht. Ich muss ihm ins Gesicht sehen. Ich möchte ihm in seine Visage spucken. Das ist idiotisch, aber es würde mich erleichtern.

Er ist blass, wirkt krank. Ich weiß, dass ihn die Mithäftlinge im Gefängnis verprügelt haben. Vergewaltiger und Blutschänder haben kein leichtes Leben im Knast. Sie sind immer die Prügelknaben der anderen.

Mit seinem unbewegten, verschlossenen Gesicht, dem komischen Vogelkopf mit den schmalen, schnabelähnlichen Lippen, kommt er mir in seinem engen grauen Anzug kleiner als gewöhnlich vor.

Seit er im Gefängnis ist, seit fast sechs Monaten, streitet er alles ab. Er leugnet und leugnet und leugnet. Es liegt also an mir, seine Schuld zu beweisen.

Man lässt ihn sehr schnell durch eine kleine Tür eintreten.

Ich sitze allein auf einer Bank aus glattem Holz in dem holzgetäfelten Saal. Wir warten auf die Richter.

Für ein paar Augenblicke habe ich Bruno gesehen. Er ist als Zeuge vorgeladen worden. Wir haben uns seit dem Bruch, den ich gewünscht habe, nicht wieder gesehen. Trotzdem fehlt er mir. Das würde ich ihm gerne sagen. Lieben ist schwierig. Ich fühle mich verloren in einem Labyrinth, ich stehe an dem einen Ende, er am anderen, und zwischen uns ist dieser höllische Wirrwarr, liegen diese fünf Jahre Terror und Unterjochung.

Der Präsident nimmt Platz, der Saal erhebt sich, um das Erscheinen der Justiz zu begrüßen.

Aufruf der Geschworenen. Diejenigen, die abgelehnt werden, verlassen den Saal, die anderen nehmen Platz. Alle Zeugen müssen hinausgehen. Sogar meine Mutter. Man nimmt mir meine Mutter fort. Man lässt mich mit meiner Panik allein.

Ich weiß, dass dieses Heraufbeschwören des Prozesses etwas unbeholfen ausfallen wird, denn ich habe ihn fast unbewusst erlebt. Es war zu schlimm, zu widerwärtig und noch einmal saß auf dieser Bank die eine Nathalie mit den Albträumen. Die andere war irgendwo anders, sie nahm kaum wahr, was um sie herum vorging, verstand wenig, sie kam herein, ging hinaus, weinte auf dem Flur, schluckte eine Beruhigungstablette, trank ein Glas Wasser, ging in die Kampfstätte zurück, war anscheinend lebendig, in Wirklichkeit aber tot. Mein Körper war anwesend, nicht ich.

Allein mit der Zeugenparade der Verteidigung, die als Erste vor den Schranken des Gerichts erscheint. »Seine« Familie, »seine« Freunde, die lügen werden. Ihn unterstützen, mit erhobener Hand schwören, dass er fleißig, ein guter Familienvater, ein vorbildlicher Ehemann ist …

Von da an verliere ich den Faden. Natürlich höre ich Sätze von der Art: »Es ist die Schuld ihrer Mutter, sie zwingt sie dazu, um die Scheidung zu gewinnen.« Oder auch: »Mein Bruder benimmt sich mustergültig, er hat sich für seine Familie und seine Kinder vollkommen aufgeopfert.« Und auch das: »Wenn so etwas passiert wäre, dann nur mit ihrem Einverständnis!«

Ich, die Nutte. Natürlich erklärte sie sich mit zwölf Jahren einverstanden … Und ob …

Der Psychiater erklärt, dass der Angeklagte eine »prinzipienstrenge« Persönlichkeit besitzt, aber nicht verrückt ist. Die prinzipienstrenge Persönlichkeit beklagt sich, dass sie nur zehn Minuten lang untersucht worden sei.

Das stimmt ganz offensichtlich nicht, aber er hält daran fest. Hat er vielleicht Angst, nicht verrückt zu sein?

All das ekelt mich an. Manchmal melde ich mich mit lauter Stimme zu Wort, um etwas richtig zu stellen, aber dazu habe ich kein Recht, ich habe zu schweigen, der Präsident, mein Rechtsanwalt ebenfalls. Man muss unerschütterlich und schweigsam sein können.

Nach dieser Lügenparade teilt man mir mit, die Zeugen hätten nichts Konkretes zur Verteidigung beigetragen. Lauter Nullen. Niemand hat ihnen geglaubt. Sie haben sich so ungeschickt in ihre Aussagen verstrickt, dass sie fast wie Zeugen der Anklage wirkten. Eine Frau hat sogar die linke Hand zum Schwur erhoben und bringt den Saal zum Lachen.

Was tue ich hier?

Alles verschwimmt, eine Menge Dinge kommen mir spanisch vor, auch die Justiz. Warum hat er das Recht, zu sprechen und alle Augenblicke dreinzureden, und ich nicht?

Er ist in eine ungewöhnliche Ruhe verfallen, hat eine passive Haltung eingenommen, spricht mit leiser, kaum hörbarer Stimme: Sein Anwalt, der zweite (der erste hat ihn fallen lassen), wirkt nicht einmal überzeugt.

Mittagspause. Auf dem Gerichtshof. Ich irre herum, kaue an einem Sandwich, zu viele Leute reden auf mich ein, als dass ich zum Nachdenken käme.

Ich hatte doch gehofft, einen außergewöhnlichen Tag zu erleben. Die große Revanche. Aber es ereignet sich nichts Besonderes.

Das Ungeheuer schweigt oder leugnet das Offenkundige. Das ist seine Stärke.

Die des Feiglings.

Endlich bin ich an der Reihe.

Von Zeit zu Zeit bittet mein Anwalt mich, hinauszugehen, weil eine Lüge mich aufspringen lässt. Er wiederholt unablässig, mit seiner matten Stimme: »Sie lügt.« »Alle lügen sie.«

Manchmal versuche ich, seinen Blick zu erhaschen, ihn herauszufordern. Wie kann ich ihn zum Geständnis bringen?

Ich möchte, dass er gesteht, er soll diesen Horror erzählen, er, der Erwachsene, der Verantwortliche, der Schuldige, der Vater. Nicht ich.

Der Präsident verliert die Geduld angesichts dieses farblosen Angeklagten, der sich so schlecht verteidigt, so miserabel lügt, dass das ganze Klima im Saal davon vergiftet ist.

»Also, Monsieur … wenn Sie unschuldig sind, gesetzt den Fall, dass Sie es sind … dann sollten Sie Ihre Unschuld lauthals beteuern!«

Und die leise Stimme murmelt:

»Aber ich beteuere sie ja …«

Ich bringe ihn um, ich bringe ihn um. All das ist zwecklos, sie kennen ihn nicht, ich schon.

Am Nachmittag sind meine Zeugen dran. Sie wissen, was sie zu sagen haben, es ist unzweideutig.

Bruno vor den Schranken. Er kann nur erzählen, was ich ihm selbst, so spät, erzählt habe.

Endlich kommt meine Mutter an die Reihe, dann meine Schwester, dann ich.

Meine Schwester vor den Schranken des Gerichts.

Sie ist wunderbar ruhig. Stark, einen Augenblick ganz stolz, als sie sagt, dass sie den so genannten »Zärtlichkeiten« Seitens eines Vaters knapp entronnen ist, der seinen Töchtern riet, nackt zu schlafen, weil es gesünder sei …

»Was denken Sie heute über Ihren Vater?«

»Ich verachte ihn.«

Sie hat ihn voll angeschaut, dann setzt sie sich wieder neben mich und weint heiße Tränen. Ich bewundere sie, sie ist stärker als ich, zeigt mehr Willen.

Mama vor Gericht.

Sie erzählt ihre eigene Geschichte. Ihr Leben als verheiratete Frau. die Unterdrückung, die sexuellen Zumutungen, denen sie sich beugen musste.

»Er forderte in dieser Beziehung so viel von mir, dass ich mir keine Sekunde lang vorstellen konnte, dass er zusätzlich noch meine Tochter missbrauchte!«

Und da steht er auf, das Ungeheuer und sagt mit erhobenem Kopf:

»Schämst du dich deiner Lügen nicht?«

»Du solltest dich schämen!«

Ich kann nicht mehr sitzen bleiben, den Mund halten. Die Wahrheit kommt nicht an den Tag, er sagt sie nicht, ich brauche Gewalt, nicht diese wohl geordnete Diskussion.

Der Gerichtspräsident ist ein anständiger Mann, der den sympathischen Tonfall des Landstrichs spricht. Seinerseits Familienvater, hat er in der Woche unter Ausschluss der Öffentlichkeit bereits über zwei ähnliche Fälle zu Gericht gesessen. Er hat Widerwärtigkeiten von der Art gehört wie: »Ich liebe meine Tochter, da ist es normal, dass ich mit ihr Liebe mache.«

Er tröstet mich ein wenig durch den Ekel, den er kaum zu verbergen vermag. Pornografie auf Videokassetten, das muss er wohl zugeben, steht jeden Tag in den Fernsehprogrammen … Aber was man bei dem Angeklagten gefunden hat, sprengt den Rahmen.

»Finden Sie das normal, einen Film, der eine Dame beim Liebesspiel mit einem Pferd zeigt?«

Keine Antwort.

Ich bin dran. Ich gehe ein paar Schritte vor, ich halte mich an der Schranke fest.

Ich habe gesprochen. Alles gesagt. Aber wie, weiß ich nicht. Keine Erinnerung daran. Nur ein paar momentane Eindrücke. Bei einer Einzelheit hat »er« etwas dazu sagen und mir das Wort abschneiden wollen, wurde aber vom Präsidenten zurechtgewiesen.

»Ich fordere Sie ausdrücklich auf, den Mund zu halten und Ihre Tochter ausreden zu lassen.«

Ich spreche, das Messer im Kopf. Es ist da, glänzend, mit langer spitzer Klinge, faszinierend, grell. Dieses Messer, das bin ich. Ich.

»Was denken Sie heute über Ihren Vater?«

»Ich will, dass er krepiert.«

Ich schaue ihn direkt an. Ich halte seinen Blick aus, das ist die einzige Antwort, die mir wesentlich erscheint. Ich muss es ihm sagen, vor allen anderen, vor aller Öffentlichkeit, während ein Journalist seinen gemeinen Kopf zeichnet, den die Geschworenen mit düsteren Mienen betrachten, überfordert von der Erscheinung dieses ganz gewöhnlichen Ungeheuers. Man schickt mich an meinen Platz zurück, und ich breche in Tränen aus.

Tränen, ich habe so viele vergossen, dass ich zu einer Tränenmaschine geworden bin.

Mein Rechtsanwalt hat sich ins Zeug gelegt. Beweise, Argumente, eine klare, unerbittliche Rede. Dieser Mann ist ein Nazi, der aus seiner Sympathie für Hitler keinen Hehl macht, er hat sie oft in der Öffentlichkeit bekundet. Dieser Mann ist ein sadistischer, gewalttätiger, schändlicher Vater …

Ich weiß. Ich weiß, ich höre nicht zu, man hat mir bereits während einer Unterbrechung der Verhandlung gesagt, er bekäme zehn oder zwölf Jahre.

Während sein Anwalt sein Plädoyer vorgetragen hat, bin ich draußen geblieben, mit Bruno.

»Ich will mit dir leben.«

Er hat sich durch das Labyrinth gekämpft. Ich schwöre, dass ich es auf alle Fälle versuchen werde.

Es ist Mitternacht. Das Urteil wird gefällt. Der Vorhang wird über dieses Justiztheater fallen.

Schuldig mit mildernden Umständen.

Wo haben sie die aufgegabelt? Welche mildernden Umstände? Er ist nicht verrückt, er hat nichts zugegeben.

Was kann sein Verbrechen mildern? Gibt es bei derartigen Verbrechen Abstufungen?

Man wird mir vielleicht entgegenhalten, dass damit eine zwanzigjährige Zuchthausstrafe vermieden wurde. Dass die Geschworenen einen Kompromiss geschlossen haben, um ihm nur zwölf Jahre aufzubrummen. Milde.

Ich hasse die Milde. Ich habe verloren.

Ich bin der Kompromiss. Nichts von all dem befriedigt meine Rachegelüste. Jeder weiß, dass er in acht Jahren draußen sein wird.

Er ist zweiundvierzig, mit fünfzig Jahren wird er frei sein; mit den Händen in den Taschen wird er, wie man so schön sagt, seine Schuld an die Gesellschaft bezahlt haben.

Aber nicht an mich. Nie werde ich eine Gerechtigkeit akzeptieren, für die man bezahlt und die mich nicht rächt.

Rache ist etwas Fürchterliches? Nein. Sie ist richtig, notwendig.

Ich brauchte sie, immer werde ich sie brauchen. Nathalie ersehnte sie mehr als alles andere. Sie hat immer noch das Messer in ihrem Kopf. Das ist unabänderlich.

Die andere, die nicht mehr Nathalie heißt, versucht ihr Leben mit dem Mann aufzubauen, den sie liebt. In Liebesdingen muss sie alles neu erlernen. Sie hat Angst, sie flieht immer noch, sie fährt bei einer Ähnlichkeit, einer Äußerung, dem Geräusch einer sich schließenden Tür zusammen. Sie schläft immer noch in ihren Kleidern. Sie hat keine Waschmaschine kaufen können, als sie ihr neues Leben begann. Sie wäscht ihre schmutzige Wäsche mit der Hand.

Aber immer häufiger lässt die Freiheit sie vor Glück strahlen. Die Freiheit ist etwas Wunderbares. Sie können das nicht verstehen, Sie waren schon immer frei. Für mich und für Menschen, die Ähnliches erlebt haben, ist die Freiheit ein fantastisches Geschenk. Keine Unterjochung mehr, kein unsichtbarer Stacheldraht, keine Folterkammer mehr. An manchen sonnigen Tagen am Strand, wo ich nach der siebenten Welle des Glücks Ausschau halte.

Und an manchen Abenden zünde ich die Kerzen aus meinen Alpträumen wieder an, finde ich mein Messer wieder.

Ohne zu wissen, wohin ich es stoßen, wen ich damit töten will.

Freitag, den 29. Dezember 1989. Ich bin heute neunzehn Jahre alt.

Danke, dass Sie sich meine Schreie angehört haben.

NACHWORT ZUR DEUTSCHEN AUSGABE

Kinder brauchen wissende Zeugen

Trotz der UNO-Kinderrechtskonvention leben heute unzählige Kinder im Zustand der totalen Wehrlosigkeit, wenn ihre Eltern nicht bereit und/oder nicht in der Lage sind, ihre Rechte zu schützen. Wie dieses Buch zeigt, kann ein allgemein geachteter Familienvater am eigenen Kind seine Perversion abreagieren und es rücksichts- und erbarmungslos für seine Wünsche benutzen, ohne dass ihm das Geringste dafür droht. Es genügt, dass er dem Kind sagt, die Mutter würde sterben, wenn sie es erführe, und die volle Diskretion des Kindes bleibt ihm zugesichert. Er kann die kleine und dann heranwachsende Tochter entwürdigen, vergewaltigen, erniedrigen, schlagen, sie zur absoluten Fügsamkeit zwingen, sie fünf Jahre lang unter ständigem Terror halten und ihr unsägliches Leid zufügen, ohne dass er fürchten muss, verraten zu werden.

Wie ist das möglich, möchte man fragen, lebten die beiden denn im Dschungel? Waren ringsherum nur wilde bedrohliche Tiere, die das Kind so fürchtete, dass es nicht um Hilfe schrie? Nein, ganz und gar nicht. Oder lebten sie auf einer menschenleeren Insel, sodass die Suche nach Hilfe völlig aussichtslos war? Nein, auch das nicht. Sie lebten in einer französischen Stadt, inmitten einer Familie, mit Mutter, Schwester, Bruder, Tanten, Cousinen, Nachbarn, Lehrern, versehen mit allen Bequemlichkeiten und Utensilien des modernen Wohlstands. Vermutlich waren unter diesen durchaus wohlwollenden Menschen auch einige, die willig und imstande gewesen wären, sich für das Kind einzusetzen und es aus dem Horror zu retten, wenn sie nur die ganze Wahrheit gekannt hätten. Aber genau das durften sie nicht erfahren. Und sie wussten nicht, dass es an ihnen gelegen hätte, dieses Tabu zu durchbrechen, um nicht Unmenschlichkeit zu tolerieren. Ein einziger »wissender Zeuge« (Vgl. Das verbannte Wissen, 1988) hätte genügt, um das Kind und seine Zukunft zu retten.

Weshalb hat die Tochter bei niemandem Rettung gesucht? Weshalb hat sie nie versucht, davonzulaufen, sich jemandem anzuvertrauen, nach Hilfe zu schreien? Weshalb schwieg sie fünf Jahre lang wie ein Grab und tat alles, um die Wahrheit zu verheimlichen? Aus Angst, aus Scham und aus der Unkenntnis der Rechtslage. Aus Angst vor weiteren Schlägen? Nein, die hatte sie ja ohnehin zu gewärtigen, sie wurde geschlagen, ohne dass sie etwas tat. Denn das Schlagen gehörte zum perversen Ritual des Vaters. Aber sie hatte Angst, ihre Mutter umzubringen. Sie zweifelte nicht einen Moment an den Worten des Vaters, der ihr sagte, dass sich die Mutter das Leben nehmen würde, wenn sie alles erführe. Sie liebte ihre Mutter und wollte sie um keinen Preis verlieren. Also schonte sie sie auf Kosten ihrer eigenen Seele, ihrer Kindheit, ihrer Zukunft. Auch fürchtete sie, begreiflicherweise, dass ihr die Mutter nicht glauben würde. Es ist nicht leicht, an so viel Unehrlichkeit, Gemeinheit und Niedertracht im eigenen Haus zu glauben. Alles in uns wehrt sich dagegen. Wie soll man den Gedanken ertragen, dass man jahrzehntelang neben einem Monster schlief, einem Monster, das sich nach außen wie ein braver, rechtschaffener Bürger verhielt und von allen Kunden und Bekannten geschätzt wurde? Die Versuchung liegt nahe, das Kind wegen der Komplizenschaft anzuklagen, es der Lüge zu beschuldigen und es zu beschämen. Nathalie ahnte dies und schwieg. Anstatt die Mutter mit der Wahrheit zu konfrontieren und eine Katastrophe (in ihren Augen) zu provozieren, opferte sie sich, um das sehr fragwürdige Gleichgewicht der Mutter zu retten. Sie überließ die Mutter ihrer Selbsttäuschung, ihrer Depression und ihren Schlaftabletten und wusste nicht, dass sie ihr mit der Wahrheit hätte eher helfen können.

Nathalie allein kannte die volle Wahrheit. Sie allein wagte es, der qualvollen Wahrheit ins Gesicht zu schauen, zu sehen, wie der Vater wirklich war. Das ist nicht selbstverständlich. Viele Opfer ertragen diese Wahrheit nicht und helfen sich mit Idealisierungen, mit moralischen und religiösen Forderungen nach Verständnis und Verzeihung, weil sie die Realität in ihrer Monstrosität nicht aushalten können. Sie fürchten, die Scham, einen solchen Vater zu haben, würde sie umbringen. Nathalie ist unbestechlich. Und der konsequente, berechtigte Hass hilft ihr, ihre Würde zu erhalten, auf keinen Fall ihre echten, wahren Gefühle zu verleugnen. Aber zur Mutter konnte sie leider nicht gehen. Sie konnte nicht wissen, wie viel Wahrheit die Mutter ertragen würde. Erst als diese den Vater verließ und den Willen zur Scheidung kundgab, konnte die Tochter sprechen, aber immer noch in Angst und Scham und nicht bevor sie eine einfühlsame Cousine eingeweiht hatte, die sie bei der Mutter schützte.

Nathalie war es schließlich möglich, ihre Würde auch nach außen herzustellen, indem sie das Verbrechen bewies und ihren Verfolger anklagte. Sie hatte die erstaunliche Klarheit, Intelligenz, innere Freiheit und Kraft, ihr Leid zu fühlen, es nicht zu verdrängen oder zu bagatellisieren und daher das Verbrechen in vollem Ausmaß wahrzunehmen. Das ermöglichte ihr, ein Buch zu schreiben, das wie wohl keines dieser Art, zumindest unter denen, die ich kenne, anderen Jugendlichen helfen wird, sich in ähnlichen Situationen zu orientieren, gegen das Unrecht zumindest innerlich zu rebellieren und sich sein Recht auf Hilfe und Schutz zu verschaffen.

Ich kann mir vorstellen, dass manche Betroffenen, die Nathalie Schweighoffers Bericht gelesen haben, den Weg aus der Falle finden werden. Wenn sich in ihrer Umgebung helfende oder gar wissende Zeugen befinden, Menschen, die des Vertrauen würdig sind, werden sie es vielleicht nach der Lektüre dieses Buches eher wagen, diese Menschen anzusprechen, sich ihnen anzuvertrauen. Doch ein betrogenes, verratenes, misshandeltes Kind hat gewöhnlich große Schwierigkeiten, solche Menschen zu erkennen. Es gerät immer wieder an solche, die sein Vertrauen nicht verdienen. Daher muss die Initiative vom Erwachsenen kommen. Wenn er helfen will, muss er wissen, dass ein Kind keine Gräueltaten erfindet, dass es vielmehr alles tut, um seine Eltern zu schonen. Es kann unter Umständen die Wahrheit so verdrehen, dass es sich seiner Eltern nicht zu schämen braucht, aber niemals der Wahrheit mit erfundenen Geschichten ausweichen, die diese quälende Scham noch verstärken würden. Trotzdem geht die Gerichtspraxis immer wieder von der falschen Annahme aus, dass Kinder mit Hilfe von Lügen ihre Eltern belasten würden. Diese Annahme widerspricht jeder Erfahrung. Die wissenden Zeugen müssten auch darüber informiert sein, dass ein Kind, das sein Geheimnis verrät, sich in seinem Gefühl (und manchmal auch real) in die schwerste Gefahr, in die Todesgefahr begibt. Es ist daher, wie es die STERN-Reportage »Kinderschänder«, 1992, beweist, unbedingt auf unsere aktive Hilfe angewiesen.

ICH WAR ZWÖLF müsste Pflichtlektüre sein für Psychotherapeuten, Ärzte, Psychiater, Lehrer, Jugendberater und Juristen, die als Richter und Anwälte mit Kindern zu tun haben. Warum? Weil es Wahrheiten offen legt und dokumentiert, die uns alle angehen, die aber an den Universitäten verschwiegen werden. Meines Wissens gibt es auf der ganzen Welt noch keinen Lehrstuhl für Entstehung und Folgen von Kindesmisshandlungen, obwohl uns die Folgen dieses Phänomens bis zu Kriegen und zur Planetenvernichtung bedrohen. Alle Formen der Kriminalität und Massenkriminalität lassen sich auf die Verdrängung und Verleugnung der einst erfahrenen Grausamkeiten zurückführen, und ich habe dies an Beispielen der Diktatoren (vgl. *Abbruch der Schweigemauer,* 1990, und vgl. *Am Anfang war Erziehung,* 1980) illustriert. Leider wurden diese Zusammenhänge in der Fachliteratur und in der Praxis bis vor kurzem verschleiert, verdreht, bagatellisiert und viel zu wenig beachtet. Doch in den letzten Jahren haben Medien und Berichte der Betroffenen Fakten ans Licht gebracht, die die Fachleute endlich zwingen, sich mit dem Problem der Kindesmisshandlungen auseinander zu setzen. Auch Nathalie Schweighoffers Bericht entlarvt die Unwahrheit und Verwirrung der freudschen und nachfreudschen Theorien über Inzest, die stillschweigend dem Opfer die Schuld für die Ausbeutung zuschreiben.

Um den Kindern die Wahrnehmung ihrer Rechte auf Schutz vor dem Missbrauch zu ermöglichen, müssten Fachleute aufhören, dem Problem auszuweichen. Die Lehrer müssten ihre Augen auftun und den Mut aufbringen, offensichtliche Symptome der Misshandlungen nicht zu übersehen, die richtigen Fragen zu stellen und den Schülern richtige Informationen zu vermitteln. Die Jugendberater müssten das Interesse dafür aufbringen, weshalb sich ein Adoleszenter mit Hilfe der Droge zerstört oder mit Gewalt andere zu zerstören versucht, er müsste sich seine Geschichte anhören wollen, statt ihm gute Ratschläge zu geben und ihn mit seinem Geheimnis alleine zu lassen.

Die kanadische Kinder- und Jugendrichterin Andrée Ruffo aus Quebec hat das begriffen und gibt ihren Kollegen ein wertvolles Beispiel. Sie schreibt, dass sie entgegen der traditionellen Meinung über die gefühllose Objektivität des Richters ihre Gefühle braucht, um ihren Beruf verantwortungsvoll auszuüben. Sie braucht ihre Empörung, ihre Neugier, ihr Mitgefühl, um die ganze Situation zu beurteilen und nicht an einer Fassade stecken zu bleiben. In ihrem erschütternden Buch »Parce que je crois aux enfants«, 1988, berichtet sie von straffälligen Jugendlichen, deren Kindheit sie nachgegangen ist. Sie zeigt, wie sich die ganze Situation verwandelt, wenn sie, nach dem sorgfältigen Studium der Akten, die Biografie der Angeklagten entdeckt.

Da wird z.B. ein Jugendlicher angeklagt, weil er angeblich versucht hat, seinen Vater umzubringen. In Wahrheit nahm er ein Messer in die Hand, als sein Vater ihm sagte, er sei nicht mehr sein Sohn. Und nun entdeckt Andrée Ruffo, dass der Junge bereits mit zwei Jahren wegen schwerer Verletzungen nach Misshandlungen seitens beider Eltern hospitalisiert wurde. Und später immer wieder. Obwohl dies in den Akten vermerkt wurde, hat keiner der Ärzte etwas unternommen, um das Kind zu beschützen. Weder die Lehrer in der Schule, noch Nachbarn oder Bekannte unternahmen etwas gegen diesen Horror. Der Junge kam schließlich auf den Strich, sein Leben begann ihm zu entgleisen – begreiflicherweise –, und nun empörte sich der Vater über sein Verhalten, ohne wissen zu wollen, dass er selber es verschuldete, und verweigerte ihm sein Haus. Als der Junge das Messer ergriff, war die Geschichte bereits 17 Jahre lang im Gange, aber von niemandem beachtet. Wie anders hätte sein Leben verlaufen können, wenn die Zeugen dieses Elends nicht geschwiegen hätten. Andrée Ruffos Bemühungen um ein neues, freundliches und ehrliches Milieu für diese geschädigten Menschen haben Erfolg und beweisen, dass viel getan werden kann, wenn wir wagen, die Wahrheit zu sehen und aufhören, um jeden Preis die Taten der Eltern zu beschönigen, zu verharmlosen oder ihre Verantwortung durch den Hinweis auf deren schwere Kindheit zu bagatellisieren.

Eine schwere Kindheit, sei sie noch so grausam gewesen, berechtigt niemanden zum Verbrechen. Und ein Kind zu misshandeln, es sexuell auszubeuten, ist ein Verbrechen, weil es einen sich im Wachstum befindlichen Organismus verletzt und nachhaltig schädigt. Wie wird man zum »Monster«, zu einem Vater, der rücksichtslos die Liebe seines Kindes ausbeutet, um sich bei ihm das Gefühl von Macht und sexuelle Befriedigung zu verschaffen? Am Ursprung eines solchen Verhaltens stehen zweifellos seelische und körperliche Vergewaltigungen, die an diesem Mann in seiner Kindheit verübt wurden. (Vgl. *Abbruch der Schweigemauer.*) Da ihm kein wissender Zeuge damals zur Hilfe kam, musste das Kind das Geschehene und die damit zusammenhängenden Gefühle, vor allem den Schmerz und die ohnmächtige Wut des Opfers verdrängen, um überhaupt überleben zu können. Doch er hat als Erwachsener nicht das Recht, sein Schicksal an anderen abzureagieren. Als Erwachsener müsste er nicht sterben, wenn er seine Verdrängung und Verleugnung aufheben würde. Er darf nicht die Erinnerung an die eigene Demütigung abwehren, indem er sie sein Kind spüren lässt, um sich dabei groß und mächtig zu fühlen. Und wenn er seine Verantwortung dem eigenen Kind gegenüber wahrnehmen will, muss er sich mit der eigenen Vergangenheit bewusst auseinandersetzen. Eltern sollten keinen Freipass zum Verbrechen haben. Ihre eigene Kindheit entschuldigt nicht ihre Taten. Nur wenn sie sich entschlossen haben, diese Vergangenheit zu fühlen, die an ihnen begangenen Misshandlungen innerlich zu verurteilen, werden sie sie nicht an ihre Kinder weitertragen. Sie werden so helfen, die Kette der Misshandlungen in unserer Generation zu durchbrechen.

Nathalie Schweighoffers Bericht bezeugt die Ignoranz, Blindheit und Gleichgültigkeit der Lehrer und Psychologen, mit denen sie in Berührung kam. Aber er erwähnt auch eine Nachbarin, die etwas ahnt und nach einer Fernsehsendung über Inzest versucht, mit Fragen das Vertrauen des Kindes zu gewinnen. Doch woher kann ein Kind wissen, was die fragende Person mit seinen Antworten machen wird? Es stellt höchstens in seinem grenzenlosen Misstrauen fest, dass sie um den heißen Brei herumredet, dass sie unsicher ist und selber offenbar Angst hat, die Tatsachen beim Namen zu nennen. Sie erwartet vom Kind, das in Angst und Not ist, dass es sie von ihren Hemmungen erlöst. Das kann nur in wenigen Fällen gelingen. Im Allgemeinen vergrößert eine solche Erwartung den Abgrund zwischen dem Kind und dem Erwachsenen, der vielleicht helfen will, aber nicht weiß, wie.

Doch die Sache wäre nicht so kompliziert, wenn die Nachbarin deutlich und direkt sagen könnte: *Ich habe den Eindruck, dass dein Vater dich sexuell missbraucht. Mir ist es nämlich aufgefallen, dass du dich sehr verändert hast, misstrauisch geworden bist, vereinsamt wirkst und dass er dich so oft abends in sein Büro mitnimmt und angeblich bis spät in die Nacht arbeiten Lässt. Wenn er dich sexuell ausbeutet, wäre das ein schweres Verbrechen, das zu Recht mit Gefängnis bestraft wird. Vielleicht hat er dir sogar gesagt, dass die Mutter sterben oder dich verachten oder beschuldigen würde, wenn du etwas verrätst. Das wird dem Kind häufig gesagt, damit es sich nicht wehren kann. Aber das stimmt nicht, mit der Wahrheit kannst du deiner Mutter helfen, ihre Situation deutlicher zu sehen. Sie muss ja ohnehin etwas spüren. Es tut niemandem gut, sich so krass zu täuschen. Du hast das Recht, dich zu wehren, und ich kann mit deiner Mutter reden und sie vorbereiten. Das Recht ist auf deiner Seite. Du brauchst Schutz zuallererst vor deinem eigenen*

Vater, und wir werden dir helfen, dass er dir nichts antun kann.

So können Frauen handeln, die selber keine Opfer von sexueller Gewalt waren, oder die ihre einst verdrängten Gefühle, dank einer aufdeckenden Therapie, bewusst erleben und verarbeiten konnten. J. K. Stettbachers Therapiebeschreibung *Wenn Leiden einen Sinn haben soll* (1990), die bereits die siebente Auflage erreichte, ermöglichte diesen Prozess bereits mehreren Menschen, auch ohne ständige Begleitung eines Therapeuten. Doch viele Betroffene hatten nicht die Chance, anzuklagen und sich zu wehren. Sie mussten lernen, zu vergessen und ihr schweigendes Opferdasein als unumgängliches Schicksal anzunehmen. Sie lernten, sich mit der Ungerechtigkeit abzufinden, nichts nachzutragen und zu verzeihen, ohne zu wissen, dass sie für diese Gefühlsverdrängung mit schweren Symptomen zu bezahlen hatten. Auch ihre Töchter mussten diesen Preis mitbezahlen, denn um die einstige Verdrängung nicht zu gefährden, blieben ihre Mütter sehr oft blind und taub für das Elend dieser Töchter. Sie hielten beide Ohren und Augen fest verschlossen, um sich nicht mit der Realität ihrer Ehe konfrontieren zu müssen und nicht so an die einstige unerträgliche Ohnmacht in ihrem Elternhaus erinnert zu werden.

Auch diese Mütter heute werden vermutlich von der Lektüre des starken, wahren und erschütternden Buches von Nathalie Schweighoffer profitieren können. Es wird ihnen Mut machen, hinzuschauen, zu fühlen, »zu merken« und dank den stummen Signalen im Verhalten der eigenen Tochter ihre eigene Geschichte zu finden, ernst zu nehmen und aufzuarbeiten. Damit sich Verbrechen dieser Art in ihren Familien nicht mehr wiederholen können. Nathalies Mutter war zu dieser Entwicklung fähig und hat daher bei der Befreiung ihrer Tochter helfen können.

Nur mit Hilfe der aufgeklärten Erwachsenen kann ein Kind seine theoretisch bestehenden Rechte wahrnehmen und beanspruchen. Diese Hilfe sind wir ihm unbedingt schuldig, wir Eltern, Psychologen, Lehrer, Richter, Drogenberater und seelische Berater jeder Art. Nur wenn Kinder nicht bloß mit unserem vagen »guten Willen«, sondern auch mit unserem Wissen und Wissenwollen um ihre Situation, mit unserem vollen Bewusstsein, rechnen können, haben unsere humanen Gesetze wirklich einen humanen Sinn und humane Konsequenzen.

Alice Miller

Die folgenden Punkte aus *Du sollst nicht merken* von Alice Miller (1981) mögen helfen, den Kindern beizustehen:

1. Das Kind ist immer unschuldig.
2. Jedes Kind hat unabdingbare Bedürfnisse, unter anderem nach Sicherheit, Geborgenheit, Schutz, Berührung, Wahrhaftigkeit, Wärme, Zärtlichkeit.
3. Diese Bedürfnisse werden selten erfüllt, jedoch häufig von Erwachsenen für ihre eigenen Zwecke ausgebeutet (Trauma des Kindesmissbrauchs).
4. Der Missbrauch hat lebenslängliche Folgen.
5. Die Gesellschaft steht auf der Seite des Erwachsenen und beschuldigt das Kind für das, was ihm angetan worden ist.
6. Die Tatsache der Opferung des Kindes wird nach wie vor geleugnet.
7. Die Folgen dieser Opferung werden daher übersehen.
8. Das von der Gesellschaft allein gelassene Kind hat keine andere Wahl, als das Trauma zu verdrängen und den Täter zu idealisieren.
9. Verdrängung führt zu Neurosen, Psychosen, psychosomatischen Störungen und zum Verbrechen.
10. In der Neurose werden die eigentlichen Bedürfnisse verdrängt und verleugnet und stattdessen Schuldgefühle erlebt.
11. In der Psychose wird die Misshandlung in eine Wahnvorstellung verwandelt.
12. In der psychosomatischen Störung wird der Schmerz der Misshandlung erlitten, doch die eigentlichen Ursachen des Leidens bleiben verborgen.
13. Im Verbrechen werden die Verwirrung, die Verführung und die Misshandlung neu ausagiert.

14. Therapeutische Bemühungen können nur dann erfolgreich sein, wenn die Wahrheit über die Kindheit des Patienten nicht verleugnet wird.
15. Die psychoanalytische Lehre der »infantilen Sexualität« unterstützt die Blindheit der Gesellschaft und legitimiert den sexuellen Missbrauch des Kindes. Sie beschuldigt das Kind und schont den Erwachsenen.
16. Fantasien stehen im Dienste des Überlebens; sie helfen, die unerträgliche Realität der Kindheit zu artikulieren und sie zugleich zu verbergen bzw. zu verharmlosen. Ein so genanntes »erfundenes« fantastiertes Erlebnis oder Trauma deckt immer ein reales Trauma zu.
17. In Literatur, Kunst, Märchen und Träumen kommen oft verdrängte frühkindliche Erfahrungen in symbolischen Formen zum Ausdruck.
18. Aufgrund unserer chronischen Ignoranz hinsichtlich der wirklichen Situation des Kindes werden diese symbolischen Zeugnisse von Qualen in unserer Kultur nicht nur toleriert, sondern sogar hoch geschätzt. Würde der reale Hintergrund dieser verschlüsselten Aussagen verstanden, würden sie von der Gesellschaft abgelehnt werden.
19. Die Folgen eines begangenen Verbrechens werden nicht dadurch aufgehoben, dass Täter und Opfer blind und verwirrt sind.
20. Neue Verbrechen können verhindert werden, wenn die Opfer zu sehen beginnen; damit wird der Wiederholungszwang aufgehoben oder abgeschwächt.
21. Indem sie die im Geschehen der Kindheit verborgene Quelle der Erkenntnis unmissverständlich und unwiderruflich freilegen, können die Berichte Betroffener der Gesellschaft im Allgemeinen und insbesondere der Wissenschaft helfen, ihr Bewusstsein zu verändern.

ADRESSEN

Hilfen für sexuell missbrauchte Mädchen

Aachen

- Notruf für vergewaltigte Frauen und Mädchen e. V,
  Harscampstraße 5b,
  52062 Aachen, 02 41 / 3 44 11, Mi 17-20 Uhr
- Frauen helfen Frauen, Boxgraben 49,
  52064 Aachen, 02 41 / 3 44 11, Mi 17-22 Uhr

Berlin

- Mädchenhaus Berlin, »Wildwasser«, Mehringdamm 50,
  10961 Berlin, 0 30 / 7 86 50 17
- Mädcheninitiative, c/o Frauenselbsthilfe e. V, Postfach,
  3517 Berlin, 0 30 / 3 73 30 08

Bielefeld

- Notruf für vergewaltigte Frauen und Mädchen e. V,
  Nordstraße 37,
  33613 Bielefeld, 05 21 / 12 42 48, Mo und Do 17-22 Uhr
- Mädchenhaus Bielefeld e. V, Alfred-Brozi-Straße 10,
  33602 Bielefeld, 05 21 / 17 30 16

Braunschweig

- Notruf für vergewaltigte Frauen und Mädchen e. V,
  Magnikirchstraße 4,
  38100 Braunschweig, 05 31 / 4 33 02, Mo und Do 17-22 Uhr

Bremen

- Mädchen Notruf JFH Burglesum, Bremer Heerstraße 30,
  28719 Bremen
- Stip-Institut,
  Beratung für sexuell missbrauchte Mädchen und Frauen, Roonstraße 57,
  28203 Bremen, 04 21 / 7 45 77
- Schattenriss e. V, Arbeitsgruppe gegen sexuellen Missbrauch
  von Mädchen, c/o Ulla Müller,
  Richard-Wagner-Straße 5,
  28209 Bremen, 04 21 / 34 74 65, oder Marion Schöne, 04 21 / 34 28 15

Darmstadt

- »Wildwasser Darmstadt«, c/o pro familia, 0 61 51 / 4 32 64, oder Frauenhaus, 0 61 51 / 37 68 14

Erlangen

- Stadtjugendamt Erlangen, c/o Frau Opitz, Rathausplatz 1, 91052 Erlangen, 0 91 31 / 86 23 70
- Information: Frauenreferat der Universität, 09131/85695

Essen

- Verein zur Förderung der Mädchenarbeit e. V, Heinrich-Strunk-Straße 18, 45143 Essen, 02 01 / 62 17 51
- Arbeiterwohlfahrt, Lützowstraße 32, 45141 Essen, 02 01 / 31 20 51-53, Mo 18.30-20.30 Uhr

Esslingen

- Verein Jugendhilfe e.V., Kirchacker Straße 11, 73732 Esslingen

Flensburg

- Beratung und Hilfe für sexuell missbrauchte Mädchen, c/o Notruf, 04 61 / 2 18 07

Frankfurt/Main

- FeM-Mädchenhaus, Hinter den Ulmen 19, 60433 Frankfurt, 0 69 / 51 91 71

Freiburg

- Kinderschutzbund, z.Hd. von »Wildwasser«, Talstraße 21, 79102 Freiburg, 07 61 / 7 22 00
- Selbsthilfegruppe für sexuell missbrauchte Frauen und Mädchen, c/o Ursula, 07 61 / 13 25 33
- BIFF, Reichsgrafenstraße 4, 79102 Freiburg, 07 61 / 7 74 78, Mi 18-20 Uhr, c/o Lola, Bußstraße 27, 79102 Freiburg, 07 61 / 70 25 62

Gießen

- Frauen- und Mädchenberatung e. V Kassandra, Weserstraße 5, 35390 Gießen, 06 41 / 3 44 30

Hagen

- Frauenladen, Bodelschwinghplatz 5,
  58089 Hagen Hamburg
- Mädchenhaus, c/o Kinder- und Jugendnotdienst, Feuerbergstr. 43,
  22337 Hamburg, 0 40 / 6 32 00 22 65
- Dolle Deerns e. V ,
  Verein zur Förderung feministischer Mädchenarbeit,
  Juliusstraße 16,
  22769 Hamburg, 0 40 / 4 39 41 50, Mi 16-18 Uhr
- Figuren-Theater Fundus, Huuskoppel 68,
  22379 Hamburg, 0 40 / 6 08 34 21 und 43 24 98
- Zündfunk e. V, Beseler Straße 42,
  22607 Hamburg, 0 40 / 8 90 12 15

Hildesheim

- Mädchen Info und Notruf, Güntherstraße 29,
  31134 Hildesheim, 0 51 21 / 3 17 55

Kassel

- pro familia, Frankfurter Straße 133a,
  34121 Kassel, 05 61 / 2 74 13
- Notruf für vergewaltigte Frauen und Mädchen e. V,
  05 61 / 77 22 44
- Schwarze Winkel, Gruppe gegen sexuellen Missbrauch,
  Frauenhaus, 05 61 / 89 88 89, Di 16-19 Uhr

Kiel

- Mädchentreff, Rendsburger Landstr. 29,
  24113 Kiel, 04 31 / 68 58 70
- Mädchenhausinitiative Lotta e. V, Krusenrotter Weg 17,
  24113 Kiel, 04 31 / 6 46 52

Köln

- »Wildwasser Köln«, c/o KISS, 02 21 / 52 70 81
- Frauen lernen leben e.V, Venloer Straße 405,
  50825 Köln

Ludwigsburg

- Mädchentreff, Hahnenstraße 47,
  71634 Ludwigsburg, 0 71 41 / 3 26 51

Ludwigshafen

- Berufsgruppe für sexuell missbrauchte Mädchen, c/o Kinderschutzbund, 06 21 / 52 52 11
- Selbsthilfe für missbrauchte Frauen, Frauencafe, Schützenstraße 26, 67061 Ludwigshafen, 06 21 / 52 52 21

Mannheim

- Notruf für vergewaltigte und sexuell belästigte Frauen und Mädchen e. V, c/o Frauencafe, T3,1, 68161 Mannheim, 06 21 / 10 27 90 oder 10 55 90, Mi und Fr 18-20 Uhr
- Berufsgruppe: Hilfe für sexuell missbrauchte Mädchen, c/o Jugend- und Drogenberatungsstelle P6, 12-15, 68161 Mannheim, 06 21 / 1 60 41, Mi und Fr 18-20 Uhr

Marburg

- »Wildwasser Marburg«, Robert-Koch-Straße 19, 35037 Marburg, 0 64 21 / 6 31 83, Mo, Di, Do, Fr 10-12 Uhr, Di 17-19 Uhr, Mi 14-18 Uhr

Mühlheim/Ruhr

- Notruf für vergewaltigte Frauen und Mädchen, Teiner Straße 16, 45468 Mühlheim, 02 08 / 38 42 73, Mo-Fr 9-13 Uhr, Di 15-19 Uhr, Do 13-17 Uhr

München

- Notruf für vergewaltigte Frauen und Mädchen e. V, Güllstraße 3, 80336 München, 0 89 / 76 37 37, Mo-Fr 10-18 Uhr
- Initiative Münchner Mädchenarbeit (IMMA), Baldestraße 8, 80469 München, 089/2014770 Zufluchtsstelle für Mädchen 089/183609

Münster

- Notruf, Dortmunder Straße 11, 48155 Münster, 05 21 / 66 57 77
- Kinderschutzbund, Lütke Gasse 21, 48143 Münster, 02 51 / 4 71 80
- Selbsthilfegruppe Sylvia Pelz, Clevornstraße 12, 48153 Münster, 02 51 / 79 71 96

- »Zart und Bitter«, Initiative zur Unterstützung missbrauchter Mädchen, 02 51 / 5 84 19

Nürnberg
- Selbsthilfegruppe, c/o FFGZ, Wilhelm-Marx-Straße 58, 90419 Nürnberg, 09 11 / 37 26 48
- Notruf für vergewaltigte Frauen und Mädchen, Osianderstraße 11, 90443 Nürnberg, 09 11 / 28 44 00, Kontakt: Mi ab 20 Uhr, Beratung: Mo 10-14 Uhr, Mi und Fr 16-19 Uhr

Regensburg
- Arbeitsgruppe gegen sexuellen Missbrauch an Mädchen, Frauenprojektehaus, Prüfeminger Str. 32,
  93049 Regensburg, 09 41 / 2 41 71

Rüsselsheim
- Mädchentreff, Weißenauer Str. 19,
  65428 Rüsselsheim, 0 61 42 / 6 84 42

Speyer
- Hilfe für sexuell misshandelte Mädchen,
  c/o Frauenzentrum, Herdstraße 7,
  67346 Speyer, 0 62 32 / 2 88 33

Stuttgart
- KOBRA e. B., Beratungsstelle für sexuell missbrauchte Mädchen, Hölderlinstr. 20,
  70174 Stuttgart, 07 11 / 16 29 70
- »Wildwasser«, c/o Frauenzentrum, Kerner Straße 31, 70182 Stuttgart, 07 11 / 29 64 32, Mi 18-20 Uhr
- Mädchentreff, Beratungsladen für Mädchen, Hackstraße 2, 70190 Stuttgart, 07 11 / 28 45 98
- Information, Sarah Cafe, Johannesstraße 13, 70176 Stuttgart, 07 11 / 62 66 38

Wetzlar
- Mädchen-Beratung, Kornmarkt 6,
  35578 Wetzlar, 0 64 41/ 45 51 07

Wiesbaden
- »Wildwasser Wiesbaden«, Verein gegen sexuellen Missbrauch, Wallufer Straße 1,
  65197 Wiesbaden, 0 61 21 / 80 86 19

Würzburg

– Notruf und »Wildwasser«, Petrinistraße 15,
  97080 Würzburg, 09 31 / 28 41 80, Mi 15-17 Uhr

Wuppertal

– AG gegen sexuellen Missbrauch, Dröppel-Femina e. V, Am Brögel 1,
  42283 Wuppertal, 02 02 / 8 77 07

Österreich

8010 Graz

– Beratung und Notruf 03 61 / 91 25 92, Mo-Fr 17-20 Uhr

6010 Innsbruck

– Arbeitsgruppe gegen sexuellen Missbrauch,
  Postfach 15

1000 Wien

– Notruf und Beratung, 02 22 / 56 72 13, Mo 9-12 Uhr,
  Di und Do 18-21 Uhr

Wenn die Seele sich aufspaltet –
Leben mit einer multiplen Persönlichkeit

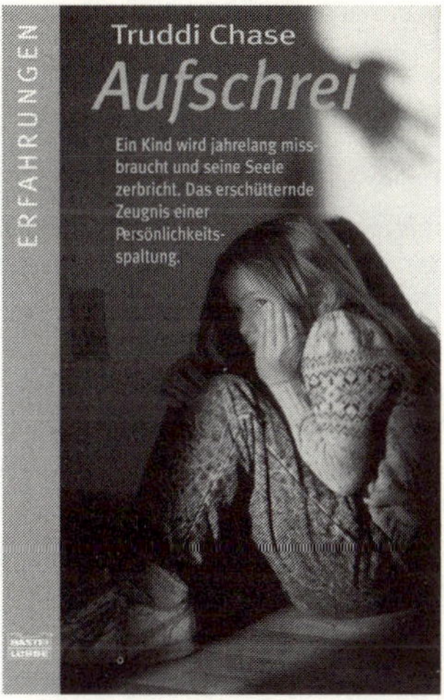

Truddi Chase
AUFSCHREI
Ein Kind wird jahrelang
missbraucht und seine
Seele zerbricht.
Das erschütternde Zeugnis einer
Persönlichkeitsspaltung.
Erfahrungen
512 Seiten
ISBN-10: 3-404-61498-4
ISBN-13: 978-3-404-61498-1

Als Truddi Chase zum ersten Mal in ihrem Leben einen Psychotherapeuten aufsucht, diagnostiziert er bei ihr eine multiple Persönlichkeit: Ihre eigene Person war erstarrt und an ihre Stelle war eine Vielzahl von Persönlichkeiten getreten, die in ihrem Körper lebten und sie nach außen hin vertraten und verteidigten. Truddi Chase war sich dieses Zustandes nicht bewusst. Sie erinnerte sich auch nicht an den Grund, warum sie eine multiple Persönlichkeit entwickelt hatte: Seit ihrer frühesten Jugend war sie von ihrem Stiefvater sexuell missbraucht worden!

Wer dieses Buch einmal gelesen hat, wird es nie wieder vergessen!

Bastei Lübbe Taschenbuch

Ihr einziges Kapital waren ihre Gitarre und ihre Stimme

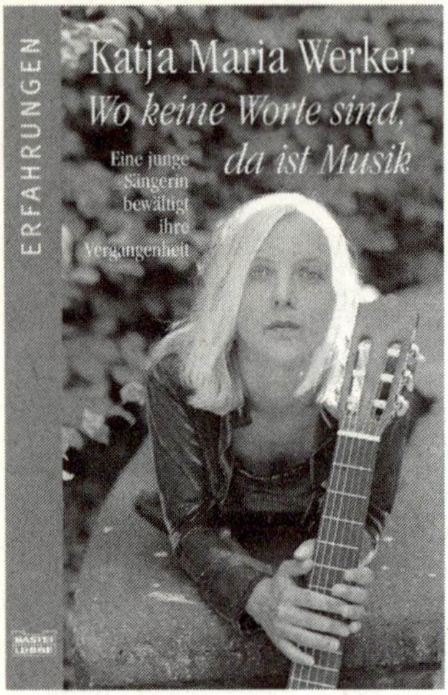

Katja Maria Werker
WO KEINE WORTE SIND,
DA IST MUSIK
Die junge Sängerin bewältigt
ihre Vergangenheit.
Erfahrungen
256 Seiten
ISBN-10: 3-404-61488-7
ISBN-13: 978-3-404-61488-2

Geborgenheit und Vertrauen waren in Katja Maria Werkers Kindheit ein Fremdwort. Ihre Jugend war geprägt von Alkohol, Gewalt und Lieblosigkeit. Schon als Kind zieht sie sich völlig in sich selbst zurück, um zu überleben. Ihr erster Versuch auf eigenen Beinen zu stehen scheitert, sie wird alkoholabhängig und verliert ihre Wohnung. Ihr einziges Kapital sind ihre Gitarre und ihre Stimme. Doch eines Tages geschieht ein kleines Wunder: Sie wird von einem Talentscout entdeckt …

Katja Maria Werkers erste CD *Contact Myself* erschien im Herbst 2000 und begeisterte auf Anhieb ein großes Publikum. Ihre zweite CD kam im Herbst 2002 heraus.

Bastei Lübbe Taschenbuch

Frauenleben in Afghanistan!
Eine RAWA-Aktivistin erzählt

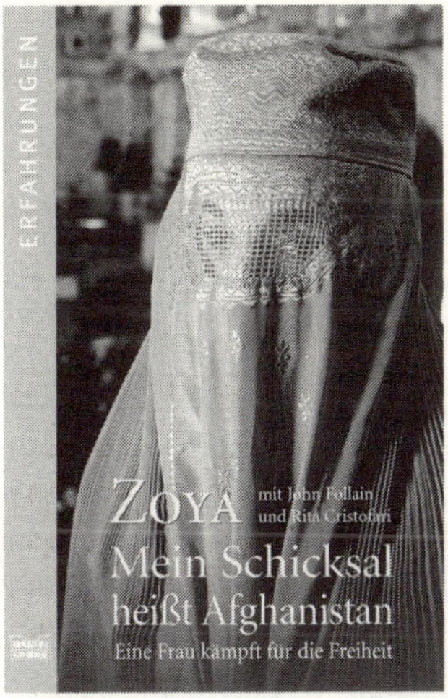

ZOYA
mit John Follain und
Rita Cristofari
MEIN SCHICKSAL HEISST
AFGHANISTAN
Eine Frau kämpft für die Freiheit
Erfahrungen
224 Seiten
ISBN-10: 3-404-61497-6
ISBN-13: 978-3-404-61497-4

Zoya ist 23 Jahre alt und stammt aus Kabul. Seit 1994 ist sie Mitglied von RAWA, dem revolutionären Frauenverband Afghanistans. Diese Widerstandsbewegung kämpft seit über 20 Jahren gegen fundamentalistische Restriktionen und für eine Gleichheit der Geschlechter, vor allem für Bildung und Gesundheitsversorgung für Frauen. Die sanften Rebellinnen schleusten Ärzteteams und Krankenschwestern nach Afghanistan ein und brachten Mädchen und Frauen heimlich Lesen und Schreiben bei. In der pakistanischen Grenzstadt Ouetta haben sie ein Flüchtlings-lager mit Krankenhaus und Schule organisiert.

Bastei Lübbe Taschenbuch

Zena liebt Jack. Doch er ist Engländer. Und sie ist einem anderen versprochen.

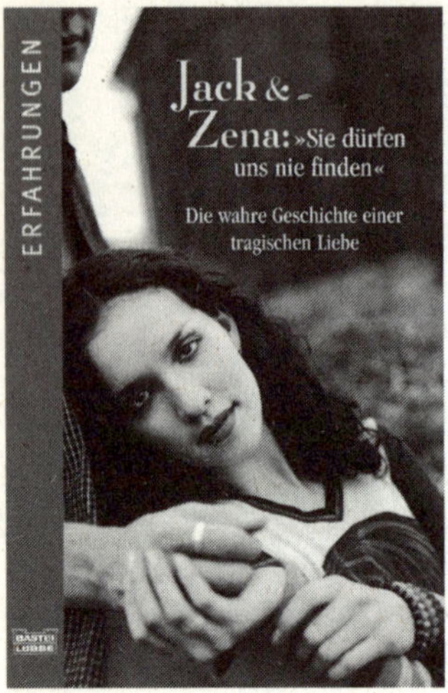

Jack & Zena:
»SIE DÜRFEN UNS NIE FINDEN«
Die wahre Geschichte einer tragischen Liebe
Erfahrungen
352 Seiten
ISBN-10: 3-404-61491-7
ISBN-13: 978-3-404-61491-2

Es ist Liebe auf den ersten Blick – und doch können Jack und Zena niemals ein Paar werden. Denn die junge Pakistani Zena ist bereits einem anderen Mann versprochen. Niemals würden ihre Eltern der Heirat mit einem Engländer zustimmen. Es gibt nur einen Ausweg: die Flucht. Quer durch England führt sie ihr Weg, immer mit der Angst im Nacken, entdeckt zu werden. Denn Zenas Eltern haben einen Kopfgeldjäger auf die beiden angesetzt.

Bastei Lübbe Taschenbuch